●注意

　この分野の知識や実践の技術は常に変化しており,抗菌薬の感受性,入手できる抗菌薬には地域差があります.
　本書の記載はガイドラインや文献等を参考にしていますが,個々の症例に対して本書に記載された情報が必ずしも適切とは限りません.読者の皆様には,医療に関する最新情報や製薬会社から提供される薬剤の推奨用量,投与方法や期間,禁忌等に関する最新情報について確認することを推奨します.出版者および著者は,本書に記載された内容から生じたいかなる障害や損害に対してもその責を負うものではありません.

出版者

これであなたも免許皆伝！

ドクターこばどんの
感染症道場

著 ● 小林美和子
編 ● 西原崇創

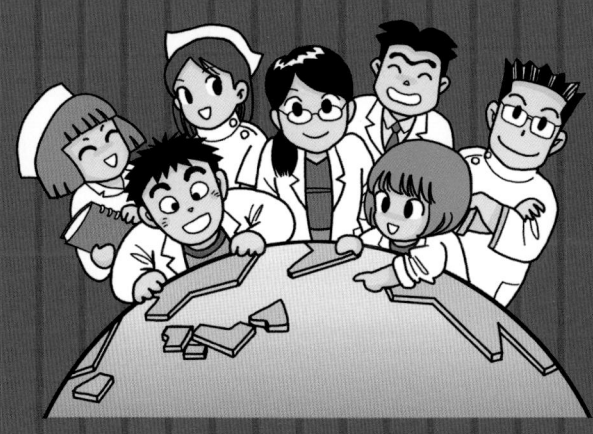

三輪書店

序文

「これからはコメディカルがもっと医療の第一線を担う時代が来る．だから，感染症を学ぼうとしている全ての医療従事者の役に立つ本にしたい！」はじめに本書の企画を頂いた際，西原崇創先生はこうおっしゃった．西原先生は聖路加国際病院時代に古川恵一先生の下で感染症を学ばれ，そのご経験をもとに臨床感染症のエッセンスを凝縮した『感染症 一刀両断！』を 2006 年に出版されている．当初はその改訂版となる予定であった．そして，上記の西原先生の熱い思いにお応えすべく，徹底して改訂作業を進めていった．内容のアップデートだけでなく，感染症を理解するのに必要なポイントの説明を充実させ，初学書にもわかりやすいように図やイラストを加えていったところ，気付けば『一刀両断』とはかなり内容の異なる本ができあがりつつあった．換骨奪胎の末，こうして新しく独立した本として『感染症道場』が誕生したのである．

学生時代はまさか自分が感染症の道に進むとは思ってもいなかったし，どちらかというと苦手意識を抱いていた．しかし，大学の卒業が近づく頃，志ある先生方によって初学者を対象とした臨床感染症の勉強会が各地で開かれるようになっており，それと前後して，今では日本の臨床感染症の第一線で活躍されている先生方が米国での感染症研修を終えて続々と戻ってこられた時期でもあった．この流れに少なからず影響を受けた私の中でも臨床感染症への興味が芽生え，しまいにはアメリカへわたって感染症のフェローとなって学ぶまでとなった．

「苦手」から「フェロー」に進む過程には様々な失敗談もあ

これであなたも免許皆伝！

感染症道場

ドクターこばどんの

著● 小林美和子
編● 西原崇創

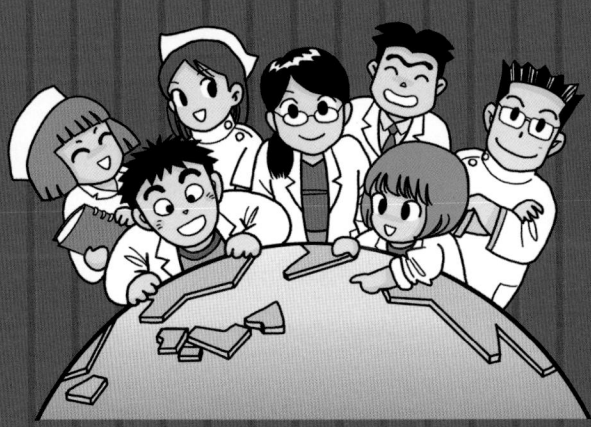

三輪書店

序文

「これからはコメディカルがもっと医療の第一線を担う時代が来る．だから，感染症を学ぼうとしている全ての医療従事者の役に立つ本にしたい！」はじめに本書の企画を頂いた際，西原崇創先生はこうおっしゃった．西原先生は聖路加国際病院時代に古川恵一先生の下で感染症を学ばれ，そのご経験をもとに臨床感染症のエッセンスを凝縮した『感染症 一刀両断！』を 2006 年に出版されている．当初はその改訂版となる予定であった．そして，上記の西原先生の熱い思いにお応えすべく，徹底して改訂作業を進めていった．内容のアップデートだけでなく，感染症を理解するのに必要なポイントの説明を充実させ，初学書にもわかりやすいように図やイラストを加えていったところ，気付けば『一刀両断』とはかなり内容の異なる本ができあがりつつあった．換骨奪胎の末，こうして新しく独立した本として『感染症道場』が誕生したのである．

学生時代はまさか自分が感染症の道に進むとは思ってもいなかったし，どちらかというと苦手意識を抱いていた．しかし，大学の卒業が近づく頃，志ある先生方によって初学者を対象とした臨床感染症の勉強会が各地で開かれるようになっており，それと前後して，今では日本の臨床感染症の第一線で活躍されている先生方が米国での感染症研修を終えて続々と戻ってこられた時期でもあった．この流れに少なからず影響を受けた私の中でも臨床感染症への興味が芽生え，しまいにはアメリカへわたって感染症のフェローとなって学ぶまでとなった．

「苦手」から「フェロー」に進む過程には様々な失敗談もあ

り，「こういうことを知らなくてはいけないんだなあ」というう思いも何度もした．こういった自分自身の思いや経験をもとに，初学者でもできるだけわかりやすく，しかし内容に妥協することなく，可能な限り文献でのバックアップを行いながら書き進めたのが本書である．本書を企画，編集された西原先生の構想を元に，著者が記した本ではあるが，前述のようにこれまで受けて来た教育，遭遇した症例，読んできた書物が背景にはある．これらが「シナジー効果」を生み出して，多くの方々の感染症臨床に役立つ一冊となれば，この上ない幸せである．

　最後に，研修医時代，私を感染症臨床の道に進むきっかけをくださり，米国留学の応援もしてくださった古川恵一先生，フェローシップ中，厳しくも温かく感染症のおもしろさとプロ意識についてご指導くださったエモリー大学の先生方にはこの場をお借りして改めて心よりお礼を申し上げたい．本書の作成にあたり，直接的，間接的に私が個人的にメンターと仰ぐ先生方に貴重なアドバイスをいただいたが，ここで改めてお礼申し上げたい．また，研修医時代中からご自身の貴重な睡眠時間を削ってでも教育に熱を注がれてきた西原先生でいらっしゃるが，先生のこの本を素晴らしいものにしたいという思いと教育への情熱がなければ，ここまで至る事はできなかった．執筆の過程を通じて温かくご支援くださったことに感謝の限りである．そして，なかなか完成しない原稿を辛抱強くお待ちくださり，無理難題を聞き入れてくださった三輪書店の佐々木理智さん，本書に関わる機会をくださった青山智社長にも深くお礼申し上げたい．

　　　　　　　2014年1月　小林美和子（カンボジアにて）

これであなたも免許皆伝！
ドクターこばどんの**感染症道場**

CONTENTS

基礎編

基礎 1 それは本当に感染症？
感染症を疑った時のアプローチ …… 2

基礎 2 相手がわかれば対策も立てやすい！
グラム染色とその意義 …… 26

    1. グラム染色の有用性── 28
    2. 検査検体について─よい検体とはどのような検体か？── 32
    3. 標本の作成── 35
    4. グラム染色の手順── 37
    5. グラム染色の評価─そのチェックポイントとは？── 38
    6. 実際のグラム染色標本とその評価── 40

基礎 3 わからない相手をわかるようにするには？
培養検査とその意義 …… 50

    1. 培養検査における一般的注意点── 52
    2. 血液培養── 56
    3. 喀痰培養── 60
    4. 尿培養── 63
    5. 便，腸管洗浄液培養── 66
    6. 腹水，胸水，深部膿瘍からの穿刺液── 69
    7. 髄液── 71
    8. 中心静脈カテーテルなどの先端部培養── 73
    9. 胃液── 75
    10. 咽頭粘液などスワブで採取する検体── 76

CONTENTS

基礎 4 より深く相手を理解する
各種細菌の基礎知識 ……………………………… 80

基礎 5 手に持っている武器はどんな武器?
抗菌薬の基礎知識 ………………………………… 144

臨床編

臨床 1 戦う相手をよく知ろう!
各感染症への基本的アプローチ ………………… 230

臨床 2 熱が下がらない……?
そんな時にはこう考える! ……………………… 299

臨床 3 よりよい抗菌薬の選択のために
感受性試験の解釈 ………………………………… 305
　　1. その菌は本当に起炎菌?── 307
　　2. 「感受性:Susceptible」とある抗菌薬はどれを選んでもいい?── 307

臨床 4 それって本当にアレルギー?
抗菌薬アレルギーへの対処 ……………………… 313
　　1. それって本当にアレルギー?── 315
　　2. 「ペニシリンアレルギー」といわれたら,βラクタム系薬はすべてダメなの?── 316
　　3. 患者は「ペニシリンアレルギー」といっているけど,はっきりしないんだよねぇ…── 317
　　4. これが疑われたら即薬剤を中止して専門医をコール! Stevens-Johnson症候群(SJS)とTEN── 319

臨床 5 多けりゃいい? というものではない
抗菌薬併用療法の意義 …………………………… 323
　　1. 想定される起炎菌を単独でカバーできない場合── 325

v

2. 異なる作用機序を組み合わせて抗菌効果の増強（相乗・相加効果）をねらう場合── 326
3. 菌の耐性化を防ぐ目的── 327
4. 抗菌薬併用の欠点── 327

臨床 6 過ぎたるは及ばざるがごとし
抗菌薬の調整が必要な時（腎機能障害時）とは？ … 329

1. 腎機能による投与量の変更が必要ない抗菌薬── 331
2. 腎機能による投与量の調整方法── 331
3. 腎機能の評価── 331
4. 血中濃度を測定し投与量を調整する抗菌薬── 333

応用編

応用 1 HIV，これだけは理解する
疑った時にどうするか？ ……………… 336

1. HIV（ヒト免疫不全ウイルス）とは？── 338
2. HIV の感染経路── 338
3. HIV をモニターするパラメーター── 339
4. HIV 感染を疑う時── 340
5. HIV 診断の方法── 343
6. HIV の診断がついた時のアプローチ── 344
7. HIV 既感染者を診た際のアプローチ── 345
8. 抗 HIV 薬の治療を開始する時── 348
9. 抗 HIV 薬　超!!入門編── 349

応用 2 こんな時にはご用心！
特殊な状況（妊婦・授乳婦）での抗菌薬投与での注意点 … 362

1. 妊婦に対する抗菌薬── 364
2. 授乳中の抗菌薬── 366

応用 3 ステロイドってダメでしょ？
感染症治療にステロイドを使う時 ……………… 368

1. 副腎皮質ステロイドを使用する感染症── 370
2. 生物学的製剤の使用で注意すべき感染症── 372

応用 4 感染症は世界を駆ける トラベルメディスン入門 …… 376

1. 渡航前の準備── 378
2. ワクチン── 382
    ①ワクチンの種類── 382
    ②ワクチンの投与間隔── 383
    ③途上国の渡航時に接種が必要となる代表的なワクチン── 384
       (1) 黄熱病　384／(2) A 型肝炎　384／(3) B 型肝炎　385／
       (4) 狂犬病　386／(5) 破傷風　386／(6) 日本脳炎　387／
       (7) 急性灰白髄炎（ポリオ）　388／(8) 腸チフス　389／(9) 髄膜炎菌　389
3. マラリアの予防── 391
    ①マラリアの基本── 391
    ②虫さされを防ぐ── 393
    ③マラリア予防内服の適応── 394
    ④マラリア流行地域と耐性の関係── 394
    ⑤マラリア予防内服に用いられる薬── 395
4. 旅行者下痢症── 398
    ①主な原因── 398
    ②渡航前の注意事項── 398
    ③旅行者下痢症への対応策── 400
5. 旅行者の帰国後の発熱── 404
    ①主な原因── 404
    ②発熱者へのアプローチ── 404

コラム

contamination（汚染）とは？── 15
colonization（コロニー形成）とは？── 15
"Treat the patient! Not the numbers" 〜電子カルテの落とし穴〜── 18
グラム陽性菌とグラム陰性菌の細胞壁の違い── 30

グラム染色以外の特殊染色── 47
PRSP，PISP（ペニシリン耐性肺炎球菌）── 87
脾臓摘出後の患者── 88
Dテスト── 91
VRE（バイコマイシン耐性腸球菌）── 93
VRSA（バイコマイシン耐性黄色ブドウ球菌）── 93
ESBL（Extended-spectrum β-lactamase）── 101
SPACEとは？ 誘導性染色体型AmpCを持つ細菌たち── 102
BLNAR（βラクタマーゼ非産生性アンピシリン耐性インフルエンザ菌）── 109
抗菌薬が効かない！ カルバペネマーゼとは？── 113
歩く肺炎!? Walking pneumoniaとは？── 124
潜在性結核の検査〜ツベルクリン反応とQFT検査── 134
Germ Tube Test（ジャームチューブテスト；発芽管形成試験）── 141
真菌感染におけるアムホテリシンB（AMPH-B）とフルコナゾール（FLCZ）および ミカファンギン（MCFG）の感受性の違いについて── 142
経口薬を選ぶときのポイント── 151
横隔膜下の嫌気性菌とは？── 260
シナジー効果とは？── 295
MICとMBCの関係性── 310
皮内反応の意義とは── 318
脱感作とは── 319
HIV-2って何？── 339
CD4数と日和見感染症の予防── 341
NRTIとミトコンドリア障害── 353
肝酵素P450と薬剤相互作用── 355
忘れた頃にやってくる―播種性糞線虫症── 374
渡航先の情報を入手する── 379
ORS（oral rehydration solution：経口補水液）の作り方── 403
感染症と潜伏期間の関係── 407

付表1 腎機能障害時の抗菌薬投与量 ……………………… 412
付表2 届出の対象となる感染症の種類 ……………………… 424
付録3 グラム染色による抗菌薬の選択法 ……………………… 426
付録4 ジェネリック医薬品リスト ……………………… 428

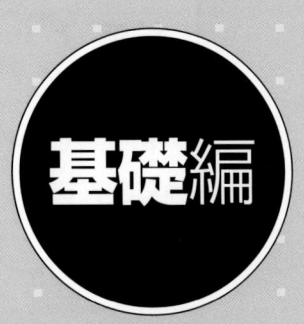

基礎 1 それは本当に感染症？ 感染症を疑った時のアプローチ

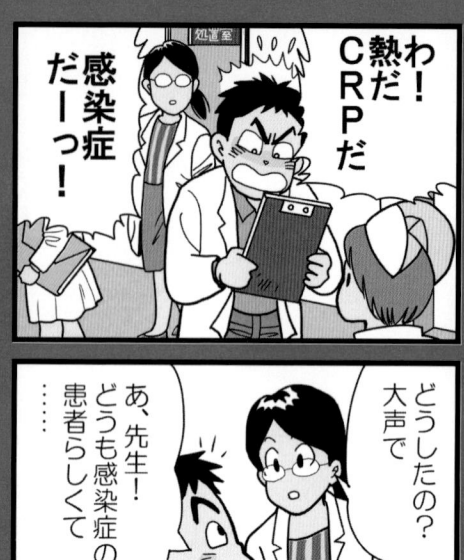

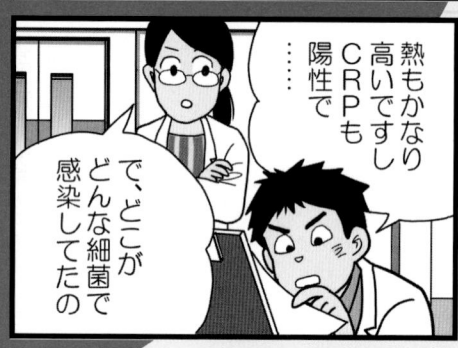

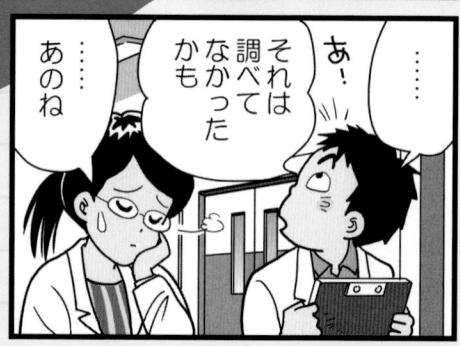

感染症を疑った場合，まずは以下を考えよう！

● 患者さんの状態は？→「1. 患者の状態を適切に評価しよう（☞p.5）」へ

● 熱源はどこか？→「2. 感染巣を想定しよう（☞p.8）」へ

● 想定される菌は何か？→「同2」および「3. 起炎菌の検出に努める（☞p.10）」へ

● 治療にふさわしい抗菌薬の種類と量は？→「4. 抗菌薬をしっかり！ 選択して投与しよう（☞p.11）」へ

5. 培養結果を慎重に解釈する（☞p.14）

6. 起炎菌検出後はそれに合わせた治療を行う（☞p.16）

7. 患者の個々の状況に合わせる（☞p.17）

8. 検査結果ではなく，患者を治療しよう（☞p.18）

9. 適切な量と投与期間を決定する（☞p.19）

10. 高齢者は非特異的な所見に注意（☞p.20）

11. CRPに診断的意義はない（☞p.21）

12. 発熱をきたす疾患は感染症だけではない（☞p.22）

13. 不明熱（FUO：fever of unknown origin）とは？（☞p.24）

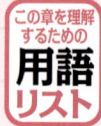
この章を理解するための**用語リスト**

◎**起炎菌**

感染症の原因となる細菌．感染していない場合にも細菌は検出されることがあるので，感染しているのか，そうでないのかを鑑別することが必要です．

◎**抗菌薬**

細菌，真菌などに対する薬剤．一昔前には抗生物質といわれていました．現在では抗菌薬という表現が一般的です．

◎**CRP**

C反応性蛋白の略です．体内の炎症反応や組織障害で上昇するため，疾患特異的ではありません．CRPの数値で鑑別診断は決してできませんので，ご注意を！

◎**バイタル（バイタルサイン）**

一般に血圧，脈拍数，呼吸数，体温を指すことが多く，生命徴候をはかるための最も簡便で重要な要素です．広義には，意識状態や動脈血酸素飽和度なども含まれます．

◎**培養検査**

検体に含まれる菌を増殖させることで，見えない細菌を見える化する作業です．それによって菌の同定や感受性検査を行いやすくします．常在菌がいる部位の検体（咽頭，皮膚など），あるいは清潔に検体を採取できていない場合など，培養で検出された菌がすべて起炎菌とは限らず，逆に感染している可能性のある細菌を検出できていないこともあります．

◎**抗菌スペクトラム**

抗菌薬がどの範囲の細菌にどの程度の効果を示すのかを表したものです．細菌の感受性は抗菌薬の使用歴や施設，場所によって変化します．よって，施設によっては菌ごとの抗菌スペクトラムの情報を集めています．

◎**菌交代現象**

ある種の細菌に対して，抗菌薬などによるアプローチを行った結果，行った治療行為への効果が低い細菌が増殖してくる現象を指します．

◎**de-escalation（デ・エスカレーション）**

起炎菌が不明な治療初期に，想定される起炎菌をカバーし行った治療（empiric therapy）から，起炎菌が同定された結果からより特異的な抗菌薬への変更を行うプロセスを指します．十分な治療効果，耐性菌出現の抑制，コスト軽減の観点から非常に重要な発想です．

1 患者の状態を適切に評価しよう

● 緊急性があるかないか？

- 「直感」を大切に―どんなに臨床経験が浅くても，患者を診た時に「反応が鈍い」「呼吸がはやい」「なんかこの患者さん悪そう！」という印象を持つことはありますね*．問診，診察は患者と話を始める前から始まっています！
- バイタルは？―バイタルは"vital（重要）！"体温，血圧だけでなく，呼吸数や脈拍数も見逃しなく！

*「敗血症の定義と敗血症を疑うサイン」☞p.6も参照

● バイタル☞用語リスト参照

● 基礎疾患は？

　糖尿病患者，透析患者，免疫抑制がある患者，人工物（ペースメーカーや人工関節）がある患者，手術後の患者など基礎疾患の有無によって，疑う感染症や起炎菌が変わることがあります．また，肝機能障害，腎機能障害の有無に応じて抗菌薬投与の仕方が変わってきます．

❶ 感染症エマージェンシー

　下記に挙げるのは早期に治療を開始しないと生命予後に直結する感染症です．
　それでも，抗菌薬のいきなりの投与は絶対にしないこと！
　このような時こそ！ 診断の糸口を大切に！
- 細菌性髄膜炎

● 細菌性髄膜炎 ☞p.239参照

- 好中球減少者の発熱
- 敗血症性ショック
- 壊死性筋膜炎
- 熱帯熱マラリア

- 好中球減少者の発熱 ☞p.286参照
- 壊死性筋膜炎 ☞p.276参照
- 熱帯熱マラリア ☞p.391参照

❷ 敗血症の定義と敗血症を疑うサイン

● SIRS（systemic inflammatory response syndrome，全身性炎症反応症候群）とは？

　SIRSとは，感染症に限らず，膵炎や手術侵襲などにより体内の炎症反応が活性化され，臨床所見として現れている状態を指します．

　以下の項目を2つ以上満たす場合をSIRSといいます．

- 発熱＞38℃ または低体温（＜36℃）
- 脈拍数＞90回/分
- 呼吸数＞20回/分
- 末梢血白血球数＞12,000/mm^3，または＜4,000/mm^3，または末梢血に10%以上の幼弱な白血球（特に好中球）を認める場合

● 敗血症とは？

　SIRS（systemic inflammatory response syndrome）に加え，感染症がある場合（培養で菌が検出，あるいは臨床上明らか），敗血症と定義されます．

MEMO
あまり特異度が高くないとして別の定義も提唱されています．

● 重症敗血症とは？

　敗血症によって，感染巣以外にも臓器障害がみられる状態．
　例えば……

- 斑状皮膚（mottled skin）（右図）
- 意識障害
- 乏尿，腎機能障害
- 血小板減少
- ARDS（acute respiratory distress syndrome；急性呼吸窮迫症候群）
- 乳酸値の上昇
- DIC（disseminated intravascular coagulation；播種性血管内凝固症候群）

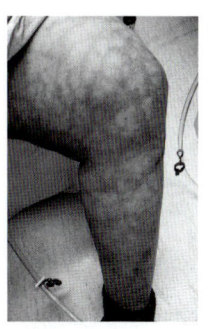

■ 斑状皮膚
（mottled skin）
（メイヨークリニックの関口拓史先生のご厚意による）

● 敗血症性ショックとは？

敗血症によって十分な輸液にもかかわらず，血圧が維持できない状態（平均血圧が60 mmHg未満など）[1]をいいます．

1) Dellimgen RP et al. Crit Care Med. 2008 Jan；36（1）：296-327.

これで免許皆伝！

発熱，白血球数上昇がなければ敗血症を否定できるわけではありません！

SIRSの4つの項目を頭に入れておきましょう．

その他，敗血症を疑う臨床所見として，次のものも頭に入れておきましょう！

- 低血糖（特にもともと腎機能障害，肝機能障害のある患者で）
- 高血糖（特に基礎疾患で糖尿病のある患者で）

基礎1　それは本当に感染症？　感染症を疑った時のアプローチ

2 感染巣を想定しよう

● 感染巣はどこ？　考えられる起炎菌は？

やみくもに抗菌薬を投与してはいけません！
どこが感染しているのか？（感染巣）を想定することで……

- 起炎菌を想定することができる
- 適切な抗菌薬を選択することができる

また，感染部位に応じて抗菌薬の届きやすさ（組織移行性）などを考慮した抗菌薬の選択ができます．
そのためには

Step 1　しっかりとした問診と診察で，ある程度感染巣をしぼる．
Step 2　診断の手がかりとなる各種検査を行う．

以下の場合，感染巣はどこを想定し，どのような起炎菌を考え，どのような検査を行いますか？

> **例1** 特に既往歴のない若い女性．昨日から排尿時痛があり，排尿後も残尿感があるとのことで来院．発熱はなし．背部叩打痛なし．

Step 1　特に既往歴のない若い女性の排尿時痛，残尿感であれば，膀胱炎が最も考えられる．鑑別疾患としては尿道炎，腟炎など．膀胱炎の既往歴や性行為歴などが聞ければなおよい．
Step 2　一般的な尿検査に加え，尿グラム染色，尿培

- 「基礎-5　手に持っている武器はどんな武器？〜抗菌薬の基礎知識」参照

- 「臨床1　⑥泌尿器，生殖器」参照 ☞p.263

養を行いたい．

膀胱炎の起炎菌として，最も多いのは腸内細菌．特に *Escherichia coli*（大腸菌）．その他 *Proteus mirabilis*, *Klebsiella pneumoniae*（肺炎桿菌：クレブシエラ），*Staphylococcus saprophyticus* などです．

> **例2** 脾臓摘出手術の既往のある若い男性．数日前からの発熱，全身倦怠感に加え，本日になってひどい頭痛，嘔気，嘔吐が始まったため来院．身体所見上は項部硬直がある．

Step 1 発熱，頭痛とさらに項部硬直から髄膜炎を疑う．頭痛，嘔気，嘔吐など頭蓋内圧亢進症状があることから，頭蓋内病変も鑑別診断の候補に挙がる．細菌性髄膜炎は感染症エマージェンシー！

●「臨床1 ②中枢神経系」参照 ☞p.239

Step 2 細菌性髄膜炎を疑ったら少なくとも血液培養を採取し，即！ 抗菌薬を投与！

可能なら，抗菌薬投与前に髄液検査も行います．それが無理であれば，抗菌薬投与開始後に試みます．

脾臓摘出手術後では肺炎球菌，インフルエンザ菌，髄膜炎菌など莢膜を持つ細菌の感染を起こしやすくなるため，これらによる髄膜炎を鑑別に入れます．

●「COLUMN 脾臓摘出後の患者」参照 ☞p.88

基礎1 それは本当に感染症？ 感染症を疑った時のアプローチ

③ 起炎菌の検出に努める

● 抗菌薬を投与する前に，起炎菌検出に努めよう

　血液培養陰性の感染性心内膜炎の原因で最も多いのが何かを知っていますか？ それは，抗菌薬が培養検体を採る前に投与されていた場合です！[2]

　通常感染性心内膜炎の治療は長期間であり，起炎菌が特定できなかったために，不要な抗菌薬が長期間投与されることにもなりかねません．

　また，培養結果から感受性検査を行うことができます．治療に反応しなかった場合，培養結果に応じて治療を再評価することができますが，培養結果がなければそれもできません．

2) Baddour LM, et al. Circulation. 2005 (Jun) ; 111 (23) : e394-434.

これで免許皆伝！

　急がば回れ！
　重症時，緊急時こそ抗菌薬投与前の各種培養検査を忘れずに！

4 抗菌薬をしっかり！選択して投与しよう

　各種抗菌薬の詳細については別章＊にゆずりますが、まずは基本を復習！
　1）患者の状態の評価（緊急性と基礎疾患）
　2）感染巣を想定
　3）起炎菌を想定
　4）治療にふさわしい抗菌薬の種類と量をしっかり選ぶ！
　そのうえで
　①重症ほど起炎菌をもれなく想定
　②重症例には殺菌性抗菌薬を投与する
　③感染巣のドレナージ，外科的切除（必要な場合）
をします．

＊「基礎5　手に持っている武器はどんな武器？ 抗菌薬の基礎知識」参照

❶ 重症ほど起炎菌をもれなく想定する

　感染症エマージェンシーに挙げた疾患は迅速かつ，適切に治療しなければ生命予後に影響します．特に，起炎菌不明の病初期には可能性のある菌をもれなくカバーするようにしましょう．

> 例　意識障害と発熱で救急車で搬送されてきた55歳男性．アルコール依存症の既往がある．身体所見上，項部硬直がある．髄液検査で，好中球優位の白血球の上昇があり，糖は低値．細菌性髄膜炎が疑われたが，グラム染色は陰性．抗菌薬は何を選びますか？

●髄膜炎　● p.239参照

成人の細菌性髄膜炎で最も多い起炎菌は肺炎球菌．その他，髄膜炎菌，インフルエンザ菌などが挙げられます．しかし，この患者で忘れてはならないのは，年齢（50歳以上），基礎疾患（アルコール依存症）から *Listeria monocytogenes*（リステリア菌）の可能性．というわけで，肺炎球菌などを想定したセフトリアキソン，バンコマイシンに加え，リステリアのカバーのためのアンピシリン追加を検討します．

❷ 重症例には殺菌性抗菌薬を投与する

抗菌薬の登場で人類の感染症へのアプローチは格段にしやすくなりましたが，最終的な治癒は自身の免疫力によります．

先に述べた感染症エマージェンシーは，次の2点から位置づけられます．

- 菌量（あるいは細菌の持つ毒素量）が著しく多く，自己の免疫力では追いつかないため重症化する
- 宿主（あるいは感染部位）の免疫力が弱っているため，ささいな感染症でも重症化しやすい

このような場合は，細菌の増殖を抑える静菌性の抗菌薬ではなく，殺菌性の抗菌薬を選ぶことが重要となります．

●静菌性と殺菌性 ➡p.150 参照

📝MEMO

髄膜炎の場合，髄液内は液性免疫が弱い部位とされており，髄液中の細菌をコントロールできるまでの時間が予後に直結することから，できるだけ早く殺菌性で髄液移行性の良好な抗菌薬を投与することが重要です（詳細はp.239の髄膜炎の項を参照．

また，好中球減少者の発熱を治療する際にはβラクタム系やアミノグリコシド系などの殺菌性抗菌薬が推奨されます．これは，免疫予備能が不十分であるため，早期に感染のコントロールができないと容易に重症化してしまうからです．

❸ 感染巣のドレナージ，外科的切除が必要なものを忘れずに

抗菌薬を投与するだけがすべてではない！

どんなにすぐれた抗菌薬を投与していても，抗菌薬がしっかり病巣へ届かなくては意味がありません．また，総胆管結石などの物理的閉塞が原因で起きている感染症は，閉塞を解除しなければよくなりません．そういう時には抗菌薬の他に，ドレナージや外科的切除が必要となります．

> 「臨床2 熱が下がらない…？ そんな時にはこう考える」も参照

|例|
- 膿瘍→膿瘍のドレナージ
- 化膿性閉塞性胆管炎→胆管ドレナージ
- 人工関節の関節炎→関節腔洗浄，人工物除去
- 感染性心内膜炎→感染弁切除，弁形成や置換
- ペースメーカー感染（右図）→ペースメーカー本体およびリードすべての抜去

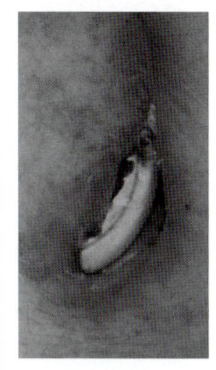

■ 不整脈デバイス感染
植え込み型除細動器のポケット感染で本体が体外にまで露出している．

基礎1 それは本当に感染症？ 感染症を疑った時のアプローチ

5 培養結果を慎重に解釈する

❶ 検体は適切に採取されましたか？

- 血液，髄液など無菌とされている箇所から採取された検体でも，適切に採取しなかったために，皮膚の常在菌が検体に混入してしまうことがあります（contamination；汚染 COLUMN 参照）．

  > 例 喀痰培養にて α-Streptococcus，Neisseria spp. などは常在菌であり，気道感染の起炎菌ではない．

- 検体量が少ない，あるいは適切な容器に採取しなかったために菌が検出されないこともあります．
- 創表面を拭っても，保菌している菌が検出されるだけです．培養には出さないようにしましょう（colonization；コロニー形成 COLUMN 参照）．**できるだけ深部組織や術中検体を培養に提出しましょう．**

「基礎3 わからない相手をわかるようにするには？ 培養検査とその意義」参照

❷ 検体は適切に保存されましたか？

- 採取した検体をすぐに検査室に提出できない場合，保管する容器や温度が適切でなかったために，菌が死滅し検体が無駄になってしまうことがあります．

  > 例 淋病（Neisseria gonorrhoeae；淋菌による感染症）を疑った場合，培養検体の尿道分泌液は細菌が死滅しないように冷所を避けて保存する．

これで免許皆伝！

　適切な検体の保存と提出は非常に重要です．保存などで判断に迷った時には検査室に相談しましょう！検査室の人たちと日ごろから仲良くなっていると役に立つことが非常に多いですよ！

COLUMN

contamination（汚染）とは？

　起炎菌ではなく，常在する細菌が採取が適切でないため混入することをいいます．

　例えば，血液培養にて消毒が不十分なため皮膚表面に常在する表皮ブドウ球菌（*Staphylococcus epidermidis*）やグラム陽性桿菌（嫌気性菌）が検出されることがあります．

COLUMN

colonization（コロニー形成）とは？

　検体を採取した部位に菌が存在しますが，臨床的に感染が成立していない場合．

　例えば，長期に尿道カテーテルを留置されている患者の尿培養からは *Candida* spp.（カンジダ）が検出されることが多いですが，起炎菌でないことがほとんどです．

　これらを定着菌と呼ぶこともあります．

基礎1 それは本当に感染症？ 感染症を疑った時のアプローチ

6 起炎菌検出後はそれに合わせた治療を行う

- 耐性菌の出現予防
- 偽膜性腸炎などの合併症の予防
- 効果的な抗菌薬を使用する

　以上の理由から，起炎菌とその感受性が判明したら，よりふさわしい抗菌薬に変更しましょう（このプロセスを de-escalation といいます）．

> 例 肺炎球菌性肺炎に対し，セフトリアキソンが投与されていたが，PSSP（penicillin-susceptible *Streptococcus pneumoniae*；ペニシリン感受性肺炎球菌）であったため，ペニシリン G（PCG）やアンピシリン（ABPC）に変更した．

●de-escalation ☞用語リスト参照

> 例 カテーテル感染症に対し，バンコマイシンが投与されていたが，血液培養から MSSA（methicillin-sensitive *Staphylococcus aureus*；メチシリン感受性黄色ブドウ球菌）が検出されたため，セファゾリン（CEZ）に変更した．

これで免許皆伝！

　抗菌スペクトラムが狭い＝弱い抗菌薬，ではありません！
　このように起炎菌に的をしぼった治療を行うことで，起炎菌に最も効果的な治療をすることも可能になるのです．

●抗菌スペクトラム ☞用語リスト参照

7 患者の個々の状況に合わせる

● 抗菌薬投与前に把握すべき患者情報

　感染症治療へのアプローチの第一歩は「患者の状態の評価」でした．抗菌薬治療は決して無害なものではありません．抗菌薬という「武器」を使うからには，その副作用や性質の基本もしっかりと把握しておきましょう．

　抗菌薬投与前には次のことを最低限把握しておきましょう．

- 年齢（女性の場合は妊娠，授乳の有無）
- 基礎疾患の有無とその程度
- 体重
- 現在の腎機能，肝機能
- アレルギー歴
- 現在の内服薬

> 例　過去にペニシリンで重篤なアレルギーを起こしたことがある場合はβラクタム系抗菌薬を避ける．

> 例　腎機能障害のある場合，クレアチニンクリアランスに応じ，投与量を変更する．

> 例　妊娠中なら，胎児への悪影響などを考慮しテトラサイクリン系，ニューキノロン系，ST合剤の抗菌薬を使用しない．

- 「臨床4　それって本当にアレルギー？　抗菌薬アレルギーへの対処」参照
- 「臨床6　過ぎたるは及ばざるがごとし　抗菌薬の調整が必要な時（腎機能障害時）とは？」参照
- 「応用2　こんな時にはご用心！　特殊な状況（妊婦・授乳婦）での抗菌薬投与での注意点」参照

8 検査結果ではなく，患者を治療しよう

● 治療の手がかりは患者にある

　患者の自覚症状や身体所見の変化が最も重要です．
　逆に，患者の身体所見や自覚症状に改善が認められたら，わずかな発熱*や白血球の変化のたびに抗菌薬を変更せずに，他の原因を考えながらしばらく経過観察する必要があることもあります．

* 「基礎1 ⑫発熱をきたす疾患は感染症だけではない」☞p.22参照

これで免許皆伝！

　治療の手がかりは患者にあり！
　問診，診察を通じて，患者から情報を得る姿勢が最も重要です．

COLUMN

"Treat the patient！Not the numbers"
～電子カルテの落とし穴～

　訳すと「患者を治しなさい．数字を治すのではない」ということです．この言葉は筆者がフェロー中よく言われた言葉です．電子カルテの登場で病室へ行かなくてもかなりの情報が入手できるようになりましたが，そのために，自分できちんと問診，診察すればわかることも，「わかりません」と簡単に感染症科を呼ぶケースに遭遇することもありました．

9 適切な量と投与期間を決定する

● 必要な十分量を必要な期間投与する

　抗菌薬は治療に必要な十分量を必要な期間投与することが大切ですが，臨床では投与量が必要量よりも少なかったり，治療期間も必要な期間よりも短いことがしばしば起こります．また，治療期間が十分なはずでも投与量が少なければ，十分な治療効果が得られないこともあります．このような状況では，治療効果が不十分となるだけでなく，耐性菌の出現，菌交代現象を招くなどの問題が生じる可能性が高まります．

●菌交代現象 ☛ 用語リスト参照

> **例** 緑色レンサ球菌による感染性心内膜炎の症例ではペニシリンG（PCG）の大量投与が少なくとも4週間は必要．ペニシリンG：1,800万〜2,400万単位/日が標準投与量．肺炎などに用いる量（800万〜1,200万単位/日）では投与量が不足する．

> **例** 緑膿菌の感染症にピペラシリン（PIPC）2g/日投与していたが，効果が十分でなかったのでイミペネム・シラスタチン（IPM/CS）2g/日へ変更し劇的に改善したケース．この場合多くの臨床医はイミペネム/シラスタチンが奏効したと考えるだろうが，単にピペラシリンの投与量の問題であったかもしれない．緑膿菌に対してはピペラシリン量を多く用いる必要があり，Sanfordなどでは1日24gの使用を推薦している．

基礎1 それは本当に感染症？ 感染症を疑った時のアプローチ

10 高齢者は非特異的な所見に注意

　高齢者は感染臓器に特異的な症状が出現しにくいだけでなく，重篤な感染症であっても発熱や白血球増加などの身体反応が鈍いことがあります．

　逆に，高齢者が急に元気がなくなったり，意識障害や意識変容などの非特異的な所見が認められた場合は，感染症も鑑別診断の検索項目に入れるべきです．

　高齢者の感染症に伴い得る症状の例：
- 食欲低下
- 意識障害／変容
- 失禁
- 転倒
- ADL低下

11 CRPに診断的意義はない

CRP（C反応性蛋白）は感染のみならず，さまざまな炎症反応や組織障害に伴って上昇します．

鑑別診断や治療経過の参考に使うことはあっても，CRP値だけで感染症の診断をすることはできません．『CRPが高いから，とりあえず抗菌薬』とならないように!! 非感染性疾患の見落とし，不要な抗菌薬の投与につながりかねません．

また，CRPが高いほうが重症，というわけではないことにも注意！ CRPは客観性に乏しい指標であり，異なる患者の間でのCRPの絶対値を比較することはできません．一方で関節リウマチや，骨髄炎などの慢性経過をたどる疾患では，同一患者での経過観察にCRP値を用いることはあります．

●CRP☞用語リスト参照

これで免許皆伝！

検査値を治療するのではない．患者を治療する！

基礎1 それは本当に感染症？ 感染症を疑った時のアプローチ

12 発熱をきたす疾患は感染症だけではない

　発熱が主症状である疾患の多くが感染症であることは間違いありません．
　しかし，感染症以外にも発熱をきたす疾患があることを頭に入れておきましょう．

● 発熱の鑑別疾患

① 感染症
　発熱を認める疾患としては過半数を占めます．
　一般的な感染症以外にぜひ記憶にとどめてほしいのは**結核，感染性心内膜炎，深部膿瘍**
② 悪性腫瘍
　発熱を認める有名な腫瘍性疾患3つ．
　悪性リンパ腫（特に非ホジキンリンパ腫），腎細胞癌，肝細胞癌
③ 膠原病
　発熱をきたす膠原病は特に血管炎を伴っているものが多いです．
　大動脈炎症候群（高安動脈炎），側頭動脈炎，結節性多発動脈炎，ベーチェット病，全身性エリテマトーデス（SLE），悪性関節リウマチ，関節リウマチ，皮膚筋炎
④ 中枢神経系の疾患
　脳梗塞，頭蓋内出血
⑤ 内分泌系
　甲状腺機能亢進症，亜急性甲状腺炎，急性副腎機能

不全

⑥ その他

抗菌薬投与の必要のない意外な発熱の原因！

- 急性心筋梗塞，急性大動脈解離，肺血栓塞栓症/深部静脈血栓症，急性うっ血性心不全
- 肝硬変，潰瘍性大腸炎，クローン病，急性膵炎（感染を伴うこともある）
- 薬剤熱，アレルギー，貧血，脱水，脚気
- 痙攣後
- 痛風発作

13 不明熱（FUO：fever of unknown origin）とは？

● 1961年のPetersdorfとBeesonによるFUOの定義

- 発熱期間に38.3度以上（101.0°F）の発熱をたびたび認める．
- 発熱は3週間以上継続する．
- 血液検査，各種培養検査，X線検査でも原因が不明．

これで免許皆伝！

FUOで思い浮かべるべき疾患は？
➡ 結核，感染性心内膜炎，腹部深部膿瘍，悪性リンパ腫，悪性腫瘍，血管炎（前項⑫「発熱をきたす疾患は感染症だけではない」を参照）

挑戦!! シナリオトレーニングと知識整理

問題①

急性心筋梗塞で入院した54歳の男性．経過は良好で全身状態は安定しており，特に自覚症状もなかったが，入院後より38度台の発熱が継続．血液検査上，CRP（C反応性蛋白）8.3 mg/dLであり，原因不明であったが，なんらかの感染症を疑って，抗菌薬の投与を開始した．この判断は正しいだろうか？

問題②

86歳の男性，意識障害を主訴に入院．発熱はなかったが，収縮期血圧90 mmHg台で頻脈および頻呼吸を伴っていた．検査上，著明な代謝性アシドーシスと白血球およびCRPの軽度上昇を伴っていた．頭部CTで明らかな異常なし．その後ショック状態になり，乏尿になった．いったい何が起きたのだろうか？

解説①

本章で感染症の基本アプローチをもう一度確認しましょう（☞p.3参照）．

基本アプローチ1） 患者の状態の評価→緊急性はなさそう．基礎疾患は心筋梗塞の直後．

基本アプローチ2） 熱源はどこか想定→肝心の身体所見が抜けてましたね．心音は？肺雑音は？心臓カテーテル検査がされていたら，挿入部位の様子は？留置されている点滴ラインは大丈夫？また，感染症以外の原因もしっかり考えなくてはいけません．心筋梗塞後そのものでも発熱するのでしたね．入院してから長時間臥床したままであれば，深部静脈血栓症や肺塞栓症なども鑑別に挙がります．2）の段階で感染症を疑った場合，適切な培養検査などを行ったうえで，基本アプローチ3）→4）と進むことになります．

くれぐれも「発熱！CRP上昇！」→「抗菌薬」と短絡的に考えるのは避けましょう．

解説②

ここでもやはり，手順を踏んで考えていきましょう．

1) 患者の状態を評価→意識障害は非常に問題です．代謝性アシドーシスというのも気になります．発熱はないようですが，頻脈，頻呼吸があるようです．もしも，脈拍数が100回/分，呼吸回数が22回/分であったとしたら，ここで何が思い浮かびますか？
   そうです！ SIRSの基準を満たしますね．この段階ではまだ感染症の診断はされていませんが，もしも感染症であった場合はすでに重症敗血症の基準を満たします．

2) 熱源を想定→発熱はないようですが，高齢者では発熱や白血球上昇などの身体反応が鈍ります．高齢者の意識障害では感染症，特に尿路感染症も鑑別しておきましょう．意識障害精査のための頭部CT検査だけでなく，胸部X線検査，尿検査，各種培養による検査，血液培養なども行えていたら，尿路感染症に伴う重症敗血症の診断がつき，早期抗菌薬投与につながったかもしれません．

3) 起炎菌を想定→治療にふさわしい抗菌薬の種類と量を選ぶ，となります．

あなたも『マンネリ感染症治療』ではなく，『考える感染症治療』ができるようになりましょう！

基礎 2

グラム染色とその意義
相手がわかれば対策も立てやすい！

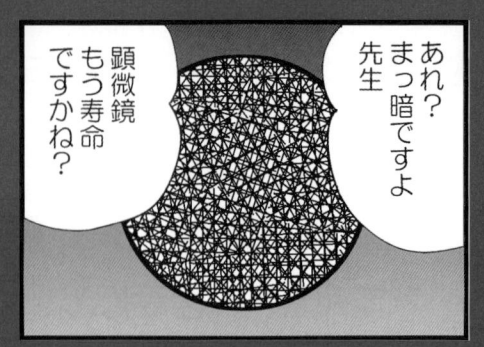

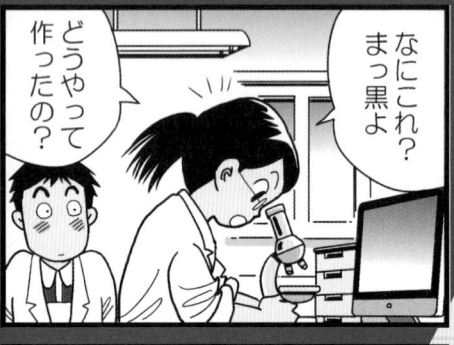

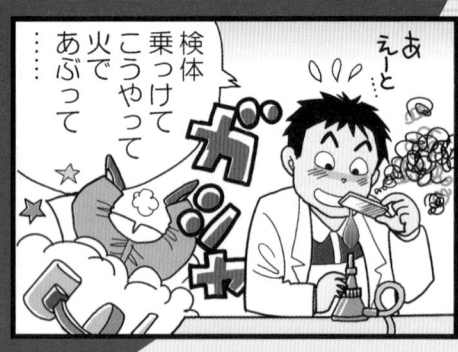

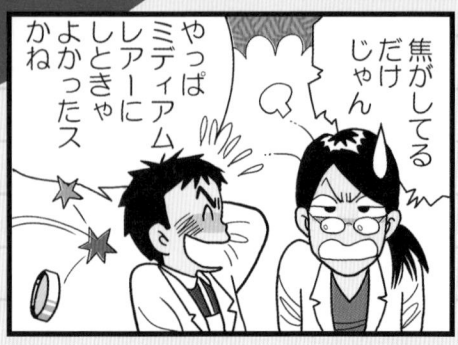

これが基本！

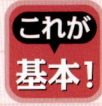

- よい検体，よい染色によってのみ評価に値するグラム染色標本ができます．
- よい標本とは何かを理解することが重要です．

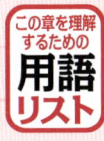

この章を理解するための用語リスト

◎ グラム染色

デンマーク人医師，ハンス・クリスチャン・ヨアヒム・グラムによって1884年に発明されました．このグラム染色は現在でも細菌を分類するうえで最も基本になる分類法です．グラム陽性は紫色にグラム陰性は赤色に染まります．

◎ 桿菌と球菌

標本から観察される細菌の形態を大まかに分類するうえで，その形態が参考になります．

簡単にいうと，棒状なのは桿菌，球状なのは，その名のごとく球菌といいます．

参考ウェブサイト

（グラム染色写真など）
※本書ではグラム染色の写真の一部をCDC（Center for Disease Control and Prevention；米国疾病予防管理センター）のウェブサイトより転載しています．

- Centers for Disease Control and Prevention. Public Health Image Library.（Retrieved from website：http://phil.cdc.gov/phil/home.asp）

基礎2　相手がわかれば対策も立てやすい！　グラム染色とその意義

1 グラム染色の有用性

❶ 起炎菌の推定

　グラム陽性（クリスタル紫により濃紫色），陰性（サフラニン赤により赤色）といった性状，球菌，桿菌といった形態より4つに分類されます．

これで免許皆伝！

◎**グラム染色で主に鑑別できる細菌とは？**（次頁，表参照）
- グラム陽性球菌は，グラム染色で菌の種類まで同定はできませんが，形態で大まかな分類が可能です．
- グラム陽性桿菌では重要な起炎菌となり得るリステリア菌を覚えておきましょう．
- グラム陰性球菌で重要なのは淋菌とモラキセラ　カタラーリスの2つです．
- グラム陰性桿菌の場合，習熟すると形態の大きさ（小さい，大きい，小球桿菌）で，ある程度の鑑別が可能です．

1 グラム染色の有用性 基礎

■ グラム染色で鑑別できる細菌

			グラム陽性
球菌	• ブドウの房状		*Staphylococcus aureus*（黄色ブドウ球菌） *Staphylococcus epidermidis*（表皮ブドウ球菌）
	• 連鎖状		*Streptococcus* spp.（レンサ球菌） *Enterococcus* spp.（腸球菌）
	• 双球菌 （＋連鎖状）		*Streptococcus pneumoniae*（肺炎球菌）
桿菌	• 小さい		*Listeria monocytogenes*（リステリア菌）
	• ハの字型		*Corynebacterium diphtheriae*（ジフテリア菌）
		芽胞	*Clostridium tetani*（破傷風菌）
			Nocardia spp.（ノカルジア）

			グラム陰性
球菌	• 双球菌		*Neisseria gonorrhoeae*（淋菌）
			Moraxella catarrhalis（モラキセラ カタラーリス）
桿菌	• 球桿菌		*Haemophilus influenzae*（インフルエンザ菌）
	• 小さい		*Pseudomonas aeruginosa*（緑膿菌）
	• 大きい		*Escherichia coli*（大腸菌）
	• 莢膜が特徴	莢膜 菌体	*Klebsiella pneumoniae*（肺炎桿菌）
	• カモメ状 • らせん状		*Campylobacter* spp.（カンピロバクター）

29

基礎2 相手がわかれば対策も立てやすい！ グラム染色とその意義

COLUMN

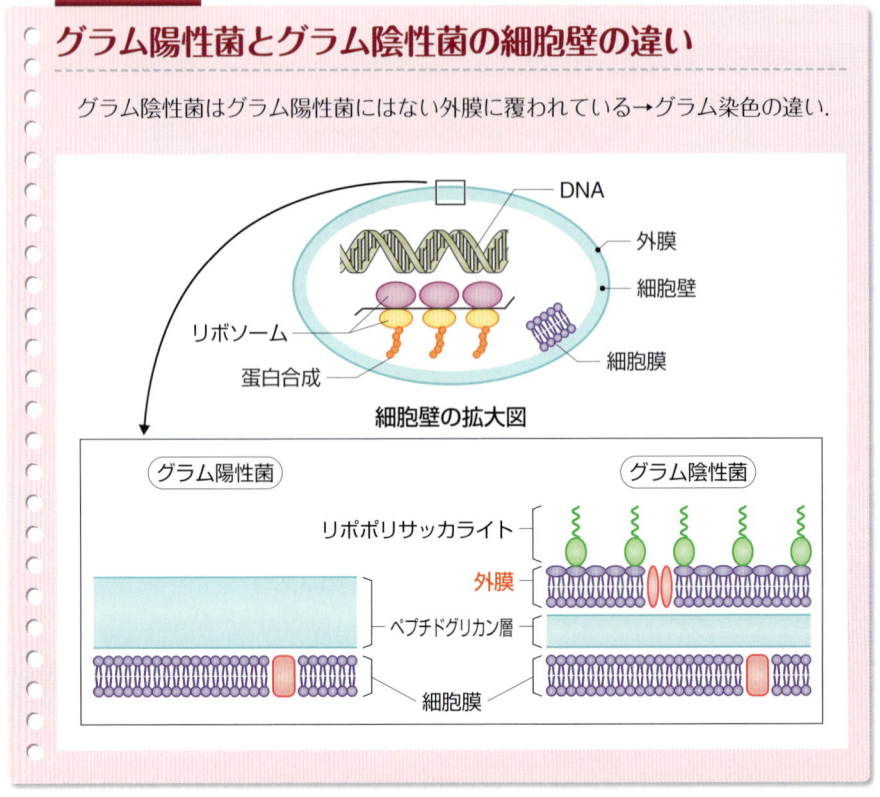

グラム陽性菌とグラム陰性菌の細胞壁の違い

グラム陰性菌はグラム陽性菌にはない外膜に覆われている→グラム染色の違い.

- DNA
- 外膜
- 細胞壁
- リボソーム
- 蛋白合成
- 細胞膜

細胞壁の拡大図

グラム陽性菌　　グラム陰性菌
- リポポリサッカライト
- 外膜
- ペプチドグリカン層
- 細胞膜

❷ 培養結果の判定の補助

　グラム染色の結果と培養結果が異なる場合には以下のことを考えましょう！
- 検体の質に問題があった．

　例 喀痰として提出された検体で，上皮細胞が多数見える場合は喀痰ではなく，唾液を見ている可能性がある．

- 異物が混入している，染色方法に問題があったなど

の質の問題や，結果の読み間違い．
- グラム染色で染色されない，もしくはされにくい細菌であった．
- 特殊な培養方法が必要（あるいは培養に時間がかかる）な起炎菌であった．
- 培養結果を報告する時に，特定のコロニーを選んでいなかった．

> 例 喀痰培養では，口腔内常在菌と判断された場合には同定・報告されないこともある．

❸ 治療効果の判定，経過観察

　治療に伴って菌量，白血球の減少を認めますので，血液検査やその他の客観的検査などに比べ，グラム染色による検査はリアルタイムに経過を追うことが可能です．また，治療経過に伴って生じる菌交代現象の発見にも応用できます．

基礎2　相手がわかれば対策も立てやすい！　グラム染色とその意義

2 検査検体について
よい検体とはどのような検体か？

❶喀痰

　できるだけ口腔内の常在菌の混入を防ぐ必要があり，可能なら検体採取の前にうがいをしてもらいましょう．気道感染に伴った喀痰は黄色で粘稠です．

　低倍率（10倍）で多核白血球が少なく（＜25個），10個以上の上皮細胞（図1）が認められる場合は，口腔内の分泌物の混入量が多いと判断され，染色，観察には不適当です．

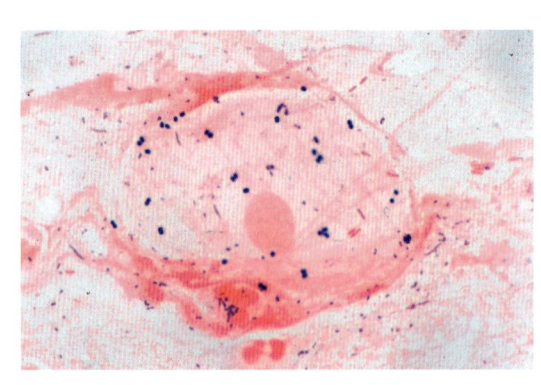

図1　上皮細胞とは？
標本をみると中央にグラム陰性に核が染まった大きな細胞が観察されます．これが，上皮細胞で，低倍率で多数（10個以上）認められた場合，グラム染色による評価には不適当な検体であるとされています．

❷尿

　培養検体でも同様ですが，外陰部や皮膚の常在菌の混入を避けるため，可能なかぎり中間尿の採取をしましょう．

　また，起床後排尿回数とともに菌の検出率は下がるので，できれば朝起床時の尿を採取しましょう．

● 「基礎-3 ④尿培養」参照
☞p.63

- 膿尿：尿中の多核白血球が増加している状態です．通常，1 mm^3 あたり 10 個以上みられる場合を指します．遠心分離（2,000 rpm で 5 分間）した中間尿を鏡検した場合は高倍率（1,000 倍）で 1 視野に 5～10 個以上の白血球（図2）を認めれば膿尿とみなします．膿尿は尿路に炎症が起こっていることを示唆しますが，原因は必ずしも感染性とは限りません．

> 例　間質性腎炎は感染性ではないが，尿中に白血球を認める．

- 細菌尿：中間尿をグラム染色し，高倍率で 1 視野に 1 個以上の細菌がみられた場合，10^5 CFU/mL の菌量とほぼ同等とみなされます．
また，遠心分離した検体の場合では，1 視野に 1 個以上細菌を認めれば 10^4 CFU/mL 以上に相当するとされています．

MEMO
正しく採取された検体の尿培養で 10^5 CFU/mL 以上の菌量を認めた場合，有意の細菌尿と判断されます．

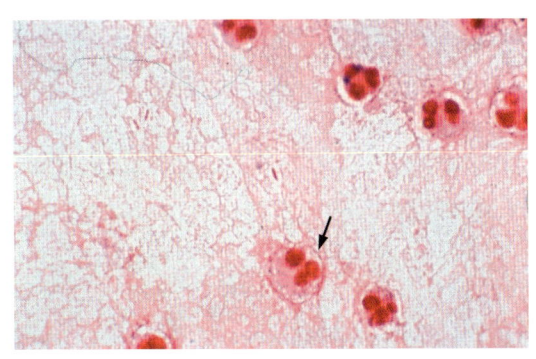

図2　白血球とは？
矢印で示した細胞が白血球です．分葉した核を持っており，尿検体では高倍率で 8 個以上の白血球で感染症の可能性が高くなります．

❸ 便

便のグラム染色は常在菌の混入もあり有用性は低いです．
炎症性下痢症（炎症性腸疾患，カンピロバクター，

赤痢，腸管侵入性大腸菌などによる腸炎など）と浸出性下痢症との鑑別のため，便中白血球やラクトフェリンを検査することがあります．

- **便中白血球**：メチレンブルー染色によって便中白血球の有無を検査します．
- **ラクトフェリン**：好中球由来蛋白であるラクトフェリンを測定する方法です．
  白血球と異なって変質しにくいため，感度は便中白血球よりもすぐれるとされています．

> **MEMO**
> 炎症性下痢症の診断における便中白血球の感度，特異度は先進国ではそれぞれ73%と84%程度とされている（Thielman NM, et al. N Engl J Med. 2004 Jan 1 ; 350（1）: 38-47）．

> **MEMO**
> ラクトフェリンの感度，特異度はそれぞれ，92%と79%と報告されている（N Engl J Med. 2004 Jan 1 ; 350（1）: 38-47）．

❹ 髄液，胸水，腹水

通常，髄液，胸水，腹水は，無菌状態であるので，鏡検で菌の存在を認める場合は感染の可能性はかなり高くなります（図3）．髄液検査は細胞数や生化学検査も合わせて行いましょう．

検体は菌の検出のため遠心分離後（2,000～3,000回転/分を5～10分），その沈渣を鏡検します．

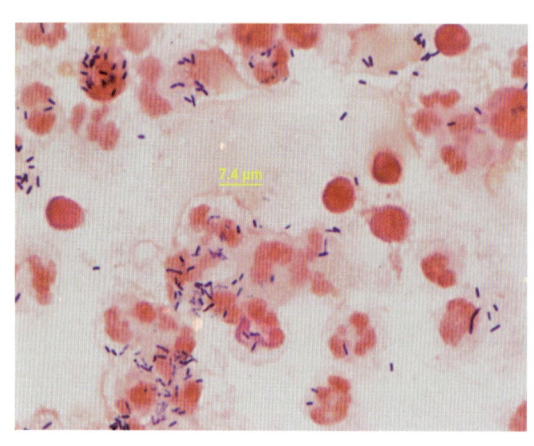

図3　リステリア髄膜炎像
（エモリー大学のJeanette Guarner氏，Eileen Burd氏，Colleen Kraft氏のご厚意による）
Listeria spp.（リステリア）による髄膜炎の髄液グラム染色標本．
遠心後に鏡検されており，白血球は形態がいびつで多少観察しにくいですが，多数の白血球と，写真中央にグラム陽性桿菌が観察されます．このように髄液などの本来無菌的な体液に白血球と細菌を認めた場合，感染を強く疑うことになります．

3 標本の作成

❶ 塗抹操作

　検査材料を観察後，必要な部位をスライドガラスに塗抹します．

　必要な部位とは喀痰では黄色膿性の部分であり，遠心分離後の検体ではその沈渣を指します．高倍率で鏡検して1視野に1個以上の細菌を観察するには，だいたい10^5/mLの菌量が必要であることに注意しましょう．

　また，スライドガラスに塗抹する時，染色後の白血球の重なりを避けるため厚くなりすぎないように注意しましょう．慣れるまでは意識して薄く塗抹するようにします．

　塗抹が厚いとよい標本を作成することができません（図4）．

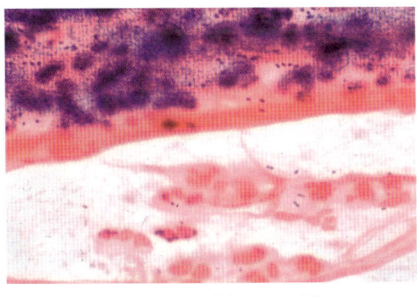

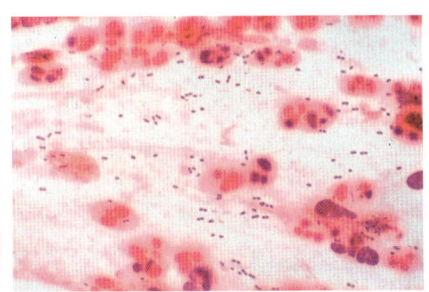

図4　塗抹標本の悪い例，よい例
左の写真は塗抹が厚い標本です．染色ムラが目立ち，十分な脱色もできていません．このような標本では細菌のグラム陽性，陰性の判定も不可能になります．
右の写真は塗抹が良好な標本です．白血球の染色状態も比較的均一で細胞核も赤色に観察されます．このような標本が観察に向いているとされています．

❷ 乾燥

自然乾燥が原則です．

❸ 固定

　火炎固定を原則とします．塗抹面を上として目安として火炎の中をゆっくり上からやや離して3回通過させます．固定が強すぎると標本自体が炭化し染色に耐えないものになりますので，検体から煙が出た場合は染色に使わないようにしましょう．
　また，アルコール固定をする方法もあります．

④ グラム染色の手順

グラム染色の手順を以下に示します．

① 塗抹，乾燥，固定

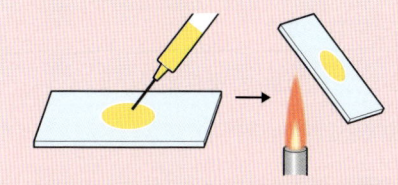

② クリスタル紫液で染色します（20秒程度）

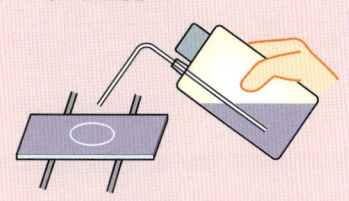

③ ②を水洗後，ルゴール液でプレパラートを覆います（20秒〜1分．少し長めに置いたほうがクリスタル紫が安定します）

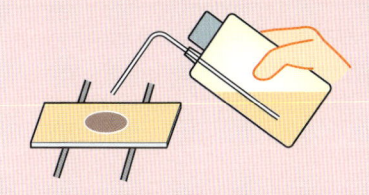

④ ③を水洗後，アルコールで脱色（1分以内）．検体の最も薄く延ばされた部分が無色透明になるくらいが目安です．終末点と感じたらすぐに水洗＊

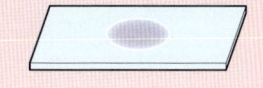

⑤ ④を水洗後，サフラニン赤液で染色します（30秒〜1分）

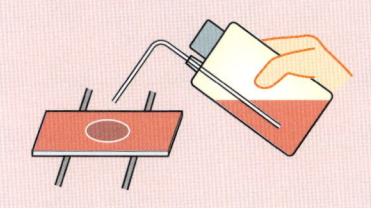

⑥ ⑤を水洗後，乾燥し鏡検します

＊アルコールが残っていると脱色がすすむため

基礎2　相手がわかれば対策も立てやすい！　グラム染色とその意義

5 グラム染色の評価
そのチェックポイントとは？

● グラム染色の評価のチェックポイント

検体採取	☐ 黄色膿性の喀痰か？　唾液が混じっていないか？
	☐ 中間尿か？　外観上の混濁などはないか？
	☐ 腹水，胸水，髄液は混濁がないか？　遠心分離は必要か？
塗抹	☐ 白血球が重ならないように薄く延ばせたか？
	☐ 遠心分離した検体は，その沈渣をスライドガラスに延ばしたか？
染色	☐ 火が強すぎて過度に固定をしていないか？
	☐ ルゴール液は十分に乗せたか？
	☐ 脱色は十分か？　また脱色しすぎということはないか？
評価	☐ 喀痰は低倍率（10倍）で上皮細胞が多くないか？（10個以下）
	☐ 喀痰で白血球は多く認められるか？（25個以上）
	☐ クリスタル紫は十分に脱色されているか？
	☐ 脱色が強すぎないか？ 　→脱色が強すぎて，陽性菌が陰性菌になっていないか？
	☐ 尿では細菌が観察できるか？　白血球はどうか？
	☐ 腹水，胸水，髄液では細菌が観察されること自体が異常！ 　→白血球数はどうか？
	☐ 予想された細菌が観察されたか？
	☐ 多数の白血球を認めるが細菌を認めない． 　→臨床的には何を疑うか？（次頁へ）

これで免許皆伝！

感染が疑われてもグラム染色が陽性とならない場合は，以下の可能性を考えましょう．

- 不適切な検体ではないか？

  > 例 喀痰ではなく，唾液を採取しているなど（「2. 検査検体について p.32」を参照）．

- グラム染色されにくい細菌ではないか？

  Mycoplasma pneumoniae（肺炎マイコプラズマ），*Chlamydophila pneumoniae*（クラミドフィラ ニューモニエ），*Legionella pneumophila*（レジオネラ ニューモフィラ），*Mycobacterium* spp.（結核菌，非定型抗酸菌）

- 細菌以外の感染症ではないか？

  > 例 ウイルス，リケッチア，真菌感染（カンジダは例外）など．

- 抗菌薬投与後の検体による標本ではないか？

基礎2 相手がわかれば対策も立てやすい！ グラム染色とその意義

6 実際のグラム染色標本とその評価

❶ グラム陽性球菌

● *Staphylococcus aureus*（黄色ブドウ球菌）（図5）

　中央にブドウの房状のグラム陽性球菌の集簇が観察されます．このように黄色ブドウ球菌では，一つ一つの細菌が明瞭に観察されるのではなく，いくつかの細菌が集まった形で観察されます．グラム染色では黄色ブドウ球菌と表皮ブドウ球菌の鑑別はできません．

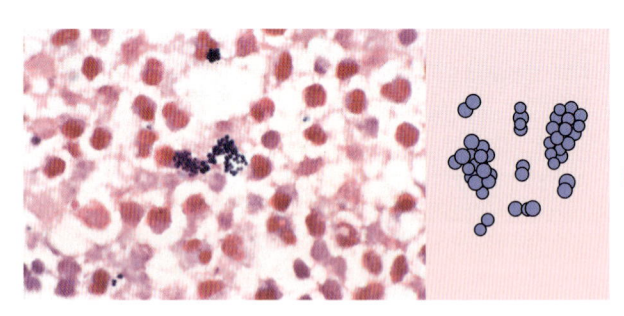

図5　*Staphylococcus aureus*（黄色ブドウ球菌）のグラム染色像と形状のイラスト

● *Streptococcus* spp.（レンサ球菌）（図6）

　グラム陽性球菌が連なって認められます．イラストのように鎖状に観察されるのがレンサ球菌です．

6 実際のグラム染色標本とその評価 | 基礎

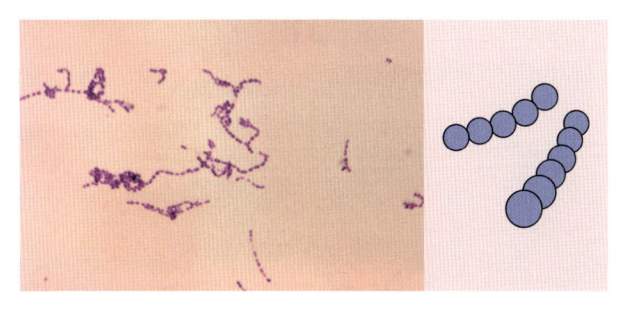

図6 *Streptococcus* spp.（レンサ球菌）のグラム染色像と形状のイラスト
（CDCウェブサイトより転載）

● ***Streptococcus pneumoniae*（肺炎球菌）**（図7）

Pneumococcus ともいいます．グラム陽性球菌に含まれますが，典型的には2つの球菌が互いに並んだ双球菌として観察されます．また，菌体の周囲に染色されない部分が認められ，これが莢膜です．

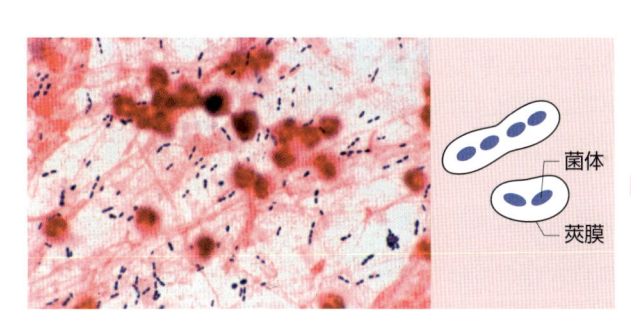

図7 *Streptococcus pneumoniae*（肺炎球菌）のグラム染色像と形状のイラスト

❷ グラム陽性桿菌

● ***Listeria monocytogenes*（リステリア菌）**（図3）◀ p.34参照

● ***Corynebacterium diphtheriae*（ジフテリア菌）**（図8）

Corynebacterium diphtheriae のグラム染色標本は，八の字型の形態をした菌体を示します．

基礎2 相手がわかれば対策も立てやすい！ グラム染色とその意義

菌同士の配列が特徴的であることから，英語では漢字を意味する"Chinese Letter"と表現されます．

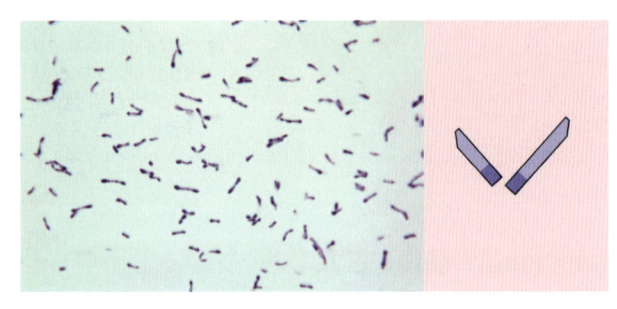

図8 *Corynebacterium diphtheriae*（ジフテリア菌）のグラム染色像と形状のイラスト
（CDC ウェブサイトより転載）

● *Clostridium tetani*（破傷風菌）（図9）

長方形状の菌が配列している様子から，貨物列車状"boxcar-like"と表現されます．*Corynebacterium diphtheriae*（ジフテリア菌）とは異なり，芽胞を形成するため，その部分がまるく透明に抜けているようにみえるものもあります．

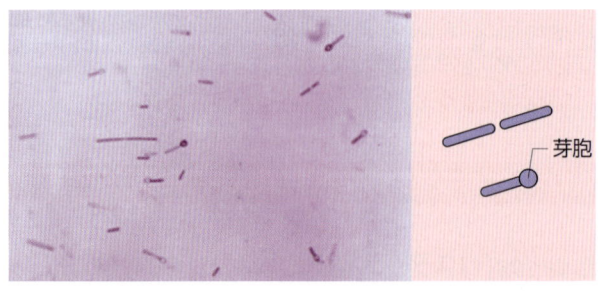

図9 *Clostridium tetani*（破傷風菌）のグラム染色像と形状のイラスト
（CDC ウェブサイトより転載）

● *Nocardia* spp.（ノカルジア属）（図10）

その形状は放射状で，非常に特徴的です．抗酸菌染色にも染色されます．

6 実際のグラム染色標本とその評価 | 基礎

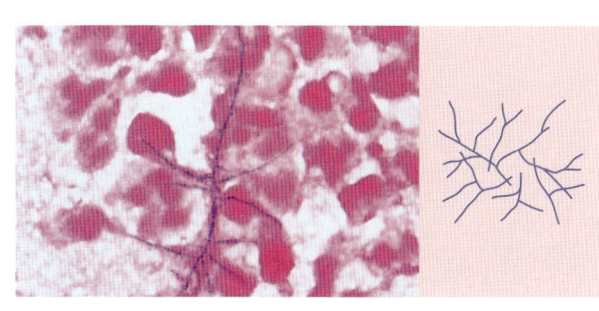

図10 *Nocardia* spp.（ノカルジア属）のグラム染色像と形状のイラスト

❸ グラム陰性球菌

● *Neisseria gonorrhoeae*（淋菌）（図11）

　中央にグラム陰性球菌が認められています．個々の細菌が2つ並ぶようにみられ，双球菌をなしています．これは，淋病患者の尿のグラム染色標本です．

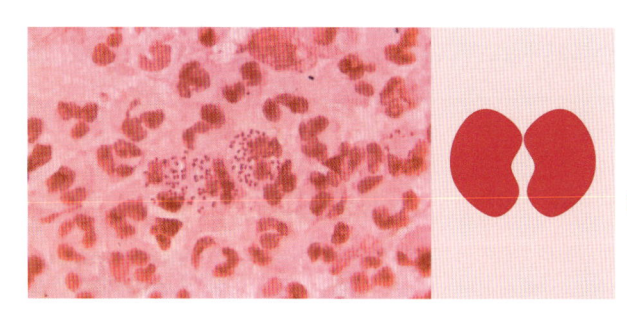

図11 *Neisseria gonorrhoeae*（淋菌）のグラム染色像と形状のイラスト

● *Moraxella catarrhalis*（モラキセラ　カタラーリス）（図12）

　ソラ豆状の細菌が2つずつ並ぶように認められます．淋菌のグラム染色像とよく似ています．

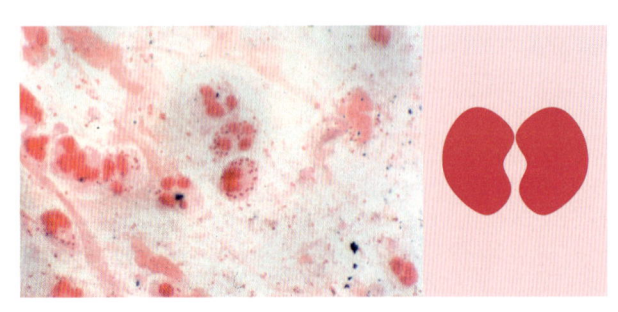

基礎2 相手がわかれば対策も立てやすい！ グラム染色とその意義

図12 Moraxella catarrhalis（モラキセラ カタラーリス）のグラム染色像と形状のイラスト

❹ グラム陰性球桿菌

Haemophilus spp.（ヘモフィルス属）（図13）

　写真はインフルエンザ菌の属する Haemophilus spp. の中でも，性感染症の起炎菌となる Haemophilus ducreyi です。
　典型的な桿菌よりは長さは短く，やや球状に近いのが Haemophilus spp. の特徴です。

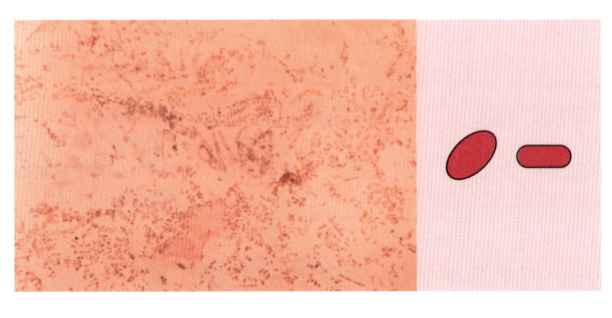

図13 Haemophilus ducreyi のグラム染色像と形状のイラスト
（CDC ウェブサイトより転載）

6 実際のグラム染色標本とその評価 | 基礎

⑤ グラム陰性桿菌

● *Pseudomonas aeruginosa*（緑膿菌）（図14）

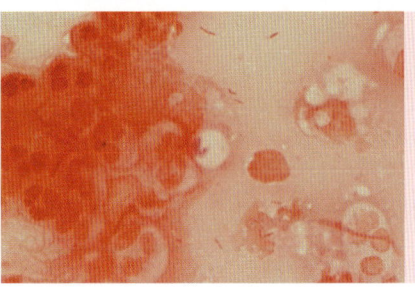

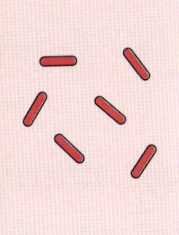

図14 *Pseudomonas aeruginosa*（緑膿菌）のグラム染色像とイラスト
（エモリー大学のJeanette Guarner氏，Eileen Burd氏，Colleen Kraft氏のご厚意による）

● *Escherichia coli*（大腸菌）（図15）

膀胱炎患者のグラム染色標本です．白血球に加え，グラム陰性桿菌が多数認められます．

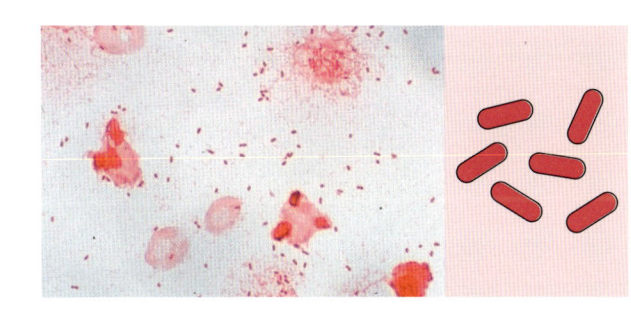

図15 *Escherichia coli*（大腸菌）のグラム染色像と形状のイラスト

● *Klebsiella pneumoniae*（肺炎桿菌）（図16）

肺炎患者のグラム染色標本です．散在するグラム陰性桿菌が観察されます．菌体の周囲には莢膜が認められ，大腸菌と比べるとややサイズが大きいです．

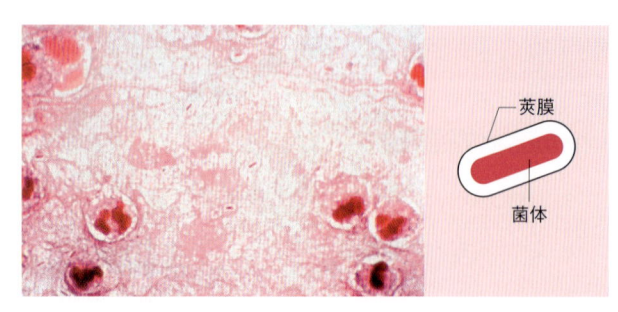

基礎2　相手がわかれば対策も立てやすい！　グラム染色とその意義

図16　*Klebsiella pneumoniae*（肺炎球菌）のグラム染色像と形状のイラスト

● *Campylobacter* spp.（カンピロバクター属）（図17）

　らせん状の形状が特徴的です．英語ではカモメが翼を開いて飛んでいる様子に似ていることから"sea gull"と表現されます．

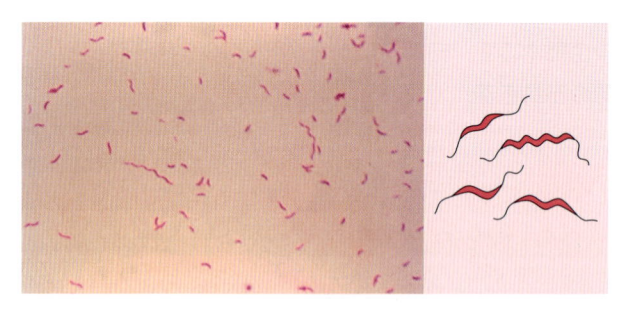

図17　*Campylobacter* spp.（カンピロバクター）のグラム染色像とイラスト
（CDCウェブサイトより転載）

6 実際のグラム染色標本とその評価 　基礎

COLUMN

グラム染色以外の特殊染色

グラム染色だけが細菌を観察できる染色法ではない．

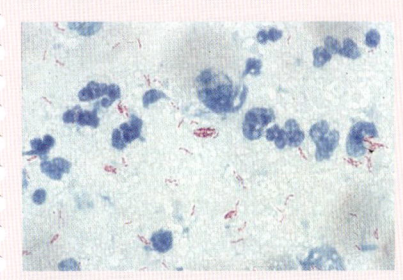

■ 抗酸菌（チール・ネルゼン）染色：結核菌（非定型抗酸菌）

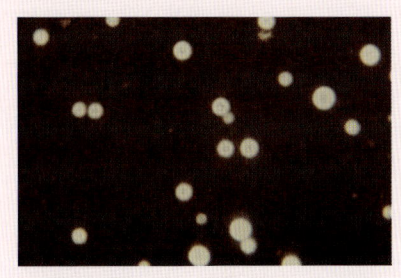

■ 墨汁染色：*Cryptococcus neoformans*（クリプトコッカス）

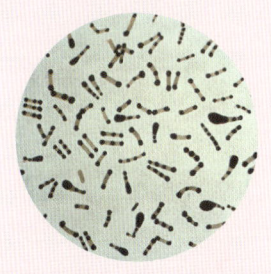

■ 異染小体染色：*Corynebacterium diphtheriae*（ジフテリア菌）
特殊染色（アルバート法，ナイセル法など）によって内部の異染小体の有無を確認することが識別の一助となる．

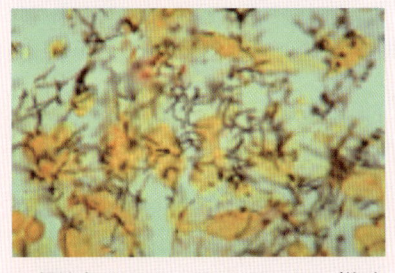

■ 銀染色：*Treponema pallidum*（梅毒トレポネーマ）

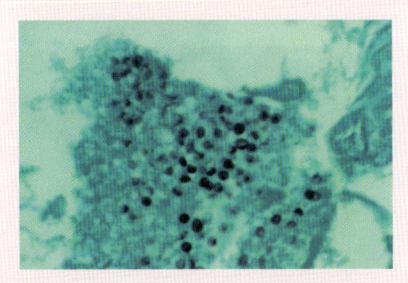

■ グロコット染色：*Pneumocystis jirovecci*
メセナミン銀染色ともいわれる．その他ギムザ染色なども用いられる．

※写真はCDCウェブサイトより転載（チール・ネルゼン染色以外）

参考文献

- Mandell GL, Bennett JE, Dolin : Mandell, Douglas, and Bennett's Principles and Practive of Infectious Diseases, 7th ed. Churchill Livingstone, 2010.
- McPherson RA and Pincus MR : Henry's Clinical Diagnosis and Management by Laboratory Methods, 22nd ed. Saunders, 2011.

挑戦!! シナリオトレーニングと知識整理 |基礎|

挑戦!! シナリオトレーニングと知識整理

問題1

　発熱，呼吸困難を主訴に来院．胸部X線画像上，右肺野浸潤影を認めたため肺炎を疑った．あなたは，喀痰を採取し，グラム染色を行いました．この標本をどのように評価しますか？

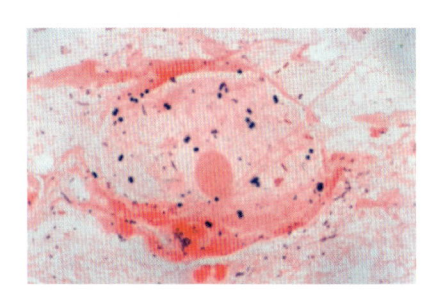

解説1

　低倍率のグラム染色標本です．
　中央に核を伴った大きな細胞が認められます．
　中央の細胞は上皮細胞であり，低倍率で一視野に10個以上認める場合は唾液の混入によって評価に不適当な標本であると判断されます．その場合，細菌も口腔内常在菌の混入が疑われ，評価には不適当なものと考える必要があります．

問題2

　問題1の症例から得られた2つ目の検体をグラム染色を行ったところ，以下のように見えた．あなたはどのように評価しますか？

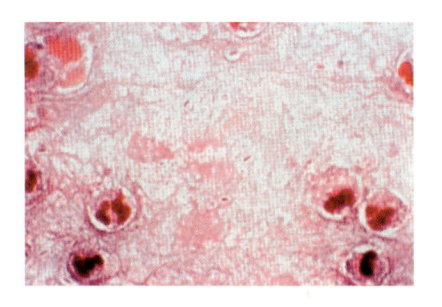

解説2

　画像の中央を中心に莢膜に包まれた大型のグラム陰性桿菌を認めます．
　培養の結果，*Klebsiella pneumoniae* であることが後日判明しました．
　〈*Klebsiella pneumoniae*（肺炎桿菌）については基礎-4を参照〉．

基礎 3 わからない相手をわかるようにするには？ 培養検査とその意義

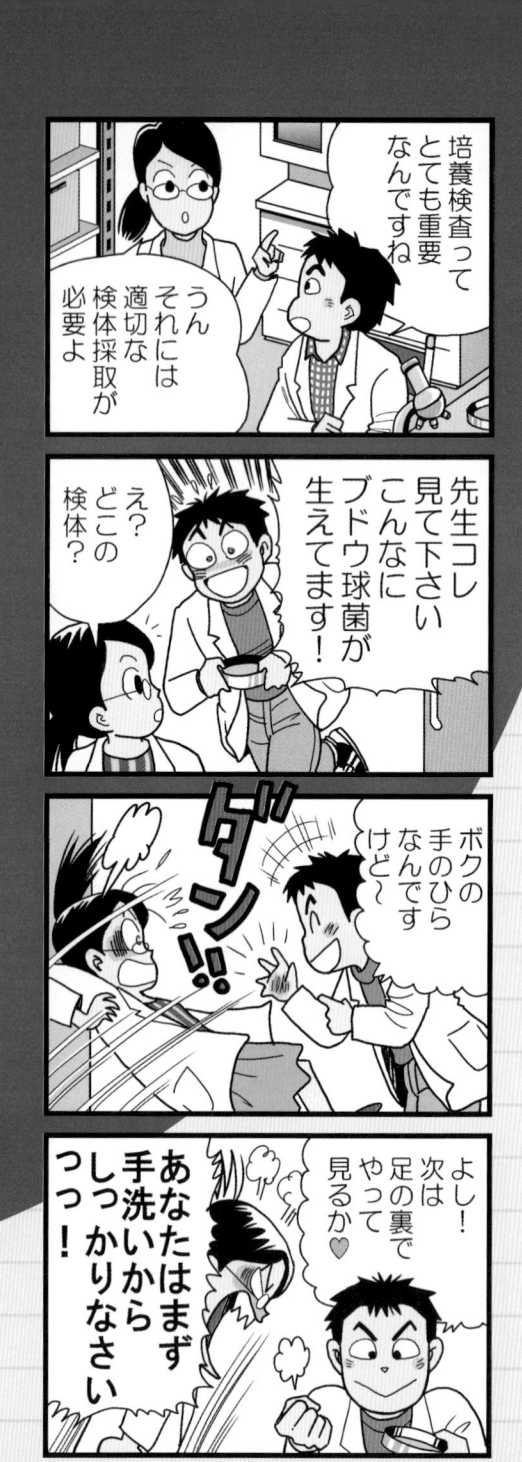

これが基本！
- 培養検査の結果を鵜呑みしてはいけません！
- 検体を適切に採取します
- 感染の可能性が低い細菌，可能性が高い細菌とはどのようなものか？ を理解しましょう

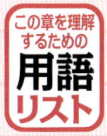

この章を理解するための用語リスト

◎好気性と嫌気性
増殖に酸素を必要とする細菌を好気性といい，酸素を必要としない細菌を嫌気性といいます．嫌気性でも通性嫌気性菌は酸素下でも増殖可能ですが，偏性嫌気性菌は酸素下で死滅します．

◎常在菌
存在する細菌のすべてが，ヒトに悪さしているわけではありません．皮膚，鼻腔，大腸などに健康な人でも普通に認められる細菌を指します．

◎colonization（コロニー形成）
皮膚や創部表面，挿管チューブや尿道カテーテル内に定着しているものの，感染は起こしていない状態のことです．常在菌でなくてもcolonizationを起こすことがあります．また，これらの菌を定着菌ということもあります．

◎薬剤感受性
患者から検出された特定の菌に対する抗菌薬の効果を，検査室で客観的に評価しようとしたものが感受性です．

◎IDSA
Infectious Diseases Society of Americaの略で，米国感染症学会のことです．

◎EIA
enzyme immunoassayの略です．酵素免疫測定法ともいわれます．抗原抗体反応を利用して，酵素で測定したい物質を標識し，発色試薬で発色させることで目的とする物質の状態を検査します．

◎PCR
polymerase chain reactionの略です．ポリメラーゼ連鎖反応ともいわれます．微量のDNAを検出し，増幅する方法を指します．感染症領域では，病原体に特異的な遺伝情報を検出し，診断に役立てます．

基礎3　わからない相手をわかるようにするには？　培養検査とその意義

① 培養検査における一般的注意点

　培養検査は感染症の治療に際し，起炎菌そのものの情報を提供をしてくれますが，検体の採取の方法，保存の仕方を理解していないと，誤った解釈，治療につながりかねません．

　以下に基本的な項目を述べますが，**勤務する病院の検査室の方々と良好なコミュニケーションを築くことも重要です！**

(1) 採取のタイミング

① 検体は抗菌薬投与前に採取！ 感染症を疑った時が採取のタイミング

適切な方法で適量を採取しましょう．

> **例** 成人用の好気性，嫌気性の2種類のボトルに分かれた血液培養のセットの場合（2つのボトル＝1セット），検体量は各ボトルに最低1セット10 mL（可能であれば20 mL）必要[1]（2セットで20～40 mL）

●「②血液培養」参照　☞p.56

> **例** 中心静脈カテーテルの先端部（カテーテルチップ）培養はロールプレート法の場合，規定の長さ（通常3～5 cm寒天培地で回転させる）が必要[2]

② 特殊な起炎菌を疑っている場合は検査室に相談，確認しよう

　特殊な容器，決められた用量の採取が必要な場合があり，せっかく採取した検体が台無しになることもありますので注意！

1) Bouza E, et al. Clin Microbiol Infect. 2002 May；8(5)：265-274.

2) Mermel LA, et al. Clin Infect Dis. 2009 Jun 1；49(1)：1-45.

③ 常在菌の混入，消毒薬の混入を可能なかぎり避けよう

> 例 消毒部位に検体が触れないように採取する．

> 例 拭い液の培養提出はできるだけ避ける．
> 検体は少量しか採取できず，常在菌が混入しやすい．

> 例 血液培養は皮膚を正しく消毒し，最低2セット（**1セットずつ別々の所から**）準備する．

> 例 尿培養は可能なかぎり中間尿を用いる．

④ 検体の乾燥を避けよう
乾燥すると多くの微生物は死滅してしまいます．

(2) 保存の仕方

◎ **できるだけ早く検査室に届ける**
　特殊な処理が必要であったり，時間が経過すると検出できなくなる菌もあるため，特殊な菌を疑っていたり，再度採取することが難しい検体（術中組織や侵襲的な方法で得られた検体などのもの）の場合は，あらかじめ検査室に連絡しておくとよいでしょう．

◎ **適切な容器で適切な量を提出する**
　わからない時は迷わず検査室と相談．

◎ **すぐに検査室へ検体を届けられない場合の保存**
　常在菌が存在し得る部位からの採取（喀痰，便，尿（尿自体は無菌でも尿道には常在菌が存在し得る）など）は冷蔵，無菌の場所（血液，髄液など）は冷蔵不可，と覚えておきましょう．

> **MEMO**
> 常在菌が存在し得る検体を室温保存すると起炎菌以外の細菌の増殖を招いてしまいます．一方，冷蔵すると髄液などでは，細菌性髄膜炎の起炎菌となり得る髄膜炎菌やインフルエンザ菌が死滅してしまいます．適切な温度による保存は重要です．

基礎3　わからない相手をわかるようにするには？　培養検査とその意義

◎**嫌気性菌は適切に採取，保存されないと期待した結果は得られない**

　特に嫌気性菌を疑う場合，嫌気性菌専用容器を使用，あるいは容器（例：シリンジ）いっぱいに検体を満たします（死腔を減らし，とにかく検体が空気に触れないようにする）．

> 例　髄膜炎菌を疑っているのに検体（髄液）を冷所保存していませんか？

　Neisseria meningitidis（髄膜炎菌），*Haemophilus influenzae*（インフルエンザ菌）は冷所で急速に死滅するので特に注意！

(3) 検体提出，検査項目の指示

　検体を採取しても，どのような細菌が検出される可能性があるかを知っていなければ適切な検査の指示は出せません．

> 例　便培養にルーチンで嫌気性菌のオーダーをしていませんか？
> 　→便，排泄尿，喀痰，創部の拭い液などは嫌気的に採取するのが難しいうえに，定着菌との区別が難しいため，特定の菌を疑っている場合以外はオーダーしない．

> 例　喀痰培養でルーチンに結核菌をオーダーしていませんか？
> 　→状況に応じ適切なオーダーをする．

(4) 検査

　現在の自動化された血液培養装置では，培養陽性となるのに5日以上を要するものはほとんどありません．菌によっては通常の血液培養で陽性にならないものもあるので，その場合は，疑った菌検出用の培養容器や血清学的検査など他の方法を併用しましょう．

> **MEMO**
> 感染性心内膜炎の起炎菌の一つであるHACEK group*といわれる菌群や *Brucella* spp. は生育に時間がかかる細菌とされてきましたが，現在の自動化された血液培養装置では，ほぼ5日以内に陽性となります．
> *HACEK group → p.292のサイドメモ参照

(5) 培養検査結果の評価

これで免許皆伝！

- 採取・保存・検体提出・検査までを適切なプロセスを経て行われていますか？
- 常在菌やcontamination（コンタミネーション；汚染）と起炎菌の区別ができそうですか？
- 本当に起炎菌となり得る細菌が検出されているでしょうか？

基礎3 　わからない相手をわかるようにするには？　培養検査とその意義

2 血液培養

(1) 適応

◎菌血症を疑った時が適応です！

　熱源精査時はもちろん，敗血症が疑わしい所見を思い出して，発熱がなくても，疑わしい場合は抗菌薬投与前にすかさず検体を採取するようにしましょう．

　2液式の場合，1セットとは好気性用ボトルと嫌気性用ボトルの2本を合わせたもの（**右図**）です．

　「血液培養って別の箇所から2セットでしょ？　面倒だし，患者さんがかわいそう……」なんて思っているアナタ！　起炎菌がわからなくて適切な治療がされなかったり，治療が長引いたりするほうがもっと面倒だし患者がかわいそうですよ！

　血液培養のための血液検体は**異なる部位**から**最低2セット**採取してください．

　それはなぜか？

- 1セットのみの培養では表皮ブドウ球菌など通常コンタミネーション（汚染）とされる表皮の常在菌などが検出された場合，コンタミネーションか真の感染かの判断ができません．
- 検体の血液採取量が多いほうが，起炎菌の検出率が高くなります．
- 菌血症は間欠的にみられることもあるので，原因不明の発熱がつづく場合は，血液培養を時間をあけてくり返しましょう．

●敗血症 ☞ p.6参照

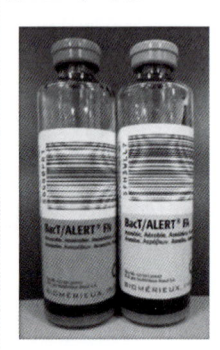

■ 血液培養ボトル
好気性（aerobic）と嫌気性（anaerobic）のコンビで1セット

(2) 採取

①血液採取する部位を中心から円を描くようにポビドンヨード液，クロルヘキシジン液などの消毒液で消毒します．

②検体を採取するときは以下のことに注意！
- 滅菌手袋を使う
- 採取局所に触れないようにする
- 指示された量を採取（通常 1 セット最低 10 mL，2 セットでは別々の箇所から 10 mL ずつ計 20 mL．可能であれば 20 mL ずつ計 40 mL）する

③ボトルの刺入部を消毒し，まず嫌気性ボトルより検体を入れます．

➡ なぜか？ 好気性ボトルより入れると次に入れる嫌気性ボトルに空気が混入し，嫌気的でなくなる可能性がある．

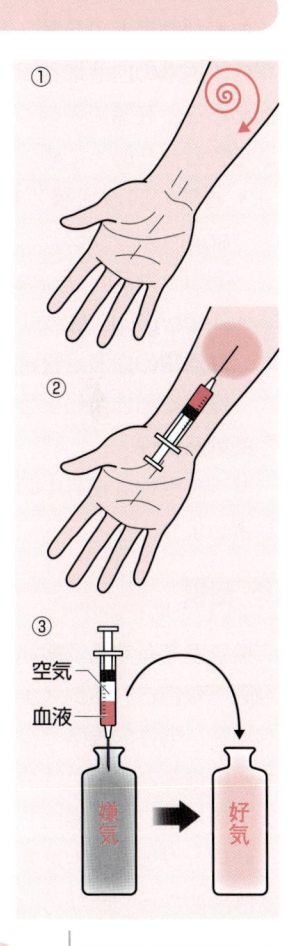

(3) 保存

採取した検体はすみやかに検査室へ提出しましょう．

(4) 検査項目の指示，注意点

◎ 嫌気性菌

嫌気性ボトルに検体を採取した場合，嫌気性菌についても検査を依頼しましょう．

> **MEMO**
> どうしても必要量が採取できない場合は好気性ボトルを優先させます．

◎真菌

免疫抑制患者の発熱などで，真菌感染を疑っている場合，通常の血液培養で検出可能な菌とそうでない菌があることを頭に入れておきましょう．真菌専用の血液培養容器もあるため，検査室に確認しましょう．

- 通常の血液培養で検出可能な真菌：*Candida* spp.（カンジダ），*Cryptococcus* spp.（クリプトコッカス），*Fusarium* spp. など．
- *Aspergillus* spp.（アスペルギルス）など糸状菌は通常の血液培養容器では検出されにくいことを覚えておきましょう．

◎薬剤感受性

薬剤感受性は投与中の薬剤があれば正しくチェックしましょう．

(5) 結果

検査室を有する一般病院では検査陽性の段階で各担当医へ報告されるシステムをもっています．このような場合，陽性の段階でグラム染色がなされ，グラム陽性，陰性などの染色性や球菌，桿菌などの形態から起炎菌を推定できる場合もあります．

特に，グラム陽性球菌ではブドウ球菌かレンサ球菌かは形態から判断が可能ですので，検査陽性の報告を受けたらグラム染色の結果も確認しましょう．

これで免許皆伝！

◎血液培養でコンタミネーション（汚染）を疑う場合

Staphylococcus epidermidis（表皮ブドウ球菌）に代表されるコアグラーゼ陰性ブドウ球菌や *Bacillus* spp. などの好気性グラム陽性桿菌は採取の際に混入した可能性を考えます（コンタミネーション；汚染）．

ただし，状況次第（カテーテル感染症や，人工関節感染症など）では，それらが起炎菌である場合もあるため，2セット両方から検出されたり，くり返し検出されるような時は特に注意します．

◎ほぼ間違いなく起炎菌を疑う場合

　黄色ブドウ球菌，A群レンサ球菌，肺炎球菌，グラム陰性桿菌，カンジダ，*Bacteroides* spp. が検出された場合は，たとえ1セットだけからの検出であっても，まずは真の感染として扱います．

3 喀痰培養

(1) 適応

気道感染，特に細菌性肺炎，肺結核，嚥下性肺炎，人工呼吸器関連性の気道感染，ニューモシスチス肺炎（特殊染色のみ）などが適応となります．

(2) 採取

できるだけ抗菌薬投与前に採取します．早朝起床後の検体が望ましいです（特に結核菌を疑う場合）．

検体に適した喀痰とは，黄色粘稠な部分を含むもので，可能であれば採取前にうがいをして口腔内の分泌物ができるだけ混じらないようにしましょう．

> **MEMO**
> ニューモシスチス肺炎は乾性咳で喀痰の排出が不良であることが多い．そのため，高張食塩水によるネブライザーなどで喀痰を採取することもあります（この場合，粘りの少ないサラサラとした喀痰であることが多いです）．

(3) 保存

採取後2時間以内に培地へ移すことが理想です．採取後2時間以上経過すると起炎菌が検出されなくなる可能性が高くなります．もし，それが不可能な場合は，起炎菌以外の細菌の増殖を防ぐため冷所保存します．ただし，*Heamophilus influezae*（インフルエンザ菌）など，冷所保存で急速に死滅する菌もあるので，あくまでもやむを得ない場合としてください．

(4) 検査項目の指示

　痰を嫌気的に採取することは困難ですので，喀痰による嫌気性菌の培養は通常行いません．嫌気性菌が起炎菌であることが多い肺膿瘍や嚥下性肺炎，膿胸などの疾患を疑った場合は直接穿刺・吸引した検体で嫌気性菌のオーダーをします．また，基礎疾患がない人の市中肺炎では真菌が起炎菌であることは稀ですから，ルーチンにはオーダーしないようにしましょう．

　結核は病歴や他の検査所見から疑われる場合にのみオーダーしましょう．

(5) 結果

　肺炎マイコプラズマやクラミドフィラ ニューモニエは通常の培養での検出は困難で，グラム染色でも染色されません．

　レジオネラは BCYE-α 寒天培地という特殊な培地が必要です．尿中抗原検査などを診断の補助に用いましょう．

これで免許皆伝！

◎起炎菌と考えられる細菌

● 市中肺炎

細菌性肺炎：*Streptococcus pneumoniae*（肺炎球菌），*Haemophilus influenzae*（インフルエンザ菌），*Klebsiella pneumoniae*（肺炎桿菌），*Staphylococcus aureus*（黄色ブドウ球菌）

嚥下性肺炎：肺炎球菌，インフルエンザ菌など上気道の常在菌の他，*Peptostreptococcus* spp.，*Fusobacterium* spp.，*Prevotella* spp. などの口腔内嫌気性菌や *Streptococcus* spp.

基礎3 わからない相手をわかるようにするには？ 培養検査とその意義

- ●院内肺炎（多くは誤嚥が関与）

　肺炎球菌の他，肺炎桿菌，*Enterobacter* spp.（エンテロバクター），*Serratia marcescens*（霊菌：セラチア菌），*Pseudomonas aeruginosa*（緑膿菌），MRSA（メチシリン耐性黄色ブドウ球菌），*Fusobacterium* spp., *Peptostreptococcus* spp. などの口腔内嫌気性菌やグラム陰性桿菌を主体とする院内感染菌です．

これで免許皆伝！

◎起炎菌とは考えにくい細菌

　緑色レンサ球菌や *Neisseria* spp. は口腔内の常在菌で，起炎菌ではありません．喀痰の培養でこれら細菌が検出された場合には，唾液を多く含んだ検体です．*Candida* spp.（カンジダ）が肺炎の起炎菌となることも稀ですし，検出された場合は定着菌を検出した可能性が高いと考えてください．

4 尿培養

(1) 適応

　前立腺炎,膀胱炎,腎盂腎炎,腎膿瘍などの尿路感染症全般が適応となります.

　尿道カテーテルの留置者は無症候性細菌尿を呈する場合が多いです.仮に,尿培養が陽性であっても下部尿路のcolonization(コロニー形成)の場合が多いことは覚えておきましょう.

● colonization ☞ 用語リスト参照

(2) 採取

　可能なかぎり中間尿を採取しましょう.
　蓄尿バッグからは採取してはいけません！
　排尿困難な場合は導尿による採取も検討しましょう.

〈手順〉
1. 外尿道口を清拭.女性は外陰部を広げるようにし,前からうしろへ清拭する.
　男性は包皮を後ろにずらして清拭する.
2. 排尿のはじめに出た尿は検体にせず,捨てます.
　その後の尿(中間尿)を検体として提出します.

MEMO
尿路結核疑いで,抗酸菌培養を考えている場合は中間尿ではなく,"はじめに"排尿された尿を採取します.

(3) 保存

　常温での放置は厳禁です.
　やむを得ず,すぐに検査室に提出できない場合は冷所保存をしましょう.

(4) 検査項目の指示

　一般尿検査，グラム染色も合わせて行うようにします．

　また，原則として嫌気性菌のオーダーはしないようにしましょう（当たり前ですよね？）．

これで免許皆伝！

◎起炎菌と考えられる細菌
- 市中感染

　Escherichia coli（大腸菌），*Klebsiella pneumoniae*（肺炎桿菌），*Proteus mirabilis*（プロテウス），*Enterococcus* spp.（腸球菌）

- 院内感染

　Escherichia coli（大腸菌），*Klebsiella pneumoniae*（肺炎桿菌），*Proteus vulgaris*（プロテウス），*Enterobacter* spp.（エンテロバクター），*Serratia marcescens*（霊菌；セラチア），*Pseudomonas aeruginosa*（緑膿菌），*Enterococcus* spp.（腸球菌），*Staphylococcus* spp.

これで免許皆伝！

◎起炎菌とは考えにくい細菌

　妊婦，泌尿器科の検査あるいは処置を行う予定の人や，尿路感染症を疑った場合以外には尿培養は行わないようにしましょう．

　複数の菌が検出された場合も，解剖学的異常がないかぎり汚染菌の可能性が高いと考えましょう．また，尿道カテーテルの留置者では colonization（コロニー形成）の菌を培養で検出することもありますし，抗菌薬投与が行われている人では培養でしばしば *Candi-*

> **MEMO**
> 余力のある人は IDSA の無症候性細菌尿のガイドラインを参照（Nicolle LE, et al. Clin Infect Dis 2005 Mar 1; 40(5): 643-654）

da spp.（カンジダ）が検出されます．外観上が，培養検査でカンジダ陽性であっても，腎盂腎炎の起炎菌となることは少なく，下部尿路のコロニー形成であることが大半ですので，安易に抗真菌薬を投与しないようにしましょう．

5 便, 腸管洗浄液培養

(1) 適応

感染性の下痢を疑った場合が適応となります．

入院3日以降に発症した下痢には便培養提出の意義は低いとされています[3]．

3) Baver TM, et al. JAMA. 2001 Jan 17 ; 285 (3): 313-319.

例外
- *Clostridium difficile* による腸炎を疑う場合→培養以外の検査方法がある．
- 病歴などから感染性の下痢症を強く疑う場合
- 免疫抑制のある場合

MEMO

便は嫌気的に採取できないばかりか，腸管内に常在菌として嫌気性菌が存在します．また，真菌も腸管内に常在するため，あえて培養検査をオーダーする意義は低いです．*Clostridium difficile*〈偽膜性腸炎 (CDI) の起炎菌となり得ます．〉嫌気性菌の培養は可能ですが，臨床的に問題となる毒素産生菌であるかどうかは区別できないため，EIA法（酵素免疫測定法）やPCR法（ポリメラーゼ連鎖反応法）などが用いられることが多いです．

(2) 採取

培養検体としては極少量で十分です．検査目的により採取方法が異なる場合もあるので検査室へ問い合わせるようにしましょう．

(3) 保存

　冷所保存が基本です．検査内容によっては採取後すぐに検査室に届けなくてはいけないものもあるので注意しましょう．

(4) 検査項目の指示

　菌同定にはそれぞれ異なる培地を用います．また，検査室によってルーチンでスクリーニングを行っている菌が異なりますから，具体的な細菌を想定してオーダーすることが必要です．

これで免許皆伝！

- *Campylobacter* spp.（カンピロバクター）：酸素 4〜6%，二酸化炭素 6〜10% で 42℃ という特殊環境が必要．
- *Vibrio* spp.（ビブリオ）：塩分濃度の高い特殊培地が必要．
- 血性便があり，志賀毒素産生菌などを疑う場合：特殊検査が必要であるので，検査室に相談のうえオーダーする．
- アメーバ赤痢など寄生虫感染を疑っている場合：検便で寄生虫検査．アメーバ赤痢は抗原検査もある．

(5) 結果

　急性腸炎のほとんどはウイルス性です．
◎**細菌性下痢症の主な起炎菌**
- **市中感染**

　Salmonella Typhimurium（ネズミチフス菌），*Salmonella* Enteritidis（腸炎菌），*Salmonella* Typhi（腸チフス），*Salmonella* Paratyphi（パラチフス菌），

Vibrio parahaemolyticus(腸炎ビブリオ), *Vibrio cholerae*(コレラ菌), *Shigella* spp.(赤痢菌属), *Escherichia coli*(病原性大腸菌, 旅行者下痢症, O-157を含む), *Campylobacter jejuni*(カンピロバクター ジェジュニ), *Campylobacter coli*(カンピロバクター コリ)など.

- 院内感染

Clostridium difficile(クロストリジウム ディフィシル)

- 寄生虫性のもの(渡航歴などをチェック)

Giardia lamblia(ランブル鞭毛虫), *Entamoeba histolytica*(アメーバ赤痢)など.

◎ 起炎菌とは考えにくい細菌

便はそもそも常在菌が多いので, **ルーチンで検査している菌以外は検査報告されないことがほとんどです**. MRSA(メチシリン耐性黄色ブドウ球菌)は *Clostridium difficile* と同様, 抗菌薬使用に関連した腸炎と関連づけられていますが, 保菌しているだけのこともありますので, 本当に起炎菌かどうかは臨床症状と合わせて注意して判断するようにしましょう.

Candida spp.(カンジダ)も抗菌薬を投与されている場合, 陽性となり得ますが, 常在菌なので腸炎の起炎菌となることは稀です.

6 腹水，胸水，深部膿瘍からの穿刺液

(1) 適応

　原因不明の腹水，胸水や肺膿瘍や深部臓器膿瘍などの穿刺液です．

(2) 採取

　胸水，腹水では細胞数，生化学検査とともに提出するので，それぞれの検査に必要な検体量や容器をあらかじめ確認しておくことが大切です．

　嫌気性菌を疑った場合は，できるだけ大気に触れないように検体を容器へ移します．嫌気性菌の検体容器は専用容器（空気より重い気体が封入されており空気が混じらないようになっている．このため，容器を逆さにしない）を用いることが望ましいです．もし，専用容器がない場合は血液培養のボトルで代用することができます．

　できるだけ直接穿刺液を培養に提出するべきですが，ドレナージチューブの排液による場合は，チューブなどに付着した菌を検出することを避けるために，チューブ挿入直後に提出しましょう．

(3) 保存

　できるだけ早急に検査室に提出します．やむを得ない場合，冷所保存とします．
　とにかく大気に触れないように注意しましょう！

(4) 検査項目の指示

膿瘍では，グラム染色でしばしば多数の細菌が認められます（膿がそもそも白血球から成るので）．
好気性菌と嫌気性菌両方の培養オーダーをしましょう．状況に応じて，結核菌の検査も行いましょう．

(5) 結果

これで免許皆伝！

◎起炎菌となり得る細菌

肺膿瘍：*Peptostreptococcus* spp.（ペプトストレプトコッカス），*Prevotella* spp.（プレボテラ），*Fusobacterium* spp.（フソバクテリウム）のような口腔内嫌気性菌．その他，*Staphylococcus aureus*（黄色ブドウ球菌），*Klebsiella pneumoniae*（肺炎桿菌），*Streptococcus* spp.（レンサ球菌）など．

膿胸：肺炎の起炎菌となる *Streptococcus pneumoniae*（肺炎球菌），*Haemophilus influenzae*（インフルエンザ菌），肺炎桿菌，黄色ブドウ球菌の他，*Streptococcus* spp.（レンサ球菌），嫌気性菌（*Peptostreptococcus* spp., *Prevotella* spp., *Fusobacterium* spp., *Bacteroides* spp.；バクテロイデス）．

腹膜炎（二次性）：*Escherichia coli*（大腸菌），肺炎桿菌，*Proteus mirabilis*（プロテウス ミラビリス），*Enterobacter* spp., *Enterococcus* spp., *Bacteroides* spp.

化膿性肝膿瘍：*Escherichia coli*（大腸菌），肺炎桿菌，*Streptococcus* spp.（特に *anginosus*），*Enterococcus* spp.（腸球菌），*Bacteroides* spp.

7 髄液

(1) 適応

髄膜炎，脳膿瘍などの感染症が疑われた場合．

ただし，脳内占拠性病変がある場合には頭蓋内圧が亢進していることが予想され，その場合，採取は避けます．

(2) 採取

皮膚常在菌の混入を防ぐため，皮膚の消毒範囲は広く丁寧に行います．また，1本目の検体は皮膚常在菌の混入のリスクが最も高いため，**培養検査には2本目を提出します**．

検査項目によっては（細胞診，抗酸菌など），量が多く必要なこともあるので，採取すべき検体量を確認しましょう．

通常1〜10 mL程度を採取します．

(3) 保存

できるだけ早く検査室へ提出しましょう．

細菌性髄膜炎の起炎菌の一つである，*Neisseria meningitidis*（髄膜炎菌）が低温で死滅するため，培養に提出する検体の冷蔵保存はしないようにします．

(4) 検査の項目

髄液は無菌なので，グラム染色で白血球の数を確認するだけでも意義があります．

髄膜炎では遠心後の沈渣で鏡検しましょう．

培養検査では嫌気性菌のオーダーはしない！ 髄膜炎などは培養結果を待たず，治療を開始することが重要です！ オーダー時には抗菌薬の感受性検査も忘れないようにしましょう．

(5) 結果

これで免許皆伝！

◎起炎菌と考えられる細菌（主に細菌性髄膜炎）

● 市中感染

Streptococcus pneumoniae（肺炎球菌），*Haemophilus influenzae*（インフルエンザ菌），*Staphylococcus aureus*（黄色ブドウ球菌），*Neisseria meningitidis*（髄膜炎菌），Group B *Streptococcus*（B群レンサ球菌），*Listeria monocytogenes*（リステリア菌）

● 院内感染：脳室ドレナージ後などに起きる．

黄色ブドウ球菌，Coagulase-negative *Staphylococcus* spp.（CNS；コアグラーゼ陰性ブドウ球菌），*Pseudomonas aeruginosa*（緑膿菌）など．

8 中心静脈カテーテルなどの先端部培養

(1) 適応

　カテーテル感染を強く疑う場合に適応となります．
　カテーテル抜去時にルーチンで行わないようにしましょう．

(2) 採取

　ロールプレート法などの先端部培養では培地上にカテーテルの先端部を転がし培養するので，採取する先端部の長さは少なくとも 3～5 cm（目安は 5 cm）．採取時は清潔操作で行うように注意しましょう．

(3) 保存

　検体採取後はすみやかに検査室に提出するのが原則です．
　やむを得ない場合は冷所保存にしましょう．カテーテル先端部は非常に乾燥しやすいため採取時の扱いには注意してください．

(4) 検査項目の指示

　グラム染色は困難です．また，嫌気的に採取できないので嫌気性菌はオーダーしないようにしましょう．

> **MEMO**
> 嫌気性菌が起炎菌となることは稀です．

(5) 結果

これで免許皆伝！

◎起炎菌と考えられる細菌

　Staphylococcus epidermidis（表皮ブドウ球菌），*Staphylococcus aureus*（黄色ブドウ球菌），*Enterococcus* spp.（腸球菌），*Pseudomonas aeruginosa*（緑膿菌），*Serratia marcescens*（霊菌；セラチア），*Escherichia coli*（大腸菌），*Candida* spp.（カンジダ）

　グラム陽性球菌である表皮ブドウ球菌，黄色ブドウ球菌が主体です．時にカンジダやグラム陰性桿菌が認められることがあります．

これで免許皆伝！

◎起炎菌とは考えにくい細菌

　Staphylococcus epidermidis（表皮ブドウ球菌）は表皮に常在しており，colonization（コロニー形成）または，contamination（汚染）である可能性も考慮しましょう．

　発熱がある場合，血液培養と一致するかどうかや，検査をロールプレート法で行った場合，15 colony-forming units（CFU）以上で陽性になった場合なども，真の感染を疑う手がかりとなります[4]．もし，わからないことがあったら迷わず検査室に相談しましょう．

[4] IDSAのカテーテル感染のガイドライン（Menmel LA, et al. Clin Infect Dis 2009 Jun 1；49（1）：1-45）参照．

9 胃液

(1) 適応

　肺結核を疑う場合に適応となります．
　喀痰が喀出不良の場合でも胃液塗抹・培養で抗酸菌が陽性になることもあり，結核を疑って喀痰排出がうまくできない場合に検討しましょう．

(2) 採取

　早朝空腹時，胃チューブより胃液を 10〜20 mL 程度採取します．
　夜間に喀痰を飲み込んでいることが多いので，早朝採取することで検出率が高くなります．

(3) 保存

　室温放置すると胃液自体の消化酵素で細菌が死滅するので，早期に培地へ移します．

(4) 検査項目の指示

　抗酸菌染色および培養を行います．

(5) 結果

　塗抹検査で陽性でなければ培養検査の結果を待つことになります．
　抗酸菌は結核菌のみではないので，塗抹陽性でも，非定型抗酸菌も鑑別に入れましょう．

> **MEMO**
> 最近は核酸増幅検査が用いられることもあります．

基礎3　わからない相手をわかるようにするには？　培養検査とその意義

10 咽頭粘液などスワブで採取する検体

(1) 適応

　扁桃腺炎，扁桃周囲膿瘍，浸出性咽頭炎などの口腔咽頭の炎症など．
　皮膚軟部組織感染や中耳炎などでは，拭い液採取は避けるようにしてください*．

＊☞p.53参照

(2) 採取

　できるだけ穿刺吸引液，組織検体を提出します．やむを得ない場合には，できるかぎり浸出液の多い部位，創部の深部から採取しましょう．

(3) 保存

　すみやかに検査室に提出します．すぐに提出できない場合は冷所保存をしましょう．検査内容に適した綿棒・容器を使用しましょう．
　ただし，Neisseria gonorrhoeae（淋菌）を疑う場合は冷所保存はしないでください*．

＊☞p.53参照

(4) 検査の項目

　グラム染色困難な場合もあります．浸出液の性状にもよるので注意しましょう．また，嫌気的には採取できないので好気性菌のみの検査となります．

(5) 結果

　粘膜などの表面から採取するので常在菌混入の頻度

は高いと覚えておきましょう．
　必ずしも，起炎菌が培養されているとは限らないので，採取した部位から起炎菌を推定することが大切です．

> **MEMO**
> 例：細菌性扁桃腺炎では，A群レンサ球菌（Group A *Streptococcus*）が主な起炎菌．インフルエンザ菌，肺炎球菌，黄色ブドウ球菌が咽頭炎の起炎菌となることはほとんどありません．

| 参考文献 | 1. Mandell GL, Bennett JE and Dolin R. Mandell, Douglas, and Bennett's Principles and practice of infectious diseases, 7th ed. Churchill Livingstone, 2010.
2. McPherson RA, and Pincus MR: Henry's clinical diagnosis and management by Laboratory Methods, 22nd ed. Saunders, 2011.
3. Baron EJ. et al. A guide to utilization of the microbiology laboratory for diagnosis of infectious diseases: 2013 recommendations by the Infectious Diseases Society of America (IDSA) and the American Society for Microbiology (ASM). Clini Infect Dis. 2013 Ang; 57 (4): e22-121.
（上記以外は文中に記載） |

挑戦!! シナリオトレーニングと知識整理

問題①

血液培養の検体ボトルは好気性および嫌気性の2種類に分かれている．血液を採取しましたが，まずどちらから注入すべきでしょうか？

問題②

患者の便の検体を培養に提出しようとしたあなたは，腸管内には嫌気性菌が含まれるため嫌気性菌の検出のオーダーを行った．しかしなぜか培養されていなかった．なぜでしょうか？

問題③

熱が出た患者から血液培養を1セット採取したら，表皮ブドウ球菌が検出された．

これってコンタミネーション（汚染菌）？

解説①

2液式の培養ボトルの場合，空気がボトル内に混入しないように嫌気性ボトルから注入します（詳細は本文参照）．

解説②

検体自体が嫌気的に採取できないものであり，便培養では嫌気性菌の培養は不適当です．

解説③

血液培養から表皮ブドウ球菌が検出された場合，表皮の常在菌の検出によるコンタミネーションであることが多いですが，場合によっては（人工関節や，人工弁などの人工物の感染を疑う場合，カテーテルによる血流感染を疑う場合），真の感染であることもあります．何セット陽性か，どれだけ早く培養が陽性になったか，などが参考になりますが，このような状況を防ぐためにも血液培養は異なる部位から必ず2セット採取します．

基礎 **4**

より深く相手を理解する
各種細菌の基礎知識

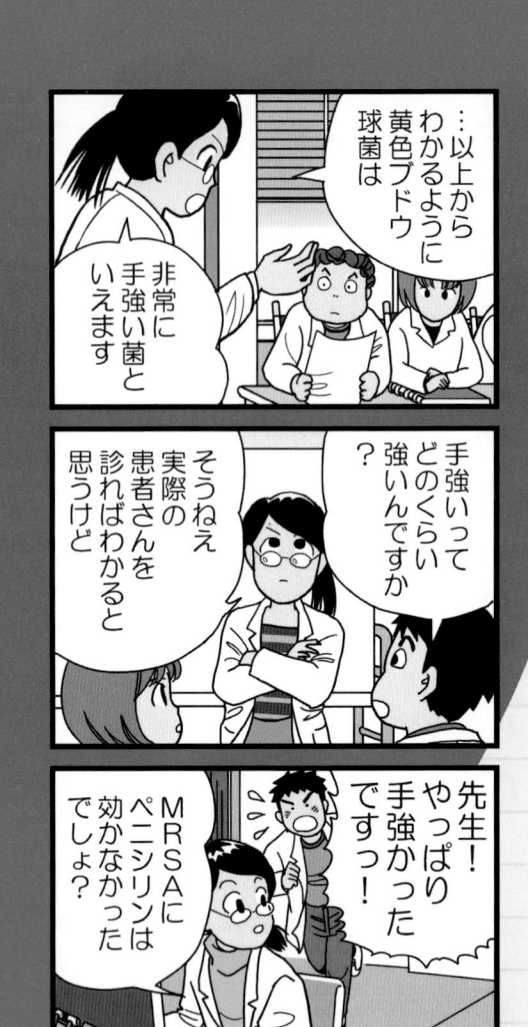

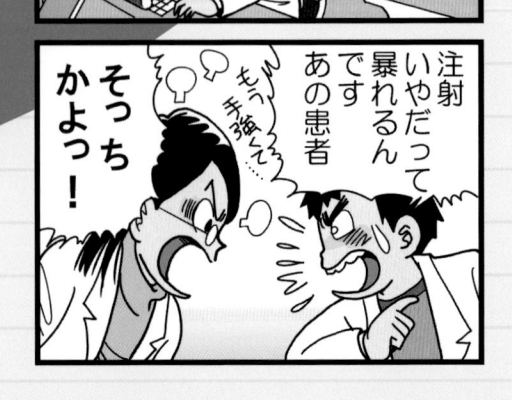

これが基本！

- グラム染色によって大きくグラム陽性，陰性，球菌，桿菌の4種類に大別されます
- 常在する臓器，感染臓器を知ることで各種細菌の性格を理解しましょう
- 話題になることの多い耐性菌について理解しましょう
- 細菌の種類に応じて想起する抗菌薬が異なることを理解しましょう
- 培養結果の細菌がどんな細菌かを理解しましょう

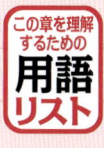

この章を理解するための用語リスト

◎ empiric therapy（経験的治療）
予測される感染症に対して，想定されるすべての起炎菌をカバーするような抗菌薬を感染巣や患者の状態をもとに選択し，行う治療をいいます．

◎ 耐性化（＝耐性獲得）
もともとある種の細菌に感受性を持っていた抗菌薬が，細菌のなんらかの防御メカニズムにより効果を持たなくなること，もしくは，効果の発現のために，より大量の抗菌薬を必要とすることをいいます．

◎ 芽胞
ある種の細菌が作ることのできる，温度や外的因子に対する防御構造をいいます．芽胞は一般的な消毒薬で不活化させることは難しく，失活させるにはガス滅菌などの十分な滅菌処理が必要です．芽胞形成菌の代表は，破傷風菌やボツリヌス菌，炭疽菌などです．

◎ 飛沫感染
病原微生物が空気中に飛散することで，皮膚や呼吸器系を介して感染することをいいます．主に，感染者の咳などから感染します．

◎ 糞口感染
感染者の糞便に接触，または接触した手や汚染した水や食物を介して感染することをいいます．

◎ 母子感染
母体が感染していたことによって引き起こされる，胎内感染，産道感染，出産後の経母乳感染などを指します．B型肝炎や先天性風疹症候群が有名です．

基礎4 より深く相手を理解する 各種細菌の基礎知識

主な細菌の分類

★印：腸内細菌科

① グラム陽性球菌
- ❶ *Streptococcus* spp.（レンサ球菌）[☞p.84]
- ❷ *Streptococcus pneumoniae*（肺炎球菌）[☞p.86]
- コラム PRSP，PISP（ペニシリン耐性肺炎球菌）[☞p.87]
- コラム 脾臓摘出後の患者 [☞p.88]
- ❸ *Staphylococcus aureus*（黄色ブドウ球菌）[☞p.88]
- コラム Dテスト [☞p.91]
- ❹ *Enterococcus faecalis*，*Enterococcus faecium*（腸球菌）[☞p.92]
- コラム VRE（バンコマイシン耐性腸球菌）[☞p.93]
- コラム VRSA（バンコマイシン耐性黄色ブドウ球菌）[☞p.93]

② グラム陽性桿菌
- ❶ *Corynebacterium* spp.（コリネバクテリウム属）[☞p.94]
- ❷ *Listeria monocytogenes*（リステリア菌）[☞p.95]

③ グラム陰性球菌
- ❶ *Neisseria meningitidis*（髄膜炎菌），*Neisseria gonorrhoeae*（淋菌）[☞p.96]
- ❷ *Moraxella catarrhalis*（モラキセラ カタラーリス）[☞p.97]

④ グラム陰性桿菌
- ★❶ *Escherichia coli*（大腸菌）[☞p.98]
- ★❷ *Klebsiella pneumoniae*（肺炎桿菌），*Klebsiella oxytoca*（クレブシエラ オキシトカ）[☞p.100]
- コラム ESBL（Extended-spectrum β-lactamase）[☞p.101]
- ★❸ *Enterobacter cloacae*，*Enterobacter aerogenes*（エンテロバクター）[☞p.101]
- コラム SPACEとは？ 誘導性染色体型 AmpC を持つ細菌たち [☞p.102]
- ★❹ *Proteus mirabilis*，*Proteus vulgaris*（プロテウス）[☞p.103]
- ★❺ *Salmonella enterica* serotype Typhi（腸チフス菌），*Salmonella enterica* serotype Paratyphi（パラチフス菌）[☞p.103]
- ★❻ *Shigella dysenteriae*（赤痢菌）[☞p.105]
- ★❼ *Serratia marcescens*（セラチア菌；霊菌）[☞p.105]
- ★❽ *Yersinia enterocolitica*（エルシニア エンテロコリチカ），*Yersinia pestis*（ペスト菌）[☞p.106]
- ★❾ *Citrobacter freundii*（シトロバクター フレウンディー）[☞p.107]
- ❿ *Haemophilus influenzae*（インフルエンザ菌）[☞p.108]
- コラム BLNAR（βラクタマーゼ非産生性アンピシリン耐性インフルエンザ菌）[☞p.109]
- ⓫ *Pseudomonas aeruginosa*（緑膿菌）[☞p.110]

		⑫ *Vibrio cholerae*（コレラ菌），*Vibrio parahaemolyticus*（腸炎ビブリオ），*Vibrio vulnificus*（ビブリオ バルニフィカス）[☛p.111]
		⑬ *Acinetobacter* spp.（アシネトバクター属）[☛p.112]
		コラム 抗菌薬が効かない！ カルバペネマーゼとは？[☛p.113]
		⑭ *Pasteurella multocida*（パスツレラ菌）[☛p.114]
		⑮ *Stenotrophomonas maltophilia*（ステノトロフォモナス マルトフィリア）[☛p.115]
		⑯ *Burkholderia cepacia*（バークホルデリア セパシア）[☛p.116]
⑤ 嫌気性菌		❶ *Clostridium* spp.（クロストリジウム属）[☛p.117]
		❷ *Peptostreptococcus* spp.（ペプトストレプトコッカス属）[☛p.118]
		❸ *Bacteroides fragilis*（バクテロイデス フラジリス）[☛p.119]
⑥ その他の記憶すべき細菌		❶ Spirochete（スピロヘータ・らせん状桿菌）[☛p.120]（*Treponema pallidum*：梅毒トレポネーマ，*Borrelia burgdorferi*：ライム病ボレリア，*Leptospira interrogans*：レプトスピラ インテロガンス）[☛p.120]
		❷ *Mycoplasma pneumoniae*（肺炎マイコプラズマ）[☛p.123]
		コラム 歩く肺炎⁉ Walking pneumonia とは？[☛p.124]
		❸ *Chlamydophila pneumoniae*（クラミドフィラ ニューモニエ），*Chlamydophila psittaci*（オウム病クラミジア），*Chlamydia trachomatis*（クラミジア トラコマチス）[☛p.124]
		❹ *Legionella pneumophila*（レジオネラ ニューモフィラ）[☛p.126]
		❺ *Helicobacter pylori*（ヘリコバクター ピロリ）[☛p.127]
		❻ *Campylobacter jejuni*（カンピロバクター ジェジュニ）[☛p.128]
		❼ *Mycobacterium tuberculosis*（結核菌），*Mycobacterium leprae*（らい菌），*Mycobacterium avium* complex（非定型抗酸菌の一種，いわゆる MAC）[☛p.129]
		コラム 潜在性結核の検査〜ツベルクリン反応と QFT 検査[☛p.134]
⑦ 真菌		❶ *Aspergillus fumigatus*（アスペルギルス フミガタス）[☛p.136]
		❷ *Candida* spp.（カンジダ属）[☛p.138]
		コラム Germ Tube Test（ジャームチューブテスト；発芽管形成試験）[☛p.141]
		コラム 真菌感染におけるアムホテリシン B（AMPH-B）とフルコナゾール（FLCZ）およびミカファンギン（MCFG）の感受性の違いについて[☛p.142]

基礎4 より深く相手を理解する 各種細菌の基礎知識

① グラム陽性球菌

特徴▶ 臨床上最も遭遇する機会の多い細菌群です．しかし，病原性という点で臨床上問題になる細菌は限られています．以下に挙げる細菌はグラム染色で鑑別が十分可能です．

❶ *Streptococcus* spp.（レンサ球菌）

▌概説

グラム染色では直線状にみえます（レンサ球菌の名前の由来にもなっています）．さまざまな分類方法が考案された結果，「A群β溶連菌」「B群溶連菌」などアルファベットが入り交じってわかりにくいかもしれませんが，現在レンサ球菌の分類に用いられているのは以下の2つが主流です．

- **Lancefield 分類**：レンサ球菌はその抗原性での分類である Lancefield 分類によって分類され，ローマ字の大文字（A群，B群，C群など）で表記されます．もともとは病原性の高いβ溶血（以下参照）を示すレンサ球菌の分類を目的として使われはじめ，現在ではA～H, K～V群まであるとされています．中には Lancefield 分類にはあてはまらないものもあります．
- **溶血性**：血液寒天培地上の溶血パターンによりα～γに分類されています．
    - α溶血：コロニー周囲が不完全な緑色の溶血（緑色レンサ球菌の由来，**右図**）
    - β溶血：コロニー周囲が無色な完全な溶血
    - γ溶血：溶血を認めない

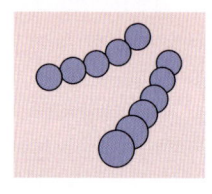

▶*Streptococcus* spp.（レンサ球菌）のグラム染色
☞p.41

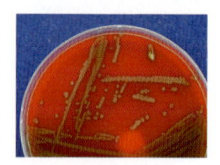

■ α溶血性の *Streptococcus pneumoniae* の写真
（エモリー大学 Jeanette Guarner 氏，Eileen Burd 氏，Colleen Kraft 氏のご厚意による）

1 グラム陽性球菌 [基礎]

■ Lancefield 分類と溶血性による分類例と代表的な菌

Lancefield	菌種	溶血性
A 群	Streptococcus pyogenes（A 群 β 溶血性レンサ球菌（溶連菌），化膿性レンサ球菌）	β
B 群	Streptococcus agalactiae	β, γ
C 群	Streptococcus equisimilis	β
D 群	Streptococcus bovis	γ

* Streptococcus pneumoniae（肺炎球菌）は Lancefield の分類では分類できないが溶血性は α 溶血を示す．
* 例）A 群 β 溶連菌とは Lancefield の分類上，A 群で溶血性が β 溶血であるということ．

> **MEMO**
> 左表のように，Lancefield 分類と溶血性は 1 対 1 ではなく，Lancefield 分類では分類できないものもあります．

常在する臓器

- *Streptococcus pyogenes*（A 群 β 溶連菌）：咽頭に保菌していることもあります．
- *Streptococcus agalactiae*（B 群溶連菌）：女性性器や下部消化管にみられることがあります．
- *Streptococcus bovis*：消化管内に認めます．
- Viridans streptococci（緑色レンサ球菌）：*Streptococcus mutans*, *Streptococcus sanguis* など．上気道，女性性器，消化管などにみられますが，特に口腔内に多くみられます．感染性心内膜炎の起炎菌としても知られています．

> **MEMO**
> Viridans streptococci は菌の名前ではなく，一定の特徴を持った菌の総称のため，イタリック体では表示されません．α 溶血を示すものが多いので「緑色」レンサ球菌と総称されます．Lancefield 分類による分類ができないものも多くみられます．

主な感染臓器と感染症

これで免許皆伝！

- A 群 β 溶連菌（*Streptococcus pyogenes*）：上気道炎，扁桃腺炎，リウマチ熱，蜂窩織炎．
  時に劇症溶連菌感染を起こす，いわゆる"人食いバクテリア"です．
- D 群（*Streptococcus bovis* group）：感染性心内膜炎．

> **MEMO**
> *Streptococcus bovis*（その中でも特に biotype I．これらは *Streptococcus gallolyticus* と命名）による感染性心内膜炎は大腸がんとの関係が示唆されています．

4 レンサ球菌

基礎4　より深く相手を理解する　各種細菌の基礎知識

- **緑色レンサ球菌（Viridans streptococci）**：感染性心内膜炎，菌血症．*Streptococcus mutans* は，う歯の起炎菌として有名．

抗菌薬は何を選択するか？

Streptococcus spp. では，通常ペニシリン系抗菌薬が第一選択です．

❷ *Streptococcus pneumoniae*（肺炎球菌）

概説

α溶血性を示し，グラム染色上は双球菌の形態を示します．病原性も強く肺炎以外にも中耳炎，副鼻腔炎，髄膜炎などさまざまな臓器へ感染します．また，最近ではペニシリン耐性を示す PRSP（**COLUMN** 参照）が臨床上重要になっています．

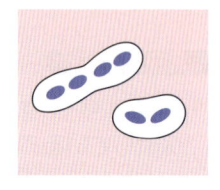

▶*Streptococcus pneumoniae*（肺炎球菌）のグラム染色 ☞p.41

常在する臓器

鼻咽喉頭

主な感染臓器と感染症

肺炎，髄膜炎，中耳炎，副鼻腔炎，結膜炎，脾臓摘出後の菌血症

抗菌薬は何を選択するか？

かつてはペニシリン系が第一選択でしたが，ペニシリン耐性菌（PRSP，PISP）の出現によって髄膜炎や敗血症のように侵襲性と重症度の高い感染症では確実に耐性菌をカバーできるように empiric therapy（エンピリック治療）に第三世代セフェム，バンコマイシン，カルバペネム系を使用することがあります（細菌性髄膜炎のエンピリック治療でセフトリアキソンとバンコマイシンを使うのはそのためです）．軽症の市中肺炎や中耳炎や副鼻腔炎などの外来治療に用いる経口薬ではアモキシシリン，マクロライド系，ニューキノ

- empiric therapy ☞「臨床1 戦う相手をよく知ろう！各感染症への基本的アプローチ」参照
- セフトリアキソン ☞p.167
- バンコマイシン ☞p.199

ロン系（レボフロキサシンなど，いわゆるレスピラトリーキノロン），テトラサイクリン系などですが，最近はこれらへの耐性も問題となっています.

> **MEMO**
> 小児の中耳炎でアモキシシリンの量が大事なのは，このためです
> ☞p.238参照.

COLUMN

PRSP, PISP（ペニシリン耐性肺炎球菌）

1967年にオーストラリアで初めてペニシリン耐性肺炎球菌の報告がされて以来，世界的に蔓延し，本邦でも現在肺炎球菌の分離頻度の半数程度はPRSPとPISPです．米国CLSI（Clinical Laboratory Standards Institute）ではペニシリンGに対するMIC（☞p.148参照）に応じてPISP (Penicillin intermediate *Streptococcus pneumoniae*), PRSP (Penicillin resistant *Streptococcus pneumoniae*) の分類をしていますが，2008年に改訂があり，髄膜炎と非髄膜炎，経口治療と静注療法に応じて基準（ブレイクポイント）が異なるようになりました．これは，抗菌薬の髄液移行性，患者の予後などを考慮した変更です（参考文献：Weinstein MP, et al. Rational for revised Penicillin Susceptibility Breakpoints versus Streptococcus pneumoniae: coping with antimicrobial susceptibility in an era of resistance. Clin Infect Dis. 2009 48 (11) : 1596-1600.）.

従来：

≦ 0.06 µg/mL：PSSP (Penicillin sensitive)

0.125〜1 µg/mL：PISP (Penicillin intermediate)

≧ 2 µg/mL：PRSP (Penicillin resistant)

2008年の改訂：

①髄膜炎，静注ペニシリン

≦ 0.06 µg/mL：PSSP (Penicillin sensitive)

PISP (Penicillin intermediate) はなし

≧ 0.12 µg/mL：PRSP (Penicillin resistant)

②非髄膜炎，静注ペニシリン

≦ 2 µg/mL：PSSP (Penicillin sensitive)

4 µg/mL：PISP (Penicillin intermediate)

≧ 8 µg/mL：PRSP (Penicillin resistant)

③非髄膜炎，経口ペニシリン

≦ 0.06 µg/mL：PSSP (Penicillin sensitive)

0.12〜1 µg/mL：PISP (Penicillin intermediate)

≧ 2 µg/mL：PRSP (Penicillin resistant)

基礎4　より深く相手を理解する　各種細菌の基礎知識

例：
1. 肺炎
　ペニシリン高度耐性でなければペニシリン大量投与で良好な効果が期待でき，セフォタキシム，セフトリアキソン，カルバペネム系，ニューキノロン系なども有効です．

2. 髄膜炎
　髄膜炎の場合，2008年の改訂でPISPの分類がなくなっています．ペニシリン感受性でない場合はペニシリン大量投与を行っても不十分であり，以下を考慮し投与します．

- セフォタキシム，セフトリアキソン，カルバペネム系に感受性が良好である場合，単独大量投与を行います．
- セフォタキシム，セフトリアキソンに中等度耐性の場合はセフトリアキソンにバンコマイシンを併用します．

→よって，まだ起炎菌がわからない細菌性髄膜炎の場合，第三世代セフェム＋バンコマイシンを用いることが多いのです．

COLUMN

脾臓摘出後の患者

　脾臓は免疫機能に関わる臓器であるため，病気，外傷によって脾臓が摘出された患者では，感染を起こしやすくなります．特に莢膜を持つ細菌である，*Streptococcus pneumoniae*（肺炎球菌），*Haemophilus influenzae*（インフルエンザ菌），*Neisseria meningitidis*（髄膜炎菌）によるものが有名で，ワクチンによる予防が大事です！

❸ *Staphylococcus aureus*（黄色ブドウ球菌）

■概説

　Staphylococcus spp.（ブドウ球菌）はグラム染色でグラム陽性球菌がブドウの房状に並んでいることに由来しますが，コアグラーゼテストで大きく2つに分類されます．

❶ コアグラーゼ陽性
- *Staphylococcus aureus*（黄色ブドウ球菌）

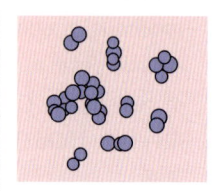

▶ブドウ球菌のグラム染色像☞p.40

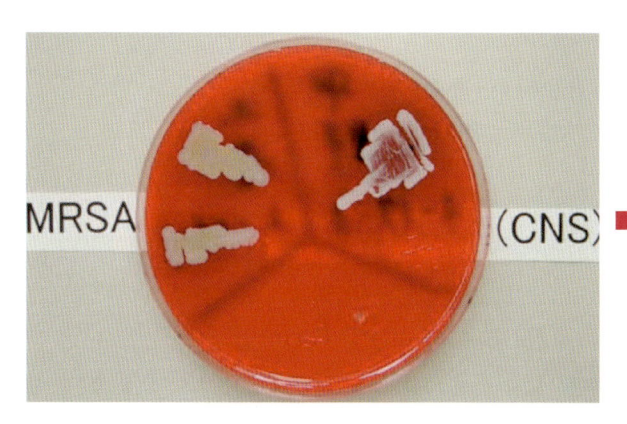

培地上の黄色ブドウ球菌（MRSA）とコアグラーゼ陰性ブドウ球菌（CNS）
黄色ブドウ球菌（左）は表皮ブドウ球菌（右）に比べ黄色なのがわかる

　黄色ブドウ球菌は病原性が強く，市中感染，院内感染ともに重要な起炎菌となります．エンテロトキシン（菌体外毒素）により急性腸炎やtoxic shock syndromeなど特徴的な感染症の起炎菌ともなり得ます．また，いろいろな組織に「くっつきやすい」特徴があるため，黄色ブドウ球菌の菌血症の場合は，特に注意した扱いが必要です．

❷ コアグラーゼ陰性
- *Staphylococcus epidermidis*（表皮ブドウ球菌）など

　コアグラーゼ陰性ブドウ球菌（CNS）は黄色ブドウ球菌に比べて一般に弱毒菌です．しかし，病原性は低いものの（もちろん，例外もあります），人工物にバイオフィルムを形成することから，人工物やカテーテル関連感染症（人工弁患者の感染性心内膜炎，血管内カテーテル感染，脳室ドレナージ感染，人工関節感染など）で問題となることが多いのが特徴です．

▌常在する臓器

　Staphylococcus aureus（黄色ブドウ球菌）は鼻腔や皮膚に（健康な人の鼻腔の約30％），*Staphylococcus epidermidis*は主に表皮にみられます．

基礎4 より深く相手を理解する 各種細菌の基礎知識

■ 主な感染臓器と感染症

- **皮膚感染症**：蜂窩織炎，創部感染，膿瘍，癤，毛嚢炎
- 感染性心内膜炎，肺炎，骨髄炎，敗血症，血管内カテーテル感染
- **毒素によるもの**：Staphylococcal Scalded Skin Syndrome（SSSS，ブドウ球菌熱傷様皮膚症候群），toxic shock syndrome（TSS），急性腸炎（毒素は熱に強いので，食中毒の原因となる）など

■ 抗菌薬は何を選択するか？

これで免許皆伝！

　感染症の種類（軽度の皮膚・軟部組織感染症か，あるいは敗血症，心内膜炎などの侵襲性感染症か，など），と MRSA（メチシリン耐性黄色ブドウ球菌）か非 MRSA かどうかによって抗菌薬の選択が変わります．

◎**原則その1：中途半端に治療しない！**

　敗血症，心内膜炎，骨髄炎など侵襲性の高い感染症は *Stapylococcus aureus*（黄色ブドウ球菌）に対して殺菌作用のある抗菌薬が第一選択となります．十分量を十分な期間投与すること！

◎**原則その2：MSSA には MSSA に合った抗菌薬を！**

　MSSA*の菌血症では黄色ブドウ球菌用ペニシリン，第一世代セフェムが第一選択となります．静注薬の例では，日本ではアンピシリンとの合剤で存在するクロキサシリンが今のところ入手できるブドウ球菌用ペニシリンです．第一世代セフェムではセファゾリンがあります．

◎**原則その3：バンコマイシンがベストではない！**

　黄色ブドウ球菌に対する抗菌力においてバンコマイシンのほうがクロキサシリンやセファゾリンよりもすぐれているわけではありません．MRSA では耐性のために MSSA の第一選択薬が使えないため，やむを

● 敗血症 ☞ p.6参照

📝 MEMO

MRSA（メチシリン耐性黄色ブドウ球菌）はメチシリンに代表されるβラクタム系薬のほとんどに耐性を持つ黄色ブドウ球菌です．ペニシリンの項に記したように（☞p.155），ペニシリン系の抗菌薬はペニシリン結合蛋白（PBP）という，細胞壁合成に関わる酵素に結合することで抗菌力を発揮します．MRSA は mecA という遺伝子の獲得によって PBP2a という新しいペニシリン結合蛋白を持ちます．PBP2a にはβラクタム系薬が結合しにくいことから，その耐性メカニズムが説明できます．

● 殺菌性 ☞ p.150参照

＊メチシリン感受性黄色ブドウ球菌

得ずバンコマイシンが選択されています．最近では，ダプトマイシンもありますが，適応と使用量には注意が必要です．

> **例** 軽症の皮膚・軟部組織感染などは経口薬による外来治療も可能（範囲が限局しているもの）．
> - MSSA
>   ➡ セファレキシン，アモキシシリン/クラブラン酸，など
> - MRSA（市中型の MRSA；CA-MRSA）
>   ➡ クリンダマイシン，テトラサイクリン系薬，ST 合剤，リネゾリドなど（クリンダマイシンに関しては COLUMN の D テスト参照）．

MEMO
特に左心系の感染性心内膜炎では，ダプトマイシンの有効性は証明されていません（Fowler VG Jr, et al. N Engl J Med. 2006 Aug 17; 355(7): 653-665.）．

COLUMN

Dテスト

クリンダマイシンは一部のMRSA（特にA-MRSA）を含め，黄色ブドウ球菌に活性がありますが，中にはクリンダマイシンの治療中に耐性が誘導され，MLS$_B$誘導性耐性を持っているものが知られています．これは，マクロライド系耐性の黄色ブドウ球菌が一見クリンダマイシン感受性に見えても，治療中にクリンダマイシンの耐性が誘導されるというものです．これを見極めるために行われるのがDテストです．通常クリンダマイシンに感受性のある菌の場合，クリンダマイシンを含んだディスクを細菌叢に置くとクリンダマイシンのまわりには円形の阻止円ができますが，

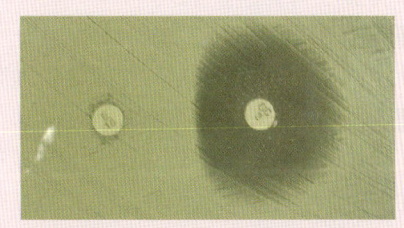

写真は Holland TL, et al. Antibacterial Susceptibility Testing in the Clinical Laboratory. Infect Dis Clin North Am. 2009 23 (4): 757-790 より許諾転載

MLS$_B$誘導性耐性を持ったものの場合，耐性のエリスロマイシン側の阻止円が小さくなって"D"の形にみえます．この場合は治療にクリンダマイシンを用いてはいけません．エリスロマイシン耐性の黄色ブドウ球菌の場合には，クリンダマイシン感受性でも注意を！

基礎4 より深く相手を理解する 各種細菌の基礎知識

　リファンピシンは MRSA に対して殺菌性の抗菌作用を持っていますが，単剤使用では耐性化しやすく，単剤使用は避けるべきです．その一方で，バイオフィルムへの浸透にすぐれるため，人工物感染の場合に併用されることがあります．

❹ *Enterococcus* spp.（腸球菌）

概説
　Streptococcus spp. のうち，Lancefield の分類上，D 群の一部を *Enterococcus* spp.（腸球菌）として独立させています．臨床上，遭遇する機会が多いのは *Enterococcus faecalis* です．*Enterococcus faecium* は VRE（バンコマイシン耐性腸球菌）（**COLUMN** 参照）との関連があります．

常在する臓器
　腸管内，口腔内，膣内

主な感染臓器と感染症
　尿路感染，胆道系感染，感染性心内膜炎

抗菌薬は何を選択するか？
　ペニシリン系抗菌薬，特にアンピシリン（ABPC）に感受性がある場合は第一選択になります．ただし，ペニシリン系抗菌薬だけでは腸球菌に対して殺菌性に作用せず，感染性心内膜炎では単剤治療で不成功になることが知られています．アンピシリンとアミノグリコシド系抗菌薬を組み合わせると殺菌性になり抗菌力が増します．感染性心内膜炎や髄膜炎の治療など，殺菌性抗菌薬の治療が必要な場合で用いられます．セフェム系は効かないことはよく覚えておきましょう！

●感染性心内膜炎 ☞p.291 参照

COLUMN

VRE（バンコマイシン耐性腸球菌）

　VREはバンコマイシンに耐性獲得した腸球菌を指し，いくつかの型が知られていますが，臨床的にはvanA，vanBによるもの（特にvanA）が大半です．耐性機序はグリコペプチド系抗菌薬のターゲットである細胞壁の構成要素が変化してしまうことによります（p.198参照）．VREは腸球菌による感染症の30%を占め，そのうち *Enterococcus faecium* によるものが80〜90%といわれています．

　VREの問題点はバンコマイシンに耐性というだけではなく，一般的に腸球菌に有効とされるアンピシリンやゲンタマイシンにも**耐性化**し，多剤耐性であることが多いです．

　VREを体内に保菌していると感染症を起こすリスクが高く，院内感染，特に免疫抑制のある患者での感染が問題となります．

COLUMN

VRSA（バンコマイシン耐性黄色ブドウ球菌）

　2006年に改訂された米国のCLSI（Clinical and Laboratory Standards Institute）の基準では，MIC*>16 μg/mLがVRSAとされていますが，バンコマイシンなどグリコペプチド系抗菌薬がターゲットとする細胞壁の構成要素の組成（p.198参照）が変わってしまうことが耐性機序です．バンコマイシン耐性腸球菌（VRE）の存在は知られていましたが，2002年7月に米国で耐性遺伝子vanAを持つバンコマイシン耐性黄色ブドウ球菌が臨床分離されたことが報告されました．バンコマイシンによる治療歴がなく，VRE感染もある患者から検出されたことから，VREからの耐性遺伝子獲得が考えられています．なお，バンコマイシン耐性ではないものの，感受性が低いvancomycin（あるいはglycopeptide）intermediate *Staphylococcus aureus*（GISA）は細胞壁が厚くなることで抗菌薬への感受性が低くなっており，VRSAとの耐性機序は異なります．

＊MIC p.148参照

基礎4　より深く相手を理解する　各種細菌の基礎知識

2 グラム陽性桿菌

特徴▶ 特徴的な感染症を起こす細菌群です．
一般臨床で出会う機会は少ないと思いますが，ぜひ知識として覚えておきましょう．

❶ *Corynebacterium* spp.（コリネバクテリウム属）

概説

グラム染色上，形態はV字状もしくはL字状に観察されます．また，ナイセル染色（異染小体染色）という特異的な染色法もあります．毒素（exotoxin）を産生するため同定ではこれがポイントになります．

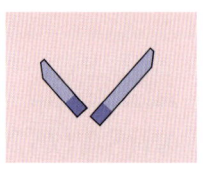

▶*Corynebacterium* spp. のグラム染色像 ☞p.42

常在する臓器

皮膚，口腔咽頭，陰部

主な感染臓器と抗菌薬

ジフテリアの原因となる *Corynebacterium diphtheriae*，高齢者，免疫抑制者の尿路感染症などの原因となる *Corynebacterium urealyticum*，シャント感染，カテーテル感染，人工弁による心内膜炎など人工物に関連した感染との関わりが強い *Corynebacterium jeikeium* などがあります．

Corynebacterium diphtheriae では灰色の偽膜が特徴的な扁桃腺炎に代表される上気道粘膜疾患が有名ですが，その毒素から心毒性，神経毒性などの全身症状を合併することがあります．

抗菌薬は何を選択するか？

ジフテリアにはペニシリン系，マクロライド系抗菌

📝 MEMO

Corynebacterium はギリシャ語で棍棒を意味する "koryne" と小さな棒を意味する "bacterion" からきており，グラム染色では棒が並んだように見えることもあるから，英語では漢字を意味する "Chinese letters" と呼ばれることもあります．好気性で芽胞を形成しないことが，*Clostridium* spp. との違いです．

薬が有効です．重症時には抗毒素を併用することがあります．

Corynebacterium urealyticum，*Corynebacterium jeikeium* は多剤耐性であることが多く，バンコマイシンなどが使用されます．

❷ *Listeria monocytogenes*（リステリア菌）

概説
自然界では土壌，水，など広範囲に存在し，動物の腸内細菌叢にもみられます．生野菜，生乳，チーズ，生肉から検出されることがあります．リステリアには6種類ほど菌種があるとされていますが，その中でヒトに感染症を起こす細菌は *Listeria monocytogenes* です．

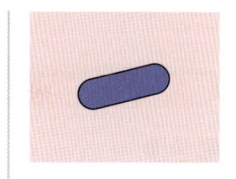

▶*Listeria* spp. のグラム染色像 ☞p.34

常在する臓器
健康な成人の便中から検出されることがあり，飲食による経口摂取によるものと考えられています．

主な感染臓器と感染症
妊婦，新生児，高齢者や，移植患者などの免疫不全者で問題になることが多く，髄膜炎や敗血症の起炎菌の一つです．

抗菌薬は何を選択するか？
第一選択はアンピシリン．髄膜炎や心内膜炎ではシナジー効果を期待してゲンタマイシンを併用します．第二選択は ST 合剤です．

● シナジー効果 ☞p.295

基礎4 より深く相手を理解する 各種細菌の基礎知識

3 グラム陰性球菌

特徴▶ グラム陰性球菌で臨床上問題となるのは2種類で，以下に挙げる *Neisseria* spp. と *Moraxella* spp. です．グラム染色上は双球菌の形態を示し，通常細胞内に観察されます．

❶ *Neisseria meningitidis*（髄膜炎菌），*Neisseria gonorrhoeae*（淋菌）

概説

Neisseria spp. の中でもこの2種は特徴的な感染症の起炎菌です．乾燥，低温などに弱い菌なので，検体を採取したらできるだけ早急に検査室に提出する必要があります．グラム染色ではソラ豆状の双球菌です．

常在する臓器

Neisseria meningitidis（髄膜炎菌）は口腔鼻咽頭内に保菌している場合があります．

主な感染臓器と感染症

- *Neisseria meningitidis*（髄膜炎菌）：髄膜炎，敗血症など．粘膜面の点状出血，出血性の皮疹を伴うことがあります．副腎出血による副腎不全であるWaterhouse-Friderichsen syndrome（WFS；ウォーターハウス・フリーデリクセン症候群）を起こすこともあります．
- *Neisseria gonorrhoeae*（淋菌）：性感染症として，子宮頸管炎や尿道感染を起こします（淋病）．関節炎などを伴う播種性感染症を起こすこともあります．

抗菌薬は何を選択するか？

- *Neisseria meningitidis*（髄膜炎菌）：ペニシリンG，

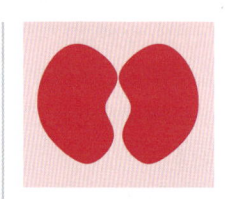

▶*Neisseria gonorrhoeae*（淋菌）のグラム染色像
☞p.43

第三世代セフェム（セフォタキシム，セフトリアキソン）など．
- ***Neisseria gonorrhoeae*（淋菌）**：耐性菌の増加により，ニューキノロン系，経口のセファロスポリン系は使用できなくなってきています．第三世代セフェム系（セフトリアキソン）は有効ですが，耐性菌の報告も徐々に出てきています．

❷ *Moraxella catarrhalis*（モラキセラ カタラーリス）

概説
グラム陰性双球菌で，培養した際のコロニーの様子も *Neisseria* spp. と区別をつけにくく，*Neisseria catarrhalis* と呼ばれていたこともあります．

常在する臓器
上気道，慢性気道感染の患者の気道．乳幼児では鼻咽喉に常在しています．

主な感染臓器と感染症
気管支炎，肺炎の起炎菌となります．特に慢性閉塞性肺疾患などの基礎疾患を伴った場合は重要な起炎菌です．小児では中耳炎の原因になります．

抗菌薬は何を選択するか？
βラクタマーゼを産生する場合が多く，通常ペニシリン系，アンピシリン，第一世代セフェムには耐性を示します．アモキシシリン/クラブラン酸（経口）など，βラクタマーゼ阻害薬とペニシリン系の合剤，マクロライド系，第二・第三世代セフェム，ニューキノロン系の抗菌薬が有効です．

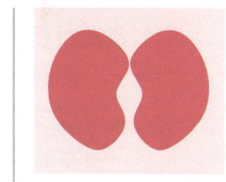

▶*Moraxella catarrhalis*（モラキセラ カタラーリス）のグラム染色像 ☞p.44

- βラクタマーゼ ☞p.109 参照

基礎4　より深く相手を理解する　各種細菌の基礎知識

4 グラム陰性桿菌

特徴▶

生化学的特徴（ブドウ糖や乳糖などを発酵するかどうか，など）によってさまざまな分類がされますが，腸内細菌科と非腸内細菌科に大きく分かれています．生化学的特徴なんて難しくて覚えきれない！と思っても，検査室が併設されている施設の場合は，ちょっとした特徴を頭に入れておくだけで，菌の種類がまだ確定していない段階でも，ある程度菌を絞ることができます．すなわち抗菌薬の選択に役立てることができるので便利です．

一部例外もありますが，腸内細菌科の特徴は：
- グラム陰性菌で芽胞は形成しない
- ブドウ糖を発酵
- カタラーゼ産生
- オキシダーゼ非産生（緑膿菌はオキシダーゼ産生）
- 硝酸塩を亜硝酸塩に還元

Escherichia spp., *Klebsiella* spp., *Enterobacter* spp., *Proteus* spp., *Salmonella* spp., *Shigella* spp., *Serratia* spp., *Yersinia* spp, *Citrobacter* spp. などが臨床的に重要な腸内細菌科の菌になります．

❶ *Escherichia coli*（大腸菌）：腸内細菌科

概説

腸内細菌科の中では起炎菌としての頻度が一番高く，尿路感染や胆道系感染や腸管感染など，さまざまな感染症の起炎菌となります．

腸管感染については，原因となる大腸菌の持つ特性によって，それぞれ特徴ある臨床像がみられます．中には，機序が判明していないものもありますが，ここ

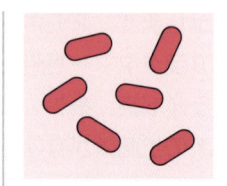

▶*Escherichia coli*（大腸菌）のグラム染色像 ☞p.45

では，特に有名なものを2つを挙げます．

- Enterotoxigenic *Escherichia coli*（ETEC：毒素原性大腸菌）

 細菌の持つ毒素である enterotoxin によって浸出性の水様性下痢を起こします．汚染された水や食べ物によって起こり，**旅行者下痢症の最も多い原因**です．

- Enterohaemorrhagic *Escherichia coli*（EHEC：腸管出血性大腸菌）

 ベロ毒素によって腸炎，血便を生じます．***E. coli* O-157** はこれに含まれます．少量の菌でも感染が成立し，食物の汚染などが原因で，過去に集団下痢症の原因ともなっています．また，重篤な合併症として HUS（溶血性尿毒症症候群）があります．発熱，血便を伴う下痢症がみられた場合はこの菌を疑う必要があります．

常在する臓器

大腸内．また病原性大腸菌は動物の腸管内に常在．

主な感染臓器と感染症

尿路感染，腹腔内感染症（胆道系感染，腹膜炎），新生児の髄膜炎，旅行者下痢症，急性腸炎など．

抗菌薬は何を選択するか？

市中感染では通常広域ペニシリン，セフェム系，ニューキノロン系，アミノグリコシド系などが効きますが，尿路感染症などで抗菌薬使用歴がある場合は，耐性菌に注意が必要です．

院内感染の場合は，多剤耐性菌のことがありますので，院内の感受性データが入手できる場合は参考にしましょう．また，毒素が原因となるもの，特に EHEC の場合は抗菌薬の使用によって逆に毒素の産生を増大させる可能性が示唆され，子どもでは HUS（溶血性尿毒症症候群）との関連が指摘されているため，原則

MEMO

米国感染症学会の腹腔内感染のガイドラインでは，耐性の大腸菌の増加によりアンピシリン/スルバクタムの使用は推奨から外されています．

として補液など支持療法のみです．

❷ *Klebsiella pneumoniae*（肺炎桿菌），*Klebsiella oxytoca*（クレブシエラ オキシトカ）腸内細菌科

■概説

Klebsiella pneumoniae（肺炎桿菌）は尿路感染症，肝膿瘍，肺炎などの原因となりますが，院内感染ではしばしばESBL（COLUMN参照）による多剤耐性菌が問題となります．

*Klebsiella oxytoca*は抗菌薬関連の出血性腸炎の原因となります．

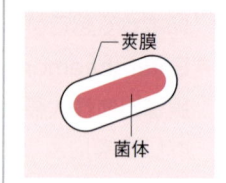

▶*Klebsiella pneumoniae*（肺炎桿菌）のグラム染色像 ☞p.46

■常在する臓器

腸管内に常在．水，土壌，野菜などに認められることもあります．

■主な感染臓器と感染症

*Klebsiella pneumoniae*は尿路感染，胆道系感染，肺炎などの起炎菌です．

また，血管内カテーテル感染などの院内感染の原因にもなります．しばしば，腎膿瘍や肝膿瘍から分離されます．

*Klebsiella oxytoca*は抗菌薬の使用，特に*Klebsiella oxytoca*が耐性を示すアンピシリンやアモキシシリンなどを投与した患者の抗菌薬関連腸炎，出血性腸炎の原因として知られています[1]．

1) Högenaver C. N. New Engl J Med. 2006 Dec 7；355(23)：2418-2426.

■抗菌薬は何を選択するか？

*Klebsiella pneumoniae*はもともとアンピシリンに耐性です．院内感染の原因となるものにはESBL（COLUMN参照）も多く，院内の感受性情報が入手できれば有用です．一般にはセフェム系，ニューキノロン系，アミノグリコシド系，カルバペネム系などの

> COLUMN
>
> ## ESBL (Extended-spectrum β-lactamase)
>
> βラクタム環（☞p.154 βラクタム環の図参照）はペニシリン系，セフェム系，モノバクタム系，カルバペネム系などの抗菌薬の抗菌力の要であり，耐性菌はβラクタマーゼを産生してこのβラクタム環を破壊することで耐性を持ちます．さまざまな種類がある中で，extended-spectrum β-lactamase（ESBL）に分類されるβラクタマーゼ産生菌は，ペニシリン系，セフェム系，モノバクタム系のほとんどのβラクタム系抗菌薬に耐性を示す多剤耐性菌です．院内感染でみられる Escherichia coli（大腸菌），Klebsiella pneumoniae（肺炎桿菌）などの腸内細菌，Pseudomonas aenoginosa（緑膿菌）などでみられることが多いです．これらが疑われたらβラクタム系薬ではカルバペネム系以外は効かず，感受性結果をみて，カルバペネム系，βラクタム系以外の抗菌薬を選択することになります．昨今ではカルバペネム系にも耐性を示す carbapenemase（カルバペネマーゼ）の登場もあり，細菌と抗菌薬開発のイタチごっこがくり返されてきたことがわかります．

抗菌薬が有効です．

Klebsiella oxytoca による抗菌薬関連腸炎は，まず抗菌薬の使用を中止することが先決です（NSAIDs を使用していれば，それも中止してください）．

❸ *Enterobacter cloacae, Enterobacter aerogenes*（エンテロバクター）：腸内細菌科

概説

グラム陰性桿菌の中では，主に院内感染症の起炎菌です．

さまざまな抗菌薬に耐性獲得しています．

常在する臓器

腸内．特に入院患者に多くみられます．

基礎4 より深く相手を理解する 各種細菌の基礎知識

■ 主な感染臓器と感染症

院内の尿路感染，肺炎，創部感染，血管内カテーテル関連感染など，院内感染の原因としてみられています．

■ 抗菌薬は何を選択するか？

染色体型 AmpC（COLUMN 参照）によってペニシリン系や第一世代・第二世代・第三世代セフェム抗菌薬に耐性を示すことがあります．感受性検査で感受性を示していても，抗菌薬の使用（特に第三世代セフェム）によって耐性が誘導されることがあるため，敗血症など重症感染症[*]ではこれらの抗菌薬は避けるべきです．第四世代セフェム，カルバペネム系，ニューキノロン系，アミノグリコシド系などの抗菌薬が有効です．

[*]感染症エマージェンシー ☞p.296参照

COLUMN

SPACEとは？ 誘導性染色体型AmpCを持つ細菌たち

AmpCはβラクタマーゼの一種であり，ペニシリン系，第一世代〜第三世代セフェムに耐性を示します．SPACEはこのうち誘導性染色体型のAmpCを持つ菌を表し，それぞれ，

- S：*Serratia* spp.（セラチア）
- P：*Providencia* spp./*Pseudomonas aeruginosa*（緑膿菌）
- A：*Aeromonas* spp.（Acinectobacter[*]）
- C：*Citrobacter freundii*（シトロバクター）
- E：*Enterobacter* spp.（エンテロバクター）

を表します．「誘導性染色体型」の名称は，感受性検査でSPACEの抗菌薬に感受性があるようにみえても，その抗菌薬の存在によって耐性が「誘導」されることがあることからきています．SPACEの中でも多少違いがありますが，特に *Enterobacter* や *Citrobacter freundii* では抗菌薬の存在で耐性が強く誘導される傾向にあるため，注意が必要です（Livermore DM. Clin Microbiol Rev. 1995 Oct；8（4）：557-584.）．

[*]誘導性でないとする文献もある

❹ *Proteus mirabilis*, *Proteus vulgaris*（プロテウス）：腸内細菌科

■概説
　尿路感染症の起炎菌．特に，尿道カテーテルや尿路に解剖学的異常がある場合の尿路感染症の原因として知られています．*Proteus mirabilis* はウレアーゼを産生するため，尿をアルカリ化します．その結果，さまざまなミネラル成分を沈殿させてリン酸マグネシウムアンモニウム（MAP）から成る struvite（ストルバイト）結石を形成することがあります．

■常在する臓器
　腸管内

■主な感染臓器と感染症
　尿路感染（特に尿道カテーテルや尿路に解剖学的異常がある場合），熱傷後の皮膚感染，糖尿病性足壊疽感染など．

■抗菌薬は何を選択するか？
　ペニシリン系，セフェム系，アミノグリコシド系，ニューキノロン系，カルバペネム系抗菌薬など．*Proteus mirabilis* はテトラサイクリン系以外の多くの抗菌薬に感受性がみられます．*Proteus vulgaris* はアンピシリンや第一世代セフェム系抗菌薬に通常耐性を示します．

❺ *Salmonella enterica* serotype Typhi（腸チフス菌），*Salmonella enterica* serotype Paratyphi（パラチフス菌）：腸内細菌科

■概説
　他の *Salmonella* spp. と異なり，これらはヒトのみを宿主としています．感染は感染者，あるいは無症候性の保菌者の扱った食べ物や，汚染された土壌や水

基礎4 より深く相手を理解する 各種細菌の基礎知識

を介する糞口感染が主です．卵の殻からの感染や，爬虫類からの感染が問題となる食中毒型サルモネラは，これら以外のいわゆる"nontyphoidal *Salmonella*"です．

■ 常在する臓器

感染者の体内，あるいは保菌者の腸管内など．

■ 主な感染臓器と感染症

Salmonella Typhi は腸チフス，*Salmonella* Paratyphi はパラチフスの起炎菌です．

比較的徐脈を伴う発熱，体幹部のバラ疹，脾腫，という経過が典型的です．10〜15% 程度で重症化するとされ，免疫不全者ではリスクが高いです．

腸チフス，パラチフス感染者が未治療の場合，1〜4% の人に無症候性の保菌者となる可能性があるとされています．特に，胆石がある場合や，胆道系の異常がある場合がリスクとされています．

nontyphoidal *Salmonella* でも菌血症はみられ，HIV 感染者でリスクが高いとされています．血管壁に付着しやすく，血管壁や人工血管に付着して感染性動脈瘤になることがあるので，菌血症を起こした高齢者には特に注意が必要です．

■ 抗菌薬は何を選択するか？

腸チフスをはじめとするサルモネラ感染には第三世代セフェム（セフトリアキソンなど），ニューキノロン系抗菌薬などが選択されます．ただし，ニューキノロン系抗菌薬に耐性を示す，ナリジクス酸耐性チフス菌が問題となっており，ニューキノロン系抗菌薬の使用には注意が必要です．チフスがみられる発展途上国に出かけるような場合は予防接種を受けるようにすべきです．

● ナリジクス酸 ☞ p.183 サイドメモ参照

● 腸チフスワクチン ☞ p.389

❻ *Shigella dysenteriae*（赤痢菌）：腸内細菌科

■概説
典型的には発熱，しぶり腹，粘血便を伴う腸炎の原因となります．胃酸による殺菌がされにくく，少量の菌でも発病します．

■常在する臓器
感染者を通じて汚染された飲食物を介した糞口感染が主な感染経路で，健康な人の体内にはみられません．

■主な感染臓器と感染症
急性腸炎．志賀毒素による溶血性尿毒症症候群を合併します．

■抗菌薬は何を選択するか？
ニューキノロン系，アジスロマイシン，第三世代セフェム抗菌薬など．感受性があればST合剤も使用可能です．*Salmonella* spp. 同様，ニューキノロン系抗菌薬への耐性も増えています．

❽ *Serratia marcescens*（セラチア菌：霊菌）：腸内細菌科

■概説
市中感染よりも院内感染で問題となります．入院患者の尿や喀痰から，医療従事者の手を介して広がることが知られているため，医療従事者の手洗い徹底は感染拡大予防につながります．過去にはセラチアに汚染されたヘパリン生食による院内感染も問題となっています[2]．

■常在する臓器
腸管内．環境中にも幅広く存在します．

■主な感染臓器と感染症
尿路感染，腹腔内感染，血管内カテーテル感染，人

2）橘とも子：セラチアによる院内感染事故対策．http://idsc.nih.go.jp/training/14kanri/tachibana2.htm（2013年12月6日閲覧）

工呼吸器関連肺炎などの院内感染の重要な起炎菌です．

抗菌薬は何を選択するか？

SPACE の菌の一つであり，多剤耐性菌に注意が必要です．院内感受性データを参考に，ピペラシリン/タゾバクタム，カルバペネム系，ニューキノロン系，アミノグリコシド系などの抗菌薬を用います．

● SPACE ☞ p.102「COLUMN SPACE とは？ 誘導性染色体型 AmpC を持つ細菌たち」

❽ Yersinia enterocolitica（エルシニア エンテロコリチカ），Yersinia pestis（ペスト菌）：腸内細菌科

概説

臨床で問題になることは比較的稀です．通常遭遇するのは Yersinia pestis（ペスト菌）以外のものです．

低温（22〜27 度）で細菌学的反応が強く，この性質をもとに低温で便培養と同定が行われます．

常在する臓器

人には常在しません．Yersinia pestis（ペスト菌）は感染したげっ歯類（ラットなど）との接触や，感染したノミの咬傷を介して感染し，Yersinia enterocolitica（エルシニア エンテロコリチカ）はブタ，げっ歯類，ウマ，ネコ，イヌなど多くの動物にみられ，汚染された飲食物の経口摂取によって感染すると考えられています．

主な感染臓器と感染症

- Yersinia enterocolitica（エルシニア エンテロコリチカ）：Yersinia entercolitica の腸炎は回腸末端炎，腸間膜リンパ節炎といった臨床像をみせることがあり，虫垂炎と間違われることがあります．腸炎のみであれば，通常は対症療法で十分です．腸炎のあと，反応性関節炎（ライター症候群）を起こすことがあります（15% 程度）．

- *Yersinia pestis*：いわゆるペストの起炎菌です．

ペストの臨床像

1) 腺ペスト（80〜90％）：発熱，悪寒，頭痛に伴って鼠径部，腋窩，頸部などの有痛性リンパ節腫脹がみられます．治療しないまま放置すれば致死的になります．
2) 敗血症型ペスト（10％）：リンパ節症状がないまま菌血症がみられます
3) 肺ペスト：稀な臨床像ですが，急速に呼吸器症状が進行します．菌の吸入によって起こることがあるため，バイオテロとして使われるリスクが知られています．

抗菌薬は何を選択するか？

- *Yersinia pestis*：ストレプトマイシンが第一選択．入手できない場合はゲンタマイシンを選択します．
- *Yersinia enterocolitica*：βラクタマーゼを産生するため，ペニシリンG，アンピシリン，第一世代セフェムには通常耐性です．第三世代セフェム，ニューキノロン系，アミノグリコシド系，テトラサイクリン系などの抗菌薬が選択されます．

❾ *Citrobacter freundii*（シトロバクター）：腸内細菌科

概説

市中感染よりも院内感染の原因となります．

SPACEの菌の一つであり，多剤耐性菌に注意が必要です．

常在する臓器

腸管内

主な感染臓器と感染症

尿路感染，腹腔内感染，血管内カテーテル感染，創

部感染など

■ 抗菌薬は何を選択するか？

第三世代のセフェム系抗菌薬使用中に AmpC βラクタマーゼによる耐性が誘導されることがあるので，感受性を示していても重症感染症の場合の選択は避けたほうがよいでしょう．

感受性があればニューキノロン系，カルバペネム系，アミノグリコシド系などの抗菌薬を選択しましょう．

⑩ *Haemophilus influenzae*（インフルエンザ菌）

■ 概説

グラム陰性で形態的に球桿菌（coccobacilli）を呈します．

Haemophilus spp. のなかでヒトに感染症を起こすものとしては *Haemophilus influenzae*（インフルエンザ菌），*Haemophilus ducreyi*（性感染症の軟性下疳の原因）が知られています．*Haemophilus parainfluenzae*（パラインフルエンザ菌）はヒトの上気道の常在菌として知られています．

これらの中でも感染症で重要なのは *Haemophilus influenzae*（インフルエンザ菌）で，特に typeb（いわゆる Hib）は敗血症や髄膜炎など侵襲性のある感染症との関連があり，**Hib ワクチンはこれをターゲットとしています．**

■ 常在する臓器

上気道．慢性呼吸器疾患を持つヒトの下気道に常在することもあります．

■ 主な感染臓器と感染症

特に幼児において，髄膜炎，急性喉頭蓋炎，肺炎，化膿性関節炎，骨髄炎などの原因となります．日本で

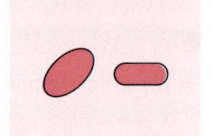

は2013年より小児の定期予防接種に加えられています．

また，成人でも肺炎，副鼻腔炎，中耳炎の原因となります．

■ 抗菌薬は何を選択するか？

βラクタマーゼ産生菌が増加傾向にあり，近年ではBLNAR（COLUMN参照）が話題になっていますが，通常，ペニシリン系（βラクタマーゼ阻害薬の合剤を含むもの），第二世代セフェム，第三世代セフェム，マクロライド系，ニューキノロン系などが選択されます．

COLUMN

BLNAR（βラクタマーゼ非産生性アンピシリン耐性インフルエンザ菌）

Haemophilus influenzae（インフルエンザ菌）のうち，βラクタマーゼ産生菌にはアンピシリンは効きませんが，βラクタマーゼ阻害薬を配合したアモキシシリン/クラブラン酸や，βラクタマーゼに比較的安定な第三世代セフェム系抗菌薬などは効きます．一方，BLNAR（β-lactamase-negative ampicillin-resistant Haemophilus influenzae）は，βラクタマーゼは産生していないものの，ペニシリン系抗菌薬のターゲットであるペニシリン結合蛋白（☞p.155 ペニシリン系の作用機序の図）という細菌の持つ酵素が変化することでアンピシリンやアンピシリン/クラブラン酸のようなβラクタム系抗菌薬に耐性を持ちます．日本では3割近くにみられるとの報告があります（Hasegawa K, et al. J Antimicrob Chemother. 2006 Jun; 57 (6): 1077-1082）. Haemophilus influenzae（インフルエンザ菌）の感受性検査には特殊な培地を必要とするため，BLNARの頻度が低い米国などではβラクタマーゼの有無のみを検査する検査室もありますが，それだけではBLNARによるアンピシリン，アモキシシリン/クラブラン酸への耐性の有無はわからないので注意が必要です（McPherson RA, et al. Henry's Clinical Diagnosis and Management by Laboratory Methods, 22nd ed., Saunders, 2012）. 抗菌薬としては，第三世代セフェム，ニューキノロン系，カルバペネム系など．

基礎4 より深く相手を理解する 各種細菌の基礎知識

⑪ Pseudomonas aeruginosa（緑膿菌）

概説

　院内感染の代表的な細菌です．非腸内細菌科であり，ブドウ糖非発酵です．緑膿菌の名前のとおり，緑色色素であるpyocyanin（ピオシアニン）を産生し（黄色のfluorescein；フルオレセインも産生），臭気も独特で，それによって細菌の存在を推定できることもあります．

　好中球減少者など免疫抑制者，熱傷患者などで皮膚のバリア機能が損なわれている場合に，重症感染症を起こすことがあります．多剤耐性菌も問題になっています．

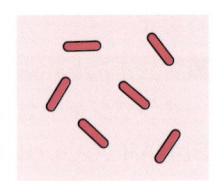

▶Pseudomonas aeruginosa（緑膿菌）のグラム染色像 ☞p.45

常在する臓器

　少数ながら消化管内に存在します．湿潤な環境を好み，入院患者の腋窩，耳，会陰部などから検出されることがあります．院内では水まわり，人工呼吸器などにみられることがあり，また観葉植物から検出されることもあります．

主な感染臓器と感染症

　主に各種の院内感染で問題となります．

　尿路感染（尿道カテーテル留置者），創部感染（特に熱傷患者），褥創感染，糖尿病患者の四肢壊疽部位の感染（diabetic foot ulcer infection），慢性中耳炎，糖尿病者における悪性外耳道炎，人工呼吸器関連肺炎，血管内カテーテル感染など．未治療のHIV感染患者でCD4数が低い場合は，副鼻腔炎，肺炎，菌血症などのリスクが高く，重症化することもあります．

抗菌薬は何を選択するか？

　免疫抑制のある患者で重症化することがあるので，どの抗菌薬が効くかを頭に入れておきましょう．耐性

菌も多く，感受性検査を参考に以下の抗菌薬から選択します．

- **ペニシリン系**：ピペラシリン，ピペラシリン/タゾバクタム
- **セフェム系**：セフタジジム，セフェピーム（などの第四世代セフェム）
- **モノバクタム系**：アズトレオナム
- **カルバペネム系**
- **ニューキノロン系**：特にシプロフロキサシン，レボフロキサシン
- **アミノグリコシド系**：ゲンタマイシン，トブラマイシン，アミカシン

⑫ *Vibrio cholerae*（コレラ菌），*Vibrio parahaemolyticus*（腸炎ビブリオ），*Vibrio vulnificus*（ビブリオ バルニフィカス）

概説

　Vibrio cholerae（コレラ菌），*Vibrio parahaemolyticus*（腸炎ビブリオ）は急性腸炎の起炎菌の一つです．

　*Vibrio vulnificus*は急速進行性の敗血症や軟部組織感染症の原因となります．

　Vibrio cholerae（コレラ菌）はコレラの起炎菌です．高温の気候の国で起こることが多く，汚染された食物や水の経口摂取によって感染します．菌の毒素によって腸粘膜上から大量の水分と電解質の喪失が起こり，水様性下痢を伴った腸炎症状を引き起こします

　Vibrio parahaemolyticus（腸炎ビブリオ）は主に夏に海産魚介類の生食により感染し，本邦での急性胃腸炎の原因として高頻度です．

　*Vibrio vulnificus*は海産魚介類の生食や，創部が海水に触れることで感染を起こし，敗血症や壊死性筋膜

基礎4 より深く相手を理解する 各種細菌の基礎知識

炎を含む軟部組織感染症の原因となります．特に肝硬変，慢性腎不全，担癌患者，HIV陽性者など免疫抑制がある場合がリスクとなります．

■存在する部位
温暖な海水や海産魚介類．

■主な感染臓器と感染症
急性腸炎（*Vibrio cholerae*，*Vibrio parahaemolyticus*），敗血症，軟部組織感染症（*Vibrio vulnificus*）

■抗菌薬は何を選択するか？

- *Vibrio cholerae*（コレラ菌）：まず電解質を含む水分で補液が一番大事！ 抗菌薬としてはテトラサイクリン系，アジスロマイシン，シプロフロキサシンなど．テトラサイクリン系，シプロフロキサシンは耐性化が問題となっている地域もあります．
- *Vibrio parahaemolyticus*（腸炎ビブリオ）：コレラに準ずる．
- *Vibrio vulnificus*：壊死性筋膜炎を起こしている場合は，早急に外科コール＊．デブリドマンなどで感染巣の直接的なコントロールが必要です．軽度な軟部組織感染の場合は，経口テトラサイクリン系，ニューキノロン系．重症の場合は第三世代セフェム（セフトリアキソン）＋テトラサイクリン系の抗菌薬を選択します．

＊ p.297「臨床1 ⑭外科コールが必要な時」を参照

⑬ *Acinetobacter* spp.（アシネトバクター属）

■概説
Pseudomomas aeruginosa（緑膿菌）同様，院内感染の原因として認められます．特に，多剤耐性菌が問題となっており，カルバペネム系抗菌薬も効かなく

COLUMN

抗菌薬が効かない！カルバペネマーゼとは？

　カルバペネマーゼとは，その名前から推測できるように，カルバペネム系抗菌薬を加水分解することができる酵素のことです．この酵素を持つ菌はペニシリン系，セフェム系，カルバペネム系の他，しばしばβラクタム系以外の抗菌薬にも耐性となります．多剤耐性グラム陰性桿菌で問題となっているものの多くがこのカルバペネマーゼを有します．カルバペネマーゼにはさまざまな種類がありますが，ここではよく知られているものをいくつか取り上げます．

① KPC：*Klebsiella pneumoniae*（クレブシエラ）から報告されていたことに由来する．当然のことながら *Klebsiella pneumoniae* 以外の *Escherichia coli*（大腸菌），*Citrobacter* spp., *Enterobacter*, *Serratia*, *Pseudomomas aeruginosa*（緑膿菌）などからも検出されている．

② メタロβラクタマーゼ：「メタロ（metallo=金属）」という名前は，βラクタム環を加水分解する時に亜鉛カチオンを必要とすることからきている．これがあると，ほぼすべてのβラクタム系抗菌薬に耐性を示す．昨今，インドの渡航者から検出されて問題となった NDM-1 もメタロβラクタマーゼの一つである．

　これらの菌に感染すると，抗菌薬の選択肢が非常に狭められます．くれぐれも不必要に広域抗菌薬を使用することは避けましょう．

なってしまうカルバペネマーゼ（COLUMN 参照）の一種である New Delhi metallo-β-lactamase（NDM）を持つ菌が出現してきています．

常在する場所

　土壌，水などの一般環境に幅広く存在します．健康なヒトの皮膚や咽頭に保菌している場合もあります．

主な感染臓器と感染症

　市中感染もみられますが，院内感染菌として問題になることがほとんどです．創部感染，血管内カテーテル関連感染，人工呼吸器関連肺炎，脳外科手術後髄膜炎などがあります．集中治療室の滞在，人工呼吸器の

使用，広域抗菌薬の使用などがリスクとなります．

■抗菌薬は何を選択するか？

多剤耐性であることが多く，院内の感受性データなどを参考にします．セフェム系，カルバペネム系，アミノグリコシド系，ニューキノロン系などの抗菌薬が選択されます．

⑭ *Pasteurella multocida*（パスツレラ菌）

■概説

イヌやネコによる咬傷の起炎菌として有名です．

■常在する臓器

ヒトには常在しません．

家畜や野生動物，特にイヌやネコの気道，口腔，消化管に常在しています．

■主な感染臓器と感染症

イヌやネコに噛まれた後の創部感染での重要な起炎菌です．一般の創部感染では分離されない細菌です．

■抗菌薬は何を選択するか？

ペニシリン系抗菌薬（ペニシリンG，アモキシシリン，アモキシシリン/クラブラン酸，アンピシリン/スルバクタムなど）は一般によく効きます．イヌやネコの咬傷のエンピリック治療には他の菌も考慮し，アモキシシリン/クラブラン酸が第一選択として用いられます．軟部組織感染症に用いられることの多い第一世代セフェム（セファレキシン，セファメジン）やマクロライド系抗菌薬は効かないので避けるべきです．

⑮ *Stenotrophomonas maltophilia*（ステノトロフォモナス マルトフィリア）

概説

　Burkholderia cepacia（バークホルデリア セパシア）とともに，広域抗菌薬の使用歴のある患者における院内感染の起炎菌として知られています．多剤耐性であるため，抗菌薬選択に注意が必要です．カテーテルや人工呼吸器のチューブなどの人工物にバイオフィルムを形成する傾向があります．

　緑膿菌同様，ブドウ糖非発酵であり，非腸内細菌です．

常在する場所

　水道水，生野菜など環境中に広く存在．

主な感染臓器と感染症

　血流感染や呼吸器感染症の原因となります．

　一般に血管内カテーテル関連感染，創部感染，人工呼吸器関連肺炎など．

　喀痰など呼吸器検体からこの細菌が分離されても，定着菌であって，真の感染を起こしていない場合もしばしばあります（菌血症の場合は真の感染として扱います）．臨床情報を吟味し，起炎菌かどうか判断することが必要です．

抗菌薬は何を選択するか？

　第一選択は ST 合剤です．セフタジジムやニューキノロン系抗菌薬も効く場合がありますが，カルバペネム系を含め一般に多剤耐性菌であり，感受性検査の確認が必要です．

　カテーテル感染では可能なかぎり，カテーテルを除去することが必要です．

基礎4 より深く相手を理解する 各種細菌の基礎知識

⓰ *Burkholderia cepacia*（バークホルデリア セパシア）

概説

Stenotrophomonas maltophilia（ステノトロフォモナス マルトフィリア）とともに，人工呼吸器関連肺炎やカテーテル関連菌血症の起炎菌として知られており，もともと多剤耐性です．日本人では稀ですが，遺伝性慢性呼吸器疾患である嚢胞性線維症で検出されると，きわめて予後が悪いことが知られています．

常在する場所

土壌や湿潤な環境に幅広く存在します．水道水，ネブライザーなどからの検出も報告されています．

主な感染臓器と感染症

血流感染や呼吸器感染症の原因となります．
一般に血管内カテーテル関連感染，創部感染，人工呼吸器関連肺炎など．

抗菌薬は何を選択するか？

第一選択はST合剤で．カルバペネム系，ニューキノロン系の抗菌薬が効く場合もありますが，一般に多剤耐性菌です．

5 嫌気性菌

特徴▶ 嫌気性菌にもグラム陽性菌，グラム陰性菌の分類はありますが，治療へのアプローチなどの違いから，ここではまとめて扱います．

❶ *Clostridium* spp.（クロストリジウム属）

▌概説

　嫌気性のグラム陽性桿菌．*Clostridium* spp. に含まれる細菌は臨床上重要なものが多く，*Clostridium perfringens*（ウェルシュ菌），*Clostridium difficile*（クロストリジウム ディフィシル），*Clostridium tetani*（破傷風菌），*Clostridium botulinum*（ボツリヌス菌）などが挙げられます．*Clostridium* spp. は芽胞形成菌であるため熱に対してきわめて強く，一般的な消毒は無効です．*Clostridium difficile* による腸炎の患者の診察後に，**必ず流水と石けんで手洗いをする**のはそのためです．

▌常在する臓器

Clostridium perfringens は腸管内に常在．
Clostridium difficile は腸管内，あるいは院内で獲得．
Clostridium perfringens，*Clostridium tetani*，*Clostridium botulinum* は土壌，動物魚類の腸内に常在．

▌主な感染臓器と感染症

- *Clostridium perfringens*：食中毒，ガス壊疽，敗血症．

基礎4　より深く相手を理解する　各種細菌の基礎知識

- *Clostridium difficile*：抗菌薬関連腸炎，偽膜性腸炎
- *Clostridium tetani*：破傷風
- *Clostridium botulinum*：ボツリヌス中毒

●偽膜性腸炎 ☞p.261参照

抗菌薬は何を選択するか？

一般的に，ペニシリンG，メトロニダゾールなどが使用できますが，対応は個別に行う必要があります．

> **例**
> - *Clostridium perfringens* による食中毒
>   ➡保存療法
> - *Clostridium perfringens* による壊死性筋炎
>   ➡外科コールでデブリードマン！＋ペニシリンG＋クリンダマイシン
> - *Clostridium difficile*
>   ➡メトロニダゾール
> - *Clostridium botulinum* によるボツリヌス症
>   ➡抗毒素

❷ *Peptostreptococcus* spp.（ペプトストレプトコッカス）

概説

グラム陽性球菌の嫌気性菌の代表格．酸素に弱く，また体内の常在菌であるため，検体の採取・検出方法には注意が必要です．

●「基礎2 相手がわかれば対策も立てやすい！ 〜グラム染色とその意義」参照

常在する場所

口腔内，消化管，上気道，女性性殖器など．

主な感染臓器と感染症

口腔内の感染症，歯周病の他，脳膿瘍，副鼻腔炎，ヒト咬傷，膿胸，女性生殖器感染症など．

抗菌薬は何を選択するか？

いわゆる「横隔膜より上」の嫌気性菌で，ペニシリ

●横隔膜より上の嫌気性菌 ☞p.260

ンGが効きます．その他，βラクタマーゼを配合したアモキシシリン/クラブラン酸，クリンダマイシン，メトロニダゾールも効果がありますが，一部にアモキシシリン/クラブラン酸，クリンダマイシンの耐性も報告されてきています[3]．

3) Mory F, et al. Int J Antimicrob Agents. 1998 Aug；10(3)：229-236

❸ *Bacteroides fragilis*（バクテロイデス フラジリス）

概説
グラム陰性桿菌の嫌気性菌の代表格で，いわゆる「横隔膜より下」の嫌気性菌です．

● 横隔膜より下の嫌気性菌 ☞p.260参照

常在する場所
消化管．腸管の細菌叢の3割近くを *Bacteroides* spp. が占めるといわれています．

主な感染臓器と感染症
典型的には虫垂炎，憩室炎，腹膜炎などの腹腔内の感染症や膿瘍．

腸管内に常在する他の菌（グラム陰性桿菌など）との混合感染が多くみられます．

抗菌薬は何を選択するか？
βラクタマーゼを産生することがあり，ペニシリンGは効きません．また，クリンダマイシンには耐性の場合があるので，使用は避けるべきです．セファマイシン系のセフメタゾール，メトロニダゾール，βラクタマーゼを配合している抗菌薬（アンピシリン/スルバクタム，ピペラシリン/タゾバクタムなど），カルバペネム系などの抗菌薬を使用します．なお，上記のとおり，混合感染が多いので，他の菌（グラム陰性桿菌）のカバーも考えた抗菌薬の選択をするのが一般的です．

● セファマイシン系 ☞p.172

基礎4　より深く相手を理解する　各種細菌の基礎知識

6 その他の記憶すべき細菌

❶ *Spirochete*（スピロヘータ：らせん状桿菌）

(*Treponema pallidum*：梅毒トレポネーマ，*Borrelia burgdorferi*：ライムボレリア，*Leptospira interrogans*：レプトスピラ インテロガンス)

概説

　Spirochaetes（スピロヘータ）はらせん状の形状をしており，通常のグラム染色では染色が不良で，診断には血清学的検査を用います．スピロヘータ科は大きく分けて *Treponema*, *Borrelia*, *Leptospira* の3つの属に分かれており，そのうち，臨床上代表的な菌として *Treponema pallidum*（梅毒トレポネーマ），*Borrelia burgdorferi*（ライム病ボレリア），*Leptospira interrogans*（レプトスピラ インテロガンス）があります．

- *Treponema pallidum*（梅毒トレポネーマ）：梅毒（Syphilis）
- *Borrerlia burgdorferi*（ライム病ボレリア）：ライム病
欧米と比べて日本では報告数は少ないですが，長野県や北海道などを中心に報告が散見されます[4]．
- *Leptospira interrogans*（レプトスピラ インテロガンス）：レプトスピラ症
日本では衛生環境の向上などにより，患者数はきわめて少なくなってきています．中南米や東南アジアの渡航者にはまだ感染リスクがあるので注意が必要

[4] 川端寛樹：ライム病. http://idsc.nih.go.jp/idwr/kansen/k02_g1/k02_11/k02_11.html（2013年12月6日閲覧）

です[5]．

常在する場所

- *Treponema pallidum*：感染者の病変部位から，主に性行為を通じて相手の粘膜，あるいは表皮の傷などを介して感染します．母子感染をすることもあります．
- *Borrelia burgdorferi*：保菌しているげっ歯類からマダニを介して感染します．
- *Leptospira interrogans*：ドブネズミなどげっ歯類の腎臓に存在し，その尿で汚染された泥や水を介して経皮的（傷口，粘膜面などを通じて），あるいは経口的に感染します．

主な感染臓器と感染症

- *Treponema pallidum*（梅毒トレポネーマ）：梅毒感染後，未治療では，次のような経過をたどります．
  ①第1期：3週間程度で病変をつくる（下疳；chancre）．無痛性の潰瘍病変で，治療しなくても2～8週間で消失します．病変には大量のSpirochete（スピロヘータ）が存在します．
  ②第2期：平均6週間程度でみられ，全身に菌が広がっている病期です．"Great Imitator"（偉大な模倣者）という異名がつけられているように，発熱，全身倦怠感など全身症状に伴ってリンパ節腫脹，肝炎，糸球体腎炎，髄膜炎など全身のさまざまな臓器にさまざまな病像を呈します．最も有名なのは体幹からはじまり，手掌や足底も含めて末梢に広がる皮疹ですが，この皮疹も紅斑，丘疹などさまざまな形状を示します．血清反応はこの時期は通常陽性になります．
  ③潜伏性梅毒：血清学的反応が陽性にかかわらず，臨床症状がみられない時期をいいます．しかし，

[5] 小泉信夫：レプトスピラ症．http://idsc.nih.go.jp/idwr/kansen/k03/k03_012/k03_012.html（2013年12月6日閲覧）

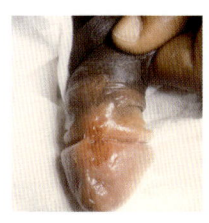

第一期梅毒 下疳
（CDCウェブサイトより転載）

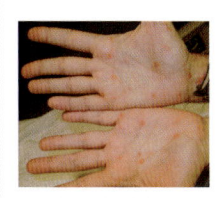

第二期梅毒の皮疹

基礎4　より深く相手を理解する　**各種細菌の基礎知識**

　　臨床症状はなくとも体内では菌の活動は低下しているとは限らず，再燃することもあります．再燃は第2期の病像を呈し，感染後1年以内に大部分が起こるため，感染後1年以内の早期潜伏性梅毒と，それ以降の後期潜伏性梅毒で，治療法が異なります．
　④第3期梅毒：感染後5〜30年経過すると，全身臓器に炎症性病変を生じ，ゆるやかに進行します．大きく分けて神経梅毒（慢性髄膜炎，進行麻痺，脊髄癆など），心血管梅毒（大動脈瘤など），ガマ腫（肉芽腫様病変）があります．

●*Borrelia burgdorferi*（ライム病ボレリア）：ライム病
　媒介するマダニは主に山間部に棲息し，その活動期間から典型的には夏の感染が多くみられます．
　①第1期：マダニ刺咬部を中心とする限局性の遊走性紅斑がみられます．
　②第2期：感染後数日〜数週間でみられ，全身に広がっている状態．発熱，全身倦怠感などの全身症状を伴うことも多く，全身性に紅斑がみられるほか，顔面神経麻痺，房室ブロック，髄膜炎，関節炎などの合併症があります．
　③第3期：感染後，数か月以降．*Borrelia burgdoferi* に対する免疫反応の結果，慢性関節炎による関節腫脹や関節痛（特に膝などの大関節），慢性萎縮性肢端性皮膚炎などがみられるとされています．

●*Leptospira interrogans*（レプトスピラ インテロガンス）：レプトスピラ症
　潜伏期間は平均10日で，高熱，頭痛，筋肉痛，悪寒，などで発症します．典型的な臨床所見として結膜充

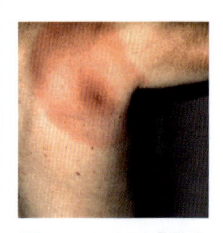

■ライム病の「遊走性紅斑」の例
（CDCウェブサイトより転載）

6 その他の記憶すべき細菌 基礎

血と下肢や腰部筋の圧痛があります．その他，リンパ節腫脹，肝脾腫を認めることもあります．軽症で治癒する場合もありますが，腎機能障害，肝機能障害を伴う重症型ワイル病もあります．

抗菌薬は何を選択するか？

- *Treponema pallidum*：ペニシリン G が第一選択！　特に妊婦や髄膜炎を伴っている場合．
- *Borrelia burgdorferi*：ドキシサイクリン，アモキシシリン．房室ブロックを伴っている場合や髄膜炎時など，場合によってはセフトリアキソンを使用することもあります．
- *Leptospira interrogans*：軽症時はドキシサイクリン．重症時にはペニシリン G やセフトリアキソン．

> **MEMO**
> 日本では点滴静注用の半減期の短いペニシリン G カリウムしかありません．海外には筋注で徐放性のペニシリン G 製剤であるベンザシンペニシリン G があるので，週1回の筋注（神経梅毒除く，回数は梅毒の種類による）での治療が可能なのですが，日本では入手できないので，やむを得ず他の治療法が用いられているのが現状です（なお，神経梅毒については☞ p.156 ペニシリン G カリウム参照）．

❷ *Mycoplasma pneumoniae*（肺炎マイコプラズマ）

概説

Mycoplasma pneumoniae（肺炎マイコプラズマ）は細胞壁が欠如しているため，グラム染色によって染色されません．通常の細菌と比較して非常に小さく，多くの成長因子を必要とするため，通常の培地での培養は困難であり，診断には主に血清学的検査を用います．

常在する臓器

ヒトには常在せず，感染者から飛沫感染します．感染成立のためには感染者と比較的濃厚接触を必要とするため，地域での感染拡大の速度はそれほど速くはありません．

潜伏期間は 2～3 週間程度．

主な感染臓器と感染症

発熱，悪寒，頭痛，咳などで発症し，上気道感染だけで終わることが多く，5～10% 程度で気管支炎や

> **COLUMN**
>
> ### 歩く肺炎!? Walking pneumoniaとは？
>
> マイコプラズマによる肺炎は"walking pneumonia"という異名で呼ばれることがあります．これは，肺炎にかかっても症状が比較的軽く済むことが多く，歩いて外来通院の治療が可能，という意味からつけられた名前です（Ferri FF.: Ferri's Clinical Advisor 2013, 1st ed. Mosby, 2012）．

肺炎を発症します．

皮疹，心臓伝導系障害，横断性脊髄炎など呼吸器外の症状を起こすこともあります．

低温で赤血球が凝集する寒冷凝集素の形成が知られており，診断の補助に用いる場合があります．

■ 抗菌薬は何を選択するか？

マクロライド系，テトラサイクリン系，ニューキノロン系などの抗菌薬が有効です．細胞壁合成阻害が作用機序であるペニシリン系やセフェム系などのβラクタム系や，バンコマイシンなどのグリコペプチド系の抗菌薬は無効です．

● βラクタム系抗菌薬の基本構造の図 ☞p.154参照

❸ *Chlamydophila pneumoniae*（クラミドフィラ ニューモニエ），*Chlamydophila psittaci*（オウム病クラミジア），*Chlamydia trachomatis*

■ 概説

*Chlamydiaceae*科は*Chlamydophila*属と*Chlamydia*属の2つに分かれています．

それぞれ臨床的に問題になるものは，

- *Chlamydophila*属：*Chlamydophila pneumoniae*（肺炎クラミジア），*Chlamydophila psittaci*（オウム病クラミジア）
- *Chlamydia*属：*Chlamydia trachomatis*（クラミ

ジア トラコマチス）：性感染症，トラコーマ

宿主細胞に封入体を形成し，細胞内寄生し，細胞壁の構成要素であるペプチドグリカンを持たないのが特徴です．

主な感染経路

- *Chlamydophila pneumoniae*：感染者からの飛沫感染により感染します．
- *Chlamydophila psittaci*：感染したペット，特に鳥のフンに混在した *Chlamydophila psittaci* が粉末化されたものを埃などとして吸入することで感染します．動物は感染していても症状がないこともあります．
- *Chlamydia trachomatis*：性行為感染や接触感染．

主な感染臓器と感染症

- *Chlamydophila pneumoniae*：気道感染の原因になり，肺炎を起こします．
- *Chlamydophila psittaci*：インフルエンザ様の症状を伴い，肺炎（オウム病）の原因になります．
- *Chlamydia trachomatis*：尿道炎，腟炎，卵管炎などの骨盤内感染．尿道炎を起こした後，反応性関節炎が見られることがあります．

その他の臨床像として以下があります．

- **肝周囲炎（Fits-Hugh-Curtis 症候群）**：卵管を通じて腹腔内に菌が播種するため女性にみられます．
- **鼠径リンパ肉芽腫症（LGV）**：性行為感染症で，鼠径部リンパ節腫大を伴います．
- **新生児の肺炎，結膜炎**：産道感染により生じることがあります．

日本では稀ですが，感染者からの接触感染によって結膜炎の原因ともなり，くり返す感染や炎症の結果，失明に至るトラコーマの原因となります．

抗菌薬は何を選択するか？

テトラサイクリン系，マクロライド系，ニューキノロン系抗菌薬．

❹ *Legionella pneumophila*（レジオネラ ニューモフィラ）

概説

グラム陰性桿菌に染色されますが，染色性はきわめて不良です．細胞内寄生性で多くの種類がある *Legionella* の中，臨床上重要なのは肺炎やポンティアック熱（Pontiac fever）の原因となる *Legionella pneumophila*（とくに血清型1）となることが多いです．

培養には BCYE-α という特殊な培地を用いますが，臨床では迅速かつ簡便な検査として尿中抗原検査を用いることが多いです．その感度は 60〜95％，特異度は 95％ 以上とされていますが，*Legionella pneumophila* 感染の 90％ を占める血清1型しか検出しないことに注意が必要です．

常在する臓器

水や土壌に常在しており，臨床的には貯水タンクやエアコン，また大衆浴場，温泉などで，主にエアロゾル（微粒子）化した水から人へ経気道的に感染します．ヒトからヒトへの感染は報告されていません．

主な感染臓器と感染症

- **肺炎**：急性発症の高熱，咳のほか，頭痛，筋肉痛，腹痛や下痢など呼吸器外の症状を伴うことが多く，血液検査では低ナトリウム血症や肝胆道系酵素の上昇がみられることがあります．
基礎疾患がある場合，細胞性免疫が低下している場合，高齢者などでは重篤な肺炎を起こすこともある

ため，重症肺炎の場合は鑑別に入れることが必要です．
- Pontiac fever：菌を含むエアロゾルを吸入後 12～36 時間程度にみられる一過性の感冒様症状で，発熱，筋肉痛，頭痛などがみられます．暴露された人の 80～90％ 程度に症状がみられますが，3～5 日程度で自然軽快する場合が多いとされています．

抗菌薬は何を選択するか？
　細胞内寄生菌であり，マクロライド系，ニューキノロン系の抗菌薬が有効です．
　重症者には併用療法としてリファンピシンを加える場合もあります．

❺ *Helicobacter pylori*（ヘリコバクター ピロリ）

概説
　グラム陰性らせん状桿菌であり，胃十二指腸潰瘍の他，胃がんや MALT リンパ腫との関連が知られています．
　胃壁でウレアーゼという酵素からアンモニアを産生し，胃酸から自らを防御しています．そのため鑑別診断にはウレアーゼ検査（内視鏡時に得られた検体で行う），尿素呼気検査法などを行います．その他にも，便中抗原検査，血清抗体測定法などがあります．

常在する臓器
　感染者の胃や十二指腸壁に常在．唾液，歯垢，便などにもみられ，衛生環境が整っていない場所での感染率が高いことから糞口感染が示唆されています．

主な感染臓器と感染症
　十二指腸潰瘍者の 90％，胃潰瘍者の 50～80％ に同菌の感染があるとされています．また，*Helicobacter pylori* 感染による慢性炎症の結果，胃がんのリスクが高まると考えられています．

基礎4 より深く相手を理解する 各種細菌の基礎知識

悪性リンパ腫の一種であるMALTリンパ腫と強い関連も示唆されており，*Helicobacter pylori*の除菌のみで病変が消失する場合もあります．

抗菌薬は何を選択するか？

除菌にはいくつかの方法がありますが，アモキシシリン（AMPC），クラリスロマイシン（CAM）などにPPI（プロトンポンプ阻害薬）を併用する方法がよく用いられます．

これらの薬をパッケージにした商品も市販されています．

❻ *Campylobacter jejuni*（カンピロバクター ジェジュニ）

概説

グラム陰性らせん状桿菌であり，*Campylobacter* spp.には数種類あります．臨床上重要なのは，*Campylobacter jejuni*で，汚染された加熱不十分な肉や水，牛乳などを介し感染し，急性腸炎の原因になります．カンピロバクターの食中毒は国内でも多く生じています．培養には特殊培地や条件（至適温度は42度，低酸素下）が必要とされ，低温（冷蔵庫程度）環境下でも飲食物に生存し続けることが可能です．

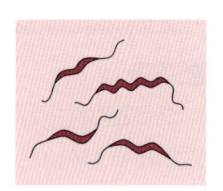

▶ *Campylobacter* spp.のグラム染色像 ☞p.46

常在する場所

動物の腸管に常在．特に家禽類の腸管には，ほぼすべてに認められます．

主な感染臓器と感染症

急性腸炎の原因となります．多くは自然軽快しますが，一部で症状が遷延したり，重症化したりする場合もあります．若年者に感染しやすい傾向があります．

発症時は水様便でも，経過とともに粘血便となることがあるため，炎症性腸疾患が疑われることもありま

す．また，下腹部痛のみが現れることもあり，その場合は虫垂炎と間違われることもあります．稀に *Campylobacter jejuni* の続発症としてギラン・バレー症候群を起こす例があります．

抗菌薬は何を選択するか？

急性腸炎の多くは対症療法で軽快します．抗菌薬を投与する場合は，マクロライド系が第一選択薬です．ニューキノロン系も効きますが，耐性菌に注意が必要です．

重症時にはアミノグリコシド系やカルバペネム系などの抗菌薬を用います．

❼ *Mycobacterium tuberculosis*（結核菌），*Mycobacterium leprae*（らい菌），*Mycobacterium avium* complex（非定型抗酸菌の一種，いわゆるMAC）

概説

Mycobacterium spp. は細胞壁の脂質が他の細菌に比べ豊富であるため，酸に対して抵抗性が強く抗酸菌と呼ばれています．グラム染色では染色されにくく，特殊染色が必要です．

従来はチール・ネルゼン法（抗酸菌塗抹鏡検）が用いられていましたが，現在ではより感度の高い蛍光法が推奨されています．

従来は顕微鏡観察下での検出菌数に応じてガフキー号数が用いられていましたが，現在では陽性の場合，1+〜3+で表記します[6]．

Mycobacterium spp. は通常7日以内に培養が陽性になる "Rapidly growing Mycobacteria" と，7日以上（場合によっては数週間）かかる "Slowly-growing Mycobacteria" に大別されます．後者の代表格に *Mycobacterium tuberculosis* と *Mycobac-*

6）結核研究所ホームページ委員会．ガフキー号数．新結核用語事典．http://www.jata.or.jp/terminology/k_9.html（2013年12月7日閲覧）

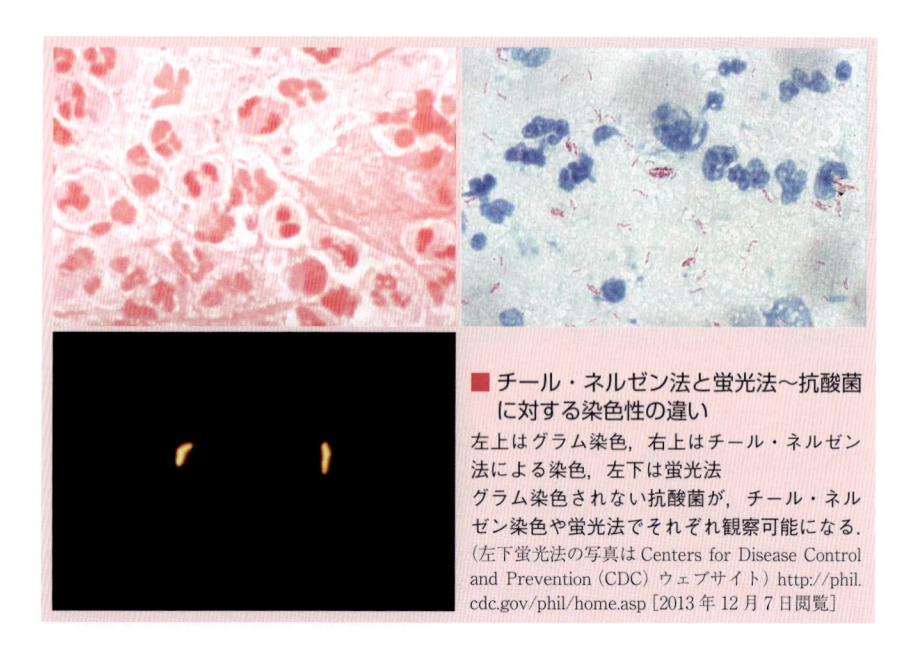

基礎4 より深く相手を理解する 各種細菌の基礎知識

■ チール・ネルゼン法と蛍光法〜抗酸菌に対する染色性の違い

左上はグラム染色，右上はチール・ネルゼン法による染色，左下は蛍光法

グラム染色されない抗酸菌が，チール・ネルゼン染色や蛍光法でそれぞれ観察可能になる．

（左下蛍光法の写真は Centers for Disease Control and Prevention（CDC）ウェブサイト http://phil.cdc.gov/phil/home.asp［2013年12月7日閲覧］

■ ガフキー号数

ガフキー号数 （拡大500倍）	検出菌数		簡便な記載法
0	全視野に	0	陰性（−）
1	全視野に	1〜4	少数（+）
2	数視野に	1	
3	1視野平均	1	中等数（++）
4	〃	2〜3	
5	〃	4〜6	
6	〃	7〜12	
7	〃（やや多数）	13〜25	多数（+++）
8	〃（多数）	26〜50	
9	〃（はなはだ多数）	51〜100	
10	〃（無数）	101以上	

terium avium complex (*Mycobacterium avium* と *Mycobacterium intracellulare* という非常に似た菌を合わせて呼び，MAC と略されます）が含まれます．

　培養には小川培地などの特殊な培地を必要とし，細菌のコロニーが陽性となり同定されるまで 4〜6 週間程度時間を要します．最近は液体培地を用いて培養時間が短縮されてきていますが，結核菌 DNA を PCR（ポリメラーゼ連鎖反応）で検出する方法もよく用いられます．

主な感染経路

- *Mycobacterium tuberculosis*：結核菌を排菌しているヒトとの接触による経気道感染があります．
- *Mycobacterium leprae*：排菌している患者との濃厚接触による経気道感染．多くは小児期に感染し，長い潜伏期間（数年〜10 年〜数十年）を経て発症します．
- *Mycobacterium avium* complex：土壌，（自然の）水，プールなど環境中に幅広く存在．ヒト-ヒト感染は報告されていません．

主な感染臓器と感染症

- *Mycobacterium tuberculosis*：ヒト型結核の起炎菌．

　①潜在性結核

　　菌に感染しているが，免疫力によって抑えられ，臨床的には症状がない状態．

- 成人では全感染者の 5〜10% が発症（HIV など免疫抑制がない場合）
- 大半は感染後 1〜2 年内に発症

　　よって結核患者に接触し，ツベルクリン反応や QFT 検査で感染が確認された場合，発病していないことを確認したうえで予防内服をすることが推奨

> **MEMO**
> *Mycobacterium leprae* は培地など *in vitro* では培養できないため，アルマジロやヌードマウスに感染させた菌で研究が行われてきました．

- ツベルクリン反応/QFT 検査 ☞p.134「COLUMN 潜在性結核の検査〜ツベルクリン反応と QFT 検査」参照

基礎4 より深く相手を理解する 各種細菌の基礎知識

されています。
- TNFα阻害薬など生物製剤使用も結核発病リスクを高めるため，使用前の結核のスクリーニングが推奨されています。

② **活動性結核**
- 肺結核
- 肺外結核

髄膜炎，椎体炎，リンパ節炎，腎結核など，さまざまな臓器に感染症を起こします。

- *Mycobacterium leprae*：ハンセン病の起炎菌であり，特徴的な皮膚所見（脱色素，あるいは紅色皮疹）の他，末梢神経障害，末梢神経肥厚などを認めます。治療しないまま放置すると手指の脱落や変形が起こります。
診断は身体所見と皮膚病変からの菌の検出です。

- *Mycobacterium avium* complex
  - **肺感染症**：肺結核の既往者や，喫煙者など呼吸器の基礎疾患がある場合にリスクが高いといわれています。ただし，気道に定着菌として存在することもあり，"培養陽性＝感染"では必ずしもないことに注意！ 診断には特徴的な画像所見に加え，別々の喀痰から2回以上の培養陽性などの診断基準が日本結核学会と日本呼吸器学会から合同で出されています。
  - **播種性病変**：進行したHIV（＝AIDS）患者では，菌血症，リンパ節腫脹，肝脾腫などを起こすことがあります。

抗菌薬は何を選択するか？

使用する抗菌薬は菌によって異なりますが，多剤併用療法が基本です。

- *Mycobacterium tuberculosis*：耐性のない肺結核

● TNFα阻害薬 ☛ p.372 「②生物学的製剤の使用で注意すべき感染症」参照

の場合，通常イソニアジド，リファンピシン，エタンブトール，ピラジナミドの 4 剤を組み合わせ，計 6〜9 か月治療します．

ポイント 1：薬剤の副作用を把握しておくこと！ 特に結核の治療は長期間なので，しっかりと患者に説明をしておく（INH による末梢神経障害予防のため，ピリドキシン（ビタミン B_6）を加える，RFP による薬剤相互作用や，涙や尿の変色，EB による視神経炎など）．

ポイント 2：ニューキノロン系抗菌薬にも抗結核作用があるため，結核のリスクのある患者への安易なニューキノロン系抗菌薬の使用には注意します．

ポイント 3：結核の感染部位によって若干治療が異なります．

> 例 結核性心膜炎や結核性髄膜炎にはステロイドを加える．

> 例 潜在性結核の予防内服には通常イソニアジド（とピリドキシン）の単剤内服が用いられる．

- *Mycobacterium leprae*：基本的にはリファンピシン，ジアフェニルスルホン（dapsone），クロファジミンを組み合わせます．
治療開始後急激に起こる炎症反応である「らい反応」に注意する必要あります[7]．

- *Mycobacterium avium* complex：クラリスロマイシンなどマクロライド系が重要な抗菌薬であり，
  - クラリスロマイシンまたはアジスロマイシン
  - リファンピシンまたはリファブチン
  - エタンブトール

の 3 剤の併用が一般的です[8]．

MEMO
アメリカでは RFP による涙や尿の変色を伝えなかったために訴訟になった例も知られています．

● ステロイド ☞ p.372 参照

7) 日本ハンセン病学会．ハンセン病治療指針（第 2 版）．http://www.hansen-gakkai.jp/doc/therapy-guideline.pdf（2013 年 12 月 7 日閲覧）

8) 日本結核病学会．日本呼吸器学会．肺非結核性抗酸菌症化学療法に関する見解— 2012 年改訂．http://www.kek-kaku.gr.jp/commit/ntm/201202.pdf（2013 年 12 月 7 日閲覧）

COLUMN

潜在性結核の検査〜ツベルクリン反応とQFT検査

ツベルクリン反応とQFT検査は，結核菌感染を調べる方法です．あくまでも結核感染の有無を調べる検査ですので，「検査陽性＝発病」ではないことに注意します．発病の有無は原則として喀痰検査などによる病原菌の検出を行います．

ツベルクリン反応

結核菌から抽出された蛋白成分を用いて，体内の免疫反応をみる検査です（そのため細胞性免疫が弱っていると反応が弱まる場合があります）．反応があると，皮内注射された局所に発赤・硬結がみられ，その反応の程度に応じて陽性，陰性の判断をします．なお，日本人は幼少時にBCGを接種するため，その影響で陽性になることもあり得ますが，一般的にBCG接種後10年以上経過した成人で陽性の場合はBCGによる影響は少ないと考えられています（Menzies R. Am Rev Respir Dis. 1992 Mar; 145 (3): 621-625).

クォンティフェロン (QFT) 検査

結核菌に特異的な蛋白を抗原とし，採取した血中のリンパ球を刺激し，インターフェロンγを放出させ，その程度を調べて結核感染の有無をみる方法です（インターフェロンγを測定するものと，インターフェロンγを産生するリンパ球数を数えるものがあります）．利点としては，ツベルクリン反応（特異度30〜40％程度）よりも特異度が高く（特異度50〜80％程度），また採血による検査のため，ツベルクリン反応のように結果判定のために48時間後に再診する必要性がないことがあります．欠点としては，5歳未満の子どもには推奨されていないこと，感染が起こっていても初期では検査が陽性を示さないことがある（ウィンドウ期）ことから，接触があってから2か月経過した時点での検査が推奨されていること，

■ ツベルクリン反応検査の結果に基づく潜在性結核感染の診断規準（2006年：日本結核病学会予防委員会）

		結核歴（※）	
		なし	あり
BCG接種歴	なし	硬結 15 mm 以上 または 発赤 30 mm 以上	硬結 5 mm 以上 または 発赤 10 mm 以上
	あり	硬結 20 mm 以上 または 発赤 40 mm 以上	硬結 15 mm 以上 または 発赤 30 mm 以上

注）小児の場合は，上記よりも小さい値を基準値とすることがある．
（※）原則として，喀痰塗抹陽性患者との接触をさす．ただし，それ以外でも感染症と考えられる患者との接触の場合も含む．

（感染症法に基づく結核の接触者健康診断の手引き（改訂第4版）http://www.phcd.jp/02/kenkyo/koseiroudou/pdf/tb_tmp02.02.pdf)

- また，検査結果には陽性，陰性のほか「判定保留」となる可能性があるなどがあります（感染症法に基づく結核の接触者健康診断の手引き（改訂第4版）http://www.phcd.jp/ (2013年12月7日閲覧), 鈴木公典. 潜在性結核感染症の感染診断と発病予防の現状と課題. http:// www.jata.or.jp/rit/rj/2010_6.pdf (2013年12月7日閲覧), Horsburgh CR Jr, et al. N Engl J Med 2011; 364: 1441-1448).

基礎4 より深く相手を理解する 各種細菌の基礎知識

7 真菌

❶ Aspergillus fumigatus（アスペルギルス フミガタス）

概説

定着性（アスペルギローマ）から侵襲性の疾患までさまざまな臨床像がありますが，免疫抑制（特に好中球数 100/mm³ が長期続いている場合，造血幹細胞移植後など血液がん患者，移植患者，進行した HIV 患者など）のある患者では侵襲性真菌症の主要な起炎菌であり，治療に難渋することが多いです．侵襲性アスペルギルス症の大半は Aspergillus fumigatus が主要な起炎菌です．

常在する臓器

ヒトには常在しません．土壌，ホコリ，水などの環境に幅広く存在します．

主な感染臓器と感染症

臨床上，大きく分けて以下の病型に分類されます．

❶ アレルギー性気管支肺アスペルギルス症（ABPA）

アスペルギルスの吸引後に過敏反応により気管支喘息様の気道過敏症状を認めるものです．

診断基準として以下が設けられています．

1) 喘息の既往
2) 胸部 CT で中枢性気管支拡張の所見
3) Aspergillus 抗原に対する皮膚反応陽性
4) 血清 IgE 抗体が 417 IU/mL（1000 ng/mL）以上

5) *Aspergillus fumigatus* に対する特異抗体（IgE/IgG）の上昇
6) 胸部画像所見での浸潤影の存在
7) *Aspergillus fumigatus* に対する血清抗体の存在
8) 末梢血好酸球の上昇

で，このうちはじめの5項目を最低満たす必要があるとされています．

❷ アスペルギローマ

既存する肺の空洞の中に *Aspergillus* spp. の菌塊を伴います．無症状であることもありますが，喀血の結果，致死的になる場合もあります．

気管支拡張症や陳旧性肺結核など，呼吸器疾患によって空洞性病変のある患者に合併します．副鼻腔に認めることもあります．

❸ 侵襲性アスペルギルス症

抗がん薬投与後の好中球減少の継続（1週間以上），造血幹細胞移植患者など免疫抑制のある患者にみられ，一般に予後不良です．*Aspergillus* spp. の吸入後，肺に病変を起こすことが多いですが，肺血管を通じて全身に広がり，中枢神経系の他，肝臓，脾臓，腎臓，心臓などにも感染を起こすことがあります．

副鼻腔炎や気管気管支炎（特に肺移植患者，AIDS患者）も合併します．

侵襲性肺アスペルギルス症では咳，呼吸苦，広域抗菌薬使用下で認められる発熱などの症状がみられますが，ステロイド使用時では発熱がみられない場合もあります．

病理組織検査で確定診断します．血液培養陽性となることは稀とされ，画像所見や血清検査（β-D-グルカンやガラクトマンナン抗原）を診断の補助に用いた

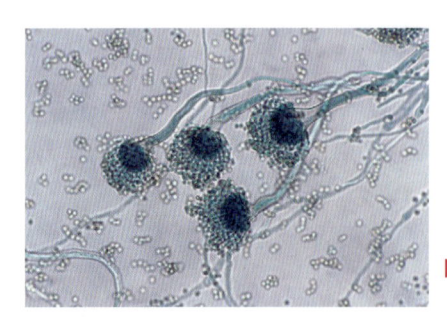

基礎4　より深く相手を理解する　各種細菌の基礎知識

■ アスペルギルスの鏡検所見

り，PCR（ポリメラーゼ連鎖反応）検査を用いることもあります．

❹ 表在感染

角結膜炎（特に外傷や手術後）や外耳炎などの原因になります．

外耳炎の場合は Aspergillus niger によって生じることが多いとされています．

抗菌薬は何を選択するか？

侵襲性疾患の第一選択はボリコナゾール．アムホテリシンB，ミカファンギンも抗菌作用があります．一般に長期間の治療が必要で，免疫抑制がある場合は原則，臨床像が改善しても，免疫抑制状態から改善するまで（好中球数など）治療を継続することが必要です．

アレルギー性気管支肺アスペルギルス症（ABPA）はアレルギー反応が病態の基本なので，イトラコナゾールとステロイドの併用が一般的です．アスペルギローマは抗菌薬を使用せずに経過観察する場合もあります．根治には外科的切除が必要です[9]．

9) IDSA（米国感染症学会）のガイドライン：IDSA. Clin Infect Dis 2008 Feb 1; 46 (3): 327-360.

❷ Candida spp.（カンジダ属）

概説

真菌感染の中で高頻度にみられる菌種です．グラム

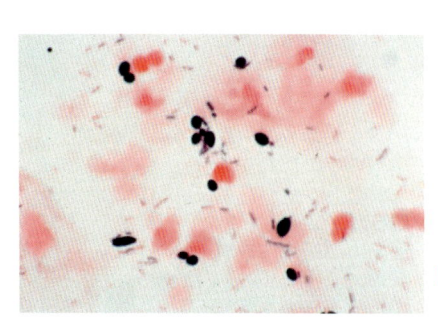

■カンジダのグラム染色所見

陽性に染色され，*Aspergillus* spp.（アスペルギルス）とは異なり，通常の血液培養でも陽性になります．培養には一般細菌の培地とともにサブロー培地を用います．*Candida* spp.（カンジダ）には複数の種類が存在し，臨床で最も遭遇頻度が高いのは *Candida albicans* ですが，菌種によって抗真菌薬への感受性が異なるため，菌種の同定が重要になります．

常在する臓器

皮膚，口腔粘膜，腸管，女性性殖器など．

喀痰（特に気管挿管されている場合）や，尿道カテーテルが留置されている場合の尿から *Candida* spp. が検出されることがありますが，これらは定着菌であることが多いとされています．血液培養が陽性になった場合は真の感染として治療が必要です．

主な感染臓器と感染症

病型は大きく，表在性と深在性に分けられます．

カンジダ症は一般に好中球減少者や進行した AIDS など免疫抑制のある場合に発症しますが，抗菌薬使用後のカンジダ腟炎，指趾間びらん症，おむつかぶれなど，免疫抑制のない健常人にも表在性のカンジダ症をみることがあります．

- **表在性**：皮膚カンジダ症，粘膜カンジダ症（口腔カンジダ症，食道カンジダ症，カンジダ腟炎など）

> **MEMO**
> *Candida* spp. の種類によって異なる色を示す発色基質を含む培地を利用する施設も多いですが，比較的に簡便に *Candida albicans* とそれ以外を区別する方法として Germ Tube Test（ジャームチューブテスト，発芽管形成試験）があります（**COLUMN**, ☞p.141 参照）．細菌検査室がある場合は，*Candida* spp. が培養から陽性となった場合，Germ Tube Test を行うか一度たずねてみましょう．

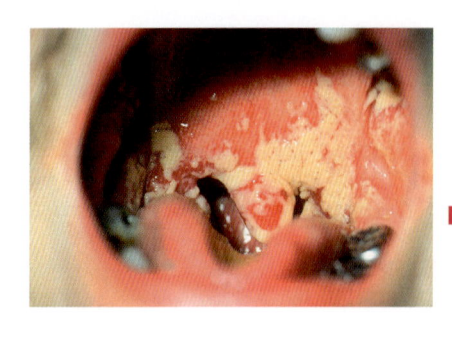

基礎4 より深く相手を理解する **各種細菌の基礎知識**

■ 口腔カンジダ症 (thrush)
(CDC ウェブサイトより転載)

- 特に原因なく（広域抗菌薬の使用，化学療法などによる好中球減少など）口腔カンジダ症がみられる場合はHIV検査を検討する必要があります．
- **深在性**：血管内カテーテル感染，カンジダ血症，カンジダ眼内炎，カンジダ心内膜炎，腎盂腎炎，慢性播種性カンジダ症，など．
  - カンジダ血症のリスクとしては，中心静脈栄養，広域抗菌薬の長期使用，血液癌，骨髄移植，あるいは臓器移植後，鼠径部への留置型カテーテルの使用，複数箇所から *Candida* spp. の検出（定着菌の検出）などがあります[10]．
  - カンジダ血症にカンジダ眼内炎を合併することがあるため，カンジダ血症がみられた場合は眼底検査を行います*．
  - 慢性播種性カンジダ症（主に肝臓や脾臓に播種性の小膿瘍病変がみられる）は長期間好中球減少など免疫抑制があった場合，その多くで好中球数の回復とともに発熱や右季肋部痛，ALPの上昇などがみられます．

抗菌薬は何を選択するか？

フルコナゾール，ミカファンギン，アムホテリシンBを感染臓器や菌種によって選択します（COLUMN，p.142参照）．粘膜カンジダ症ではトローチ，シロ

● HIV検査 ☞p.343「応用1 ⑤HIV診断の方法」参照

10) Mermel LA, et al. Clin Infect Dis 2009 Jun1; 49 (1): 1-45.

* ☞p.289「臨床6 ⑩カテーテル関連感染症」参照

ップ，腟錠などの形でクロトリマゾールが用いられることもあります．

　原則として *Candida albicans* への第一選択はフルコナゾールですが，過去にフルコナゾール使用歴がある場合，あるいは院内で耐性菌が検出されている場合はフルコナゾール耐性である場合もあるので，注意が必要です．

COLUMN

Germ Tube Test（ジャームチューブテスト；発芽管形成試験）

　発芽管とは，くびれなく豆もやしのようにカンジダ細胞から伸びる菌糸の芽であり，血清中に数時間培養すると，*Candida albicans*（と *Candida dubliniensis*）にみられることがあります．*Candida albicans* とそれ以外を区別する簡便で比較的迅速な方法です．

　なお，細胞との間にくびれがあるものは仮性菌糸であり，発芽管とは区別されます．注意すべきは，すべての *Candida albicans* で陽性になるわけではないこと，また，*Candida albicans* と非常に似た性質を持つ *Candida dubliniensis* という種類でも陽性になる点です．

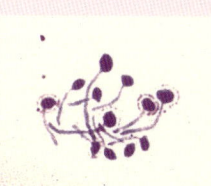

CDC ウェブサイトより転載（Dr. Lucille K Georg による）

基礎4 より深く相手を理解する 各種細菌の基礎知識

COLUMN

真菌感染におけるアムホテリシンB（AMPH-B）とフルコナゾール（FLCZ）およびミカファンギン（MCFG）の感受性の違いについて

■ 感受性の違いについて

	AMPH-B	FLCZ	MCFG
Candida albicans	＋	＋	＋
Candida tropicalis	＋	＋	＋
Candida parapsilosis	＋	＋	±～＋[2]
Candida krusei	＋	－[1]	＋
Candida glabrata	＋	±[1]	＋
Candida lusitaniae	±	＋	＋
Aspergillus fumigatus	＋	－	＋
Cryptococcus neoformans ＋	＋	＋	－[3]

＋は効果あり，－は効果なしを示す．
1. フルコナゾールは *Candida glabrata* への感受性が低く，*Candida kurusei* では無効であるのに注意．
2. ミカファンギンはカンジダ属全般に抗菌作用があるのが特徴だが，*Candida parapsilosis* への効果は低いとされているのに注意．
3. ミカファンギンは *Cryptococcus neoformans* には無効である．よって，*Cryptococcus neoformans* の菌血症のリスクがある場合（進行した AIDS など）では，血液培養で酵母型真菌陽性となっても安易にミカファンギンを使用しないこと．

参考文献
- Mandell GL, Bennett JE, Dolin, R. Mandell, Douglas, and Bennett's Principles and Practice of Infectious Diseases, 7th ed. Churchill Livingstone, 2010.
- McPherson RA, Pincus MR. Henry's Clinical Diagnosis and Management by Laboratory Methods, 22nd ed. Saunders, 2011.

（上記以外は文中に記載）

挑戦!! シナリオトレーニングと知識整理

問題①

A群β溶連菌のA群って？βは何を意味するの？

問題②

Viridans streptococci と *Streptococcus viridans*，どちらとも同じもの？

問題③

腸内細菌科って腸内に常在する細菌のこと？

問題④

検査科より培養検査の途中経過で，グラム陰性ブドウ糖非発酵菌であると報告があった．どんな細菌を思い浮かべるべき？

問題⑤

検査科より培養検査の途中経過で，血液培養1セットからコアグラーゼ陽性のブドウ球菌が検出されたと報告があった．これってコンタミネーション？

問題⑥

BLNAR，VRE，PRSP，ESBLって何？

解説①

Streptococcus spp.（レンサ球菌）はその細胞壁の抗原性に着目した分類によるLancefield分類があり，ローマ字の大文字で表記されます（A群，B群など）．また，溶血性をα，β，γとその性状より分類しています．つまり，A群β溶連菌とはLancefield分類でA群であり，β溶血性を示す細菌ということです．

解説②

通常細菌名は *Streptococcus pyogenes* のようにイタリック体で表記されますが，緑色レンサ球菌はViridans streptococci のようにイタリック体表記はされません．これは，Viridans streptococci が特定の菌を示しているのではなく，レンサ球菌の中で似た傾向を持ったものの総称だからです．これらはLancefield分類にも分類されないものがほとんどで，臨床的には感染性心内膜炎や菌血症の原因となります．

解説③

グラム陰性菌で芽胞を形成しない，ブドウ糖を発酵する，オキシダーゼ非産生，といった特徴をもつものを示します．

Citrobacter, *Enterobacter*, *Escherichia*, *Klebsiella*, *Morganella*, *Proteus*, *Providencia*, *Salmonella*, *Serratia*, *Shigella*, *Yersinia* などが臨床的に重要な腸内細菌です．

解説④

Pseudomonas aeruginosa（緑膿菌），*Acinetobacter baumanii*, *Stenotrophomonas maltophilia*, *Burkholderia cepacia* などは代表的なグラム陰性ブドウ糖非発酵です．ちなみに，このうち *Pseudomonas aeruginosa*, *Burkholderia cepacia* はオキシダーゼを産生するので，もし，グラム陰性桿菌のオキシダーゼ産生菌であれば，緑膿菌を考えます．

解説⑤

コアグラーゼ陽性のブドウ球菌であれば，黄色ブドウ球菌と考えられます．血液培養で黄色ブドウ球菌が検出された場合，例え1セットだけであっても真の感染と考えます！

解説⑥

本文参照ください．

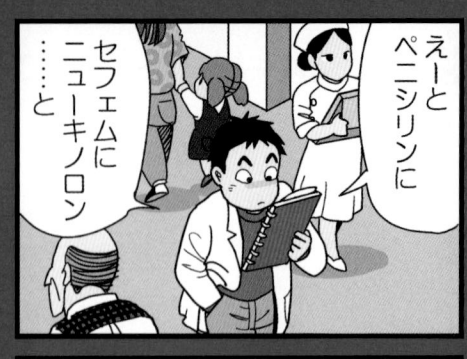

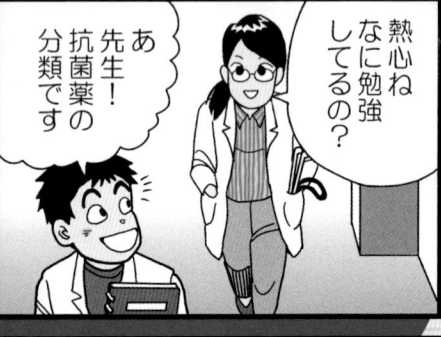

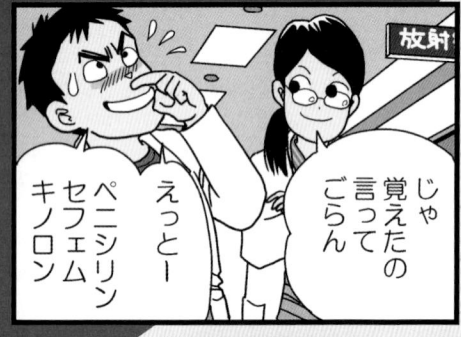

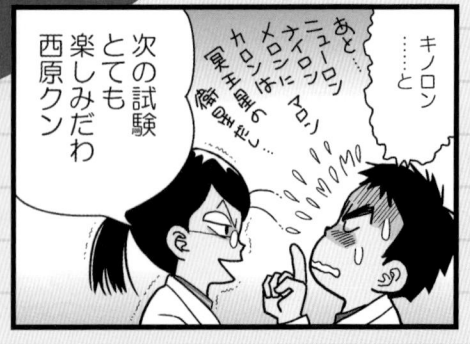

これが基本！

- ◎主な抗菌薬の分類・特徴を覚えましょう（☞p.146）
- ◎抗菌薬は抗菌スペクトラムがすべてではない！ 以下のことは知っていますか？
  - 時間依存性と濃度依存性とは？（☞p.148）
  - 組織移行性とは？（☞p.149）
  - 殺菌性vs静菌性とは？（☞p.150）

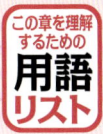

この章を理解するための用語リスト

◎PAE
抗菌薬がMICを下回った後も，細菌の増殖抑制がみられること．

◎MIC（minimum inhibitory concentration）
最小発育阻止濃度＝細菌の増殖を抑制するために必要な最小の薬物濃度．

◎半減期
文字どおり，薬物の血中濃度が半減するまでの時間をいいます．血中半減期やt1/2と同じ意味になります．

◎交叉耐性
ある薬剤に対して耐性獲得をすると同時に，別の薬剤にも耐性獲得することをいいます．

◎分布容量
投与した薬剤量に比して，どれだけの血中濃度を到達できるかをはかる指標です．体格だけでなく，薬剤の脂肪などの組織への移行のしやすさ，pH，薬剤の血中蛋白への結合しやすさなどにも左右されます．

> 例1　分布容量の大きい抗菌薬の例として，チゲサイクリンがあり，この場合，投与してもなかなか有効な血中濃度が達成できない場合があります（☞p.208）．

> 例2　分布容量が大きくなる典型は肥満者（脂肪量が多い）や妊婦（循環血漿量増加などの影響）です．

◎多剤耐性菌
名前のとおり，さまざまな抗菌薬に対して耐性を示す細菌を指します．

◎P450
応用1の「COLUMN　肝酵素P450と薬剤相互作用」（☞p.355）参照．

※本章で掲載の製剤写真は商品の一部を掲載しており，すべてではありません．

基礎5　手に持っている武器はどんな武器？　抗菌薬の基礎知識

主な抗菌薬の分類

波線部は腎機能による用量調整不要なもの

分類			一般名		商品名
βラクタム系抗菌薬 [☞p.154]	① ペニシリン系 [☞p.155]	天然ペニシリン	ペニシリン G（PCG）	[☞p.156]	ペニシリン G カリウム
		ペニシリナーゼ耐性ペニシリン	Methicillin, Oxacillin, Nafcillin, Cloxacillin	[☞p.157]	※国内未承認
		アミノペニシリン	アンピシリン（ABPC）	[☞p.157]	ビクシリン
			アモキシシリン（AMPC）	[☞p.158]	パセトシン
		抗緑膿菌活性のあるペニシリン	ピペラシリン（PIPC）	[☞p.159]	ペントシリン
		βラクタマーゼ阻害剤との合剤	アンピシリン/スルバクタム（ABPC/SBT）	[☞p.160]	ユナシン-S
			アモキシシリン/クラブラン酸（AMPC/CVA）	[☞p.161]	オーグメンチン，クラバモックス
			ピペラシリン/タゾバクタム（PIPC/TAZ）☆抗緑膿菌活性もあり	[☞p.162]	ゾシン
	② セフェム系 [☞p.163]	第一世代セフェム [☞p.163]	セファゾリン（CEZ）	[☞p.164]	セファメジンα
			セファレキシン（CEX）	[☞p.164]	ケフレックス
		第二世代セフェム [☞p.165]	セフォチアム（CTM）	[☞p.165]	パンスポリン
			セフロキシム（CXM）	[☞p.165]	オラセフ
		第三世代セフェム [☞p.166]	セフォタキシム（CTX）	[☞p.167]	クラフォラン，セフォタックス
			セフトリアキソン（CTRX）	[☞p.167]	ロセフィン
			セフタジジム（CAZ）	[☞p.168]	モダシン
			セフォペラゾン/スルバクタム（CPZ/SBT）	[☞p.169]	スルペラゾン
		経口第三世代セフェム [☞p.169]	セフジニルなど	[☞p.169]	セフゾンなど
		第四世代セフェム [☞p.170]	セフェピム（CFPM）	[☞p.171]	マキシピーム
			セフピロム（CPR）	[☞p.171]	ケイテンなど
		第五世代セフェム [☞p.171]	Ceftaroline	[☞p.171]	※国内未発売
		セファマイシン系 [☞p.172]	セフメタゾール（CMZ）	[☞p.172]	セフメタゾン
		オキサセフェム系 [☞p.173]	フロモキセフ（FMOX）	[☞p.173]	フルマリン
			ラタモキセフ（LMOX）	[☞p.173]	シオマリン
	③ モノバクタム系 [☞p.174]		アズトレオナム（AZT）	[☞p.174]	アザクタム
	④ カルバペネム系 [☞p.175]		イミペネム/シラスタチン（IPM/CS）	[☞p.176]	チエナム
			メロペネム（MEPM）	[☞p.176]	メロペン
			ドリペネム（DRPM）	[☞p.177]	フィニバックス
⑤ アミノグリコシド系 [☞p.178]			ゲンタマイシン（GM）	[☞p.181]	ゲンタシン
			トブラマイシン（TOB）	[☞p.181]	トブラシン
			アミカシン（AMK）	[☞p.182]	アミカシン
			アルベカシン（ABK）	[☞p.182]	ハベカシン
⑥ ニューキノロン系 [☞p.183]			シプロフロキサシン（CPFX）	[☞p.185]	シプロキサン
			レボフロキサシン（LVFX）	[☞p.185]	クラビット
			モキシフロキサシン（MXFX）	[☞p.186]	アベロックス

主な抗菌薬の分類 基礎

ジェネリック品は付表4参照

	一般名		商品名
⑦ マクロライド系 [☞p.188]	エリスロマイシン (EM) [☞p.189]		エリスロシン
	クラリスロマイシン (CAM) [☞p.190]		クラリシッド，クラリス
	アジスロマイシン (AZM) [☞p.191]		ジスロマック
⑧ リンコマイシン系 [☞p.193]	クリンダマイシン (CLDM) [☞p.193]		ダラシン
⑨ テトラサイクリン系 [☞p.196]	ドキシサイクリン (DOXY) [☞p.197]		ビブラマイシン
	ミノサイクリン (MINO) [☞p.197]		ミノマイシン
⑩ グリコペプチド系 [☞p.198]	バンコマイシン (VCM) [☞p.199]		バンコマイシン
	テイコプラニン (TEIC) [☞p.201]		タゴシット
⑪ サルファ剤 [☞p.202]	ST合剤 (SMX/TMP) [☞p.202]		バクタ
			バクトラミン
⑫ メトロニダゾール [☞p.204]	メトロニダゾール [☞p.204]		フラジール
⑬ その他の抗菌薬 [☞p.206]	リネゾリド (LZD) [☞p.206]		ザイボックス
	ダプトマイシン (DAP) [☞p.207]		キュビシン
	キヌプリスチン/ダルフォプリスチン (QPR/DPR) [☞p.207]		シナシッド
	チゲサイクリン (TGC) [☞p.208]		タイガシル
	ポリミキシン (PL) [☞p.209]		ポリミキシンB
	コリスチン [☞p.209]		コリマイシン
	ホスホマイシン (FOM) [☞p.210]		ホスミシン
⑭ 抗真菌薬 [☞p.211]	フルコナゾール (FLCZ) [☞p.213]		ジフルカン
	イトラコナゾール (ITCZ) [☞p.214]		イトリゾール
	ボリコナゾール (VRCZ) [☞p.215] 静注は腎機能低下時は使わない		ブイフェンド
	Posaconazole [☞p.216]		※国内未承認
	アムホテリシンB (AMPH-B) [☞p.217]		ファンギゾン
	アムホテリシンBリポソーム製剤 [☞p.217]		アムビゾーム
	ミカファンギン (MCFG) [☞p.219]		ファンガード
	5-FC (フルシトシン) [☞p.220]		アンコチル
	テルビナフィン [☞p.221]		ラミシール
⑮ 抗結核薬 [☞p.222]	イソニアジド (INH) [☞p.222]		イスコチン，ヒドラ
	リファンピシン (RFP) [☞p.223]		リファジン，リマクタン
	エタンブトール (EB) [☞p.223]		エブトール，エサンブトール
	ピラジナミド (PZA) [☞p.224]		ピラマイド
⑯ 抗ウイルス薬 [☞p.225]	アシクロビル (ACV) [☞p.225]		ゾビラックス，アシクリル，ビクロックス
	バラシクロビル (VACV) [☞p.226]		バルトレックス
	オセルタミビル [☞p.226]		タミフル

5 主な抗菌薬の分類

基礎5　手に持っている武器はどんな武器？　抗菌薬の基礎知識

⓪ 抗菌薬の基本

概説▶　『抗菌薬の基本的概念をおさえましょう』
- 時間依存性 vs 濃度依存性とは？
- 組織移行性とは？
- 殺菌性 vs 静菌性とは？

(1) 時間依存性vs濃度依存性とは？

- 時間依存性とは，**ターゲットとする菌の存在する部位**での抗菌薬の濃度がMIC（minimum inhibitory concentration；最小発育阻止濃度）を超えた際にはじめて抗菌作用を発揮するとされる抗菌薬です（図1①）．そのため半減期が短いものはMIC以上の濃度を維持するため頻回投与が必要なことになります．代表例として，ペニシリン系，セフェム系，カルバペネム系などがあります．　●MIC☞用語リスト参照
- 濃度依存性とは，**ターゲットとする菌が存在する部位**での抗菌薬の濃度がMICに比して高いほど強い抗菌作用が期待できる抗菌薬です．抗菌薬の濃度の最高値（Cmax）（図1②）とMICの比が抗菌力の効果の指標として使われます．こういった抗菌薬にはしばしばPAEがみられます．代表例として，アミノグリコシド系，ニューキノロン系があります．　●PAE☞用語リスト参照
- AUC（Area Under the Curve）/MICとは，非常に簡単に説明すると，濃度依存性と時間依存性の概念を足し合わせた概念です．AUCとは薬剤濃度と時間の関係をグラフにした際，薬剤濃度曲線のカーブ

0 抗菌薬の基本 基礎

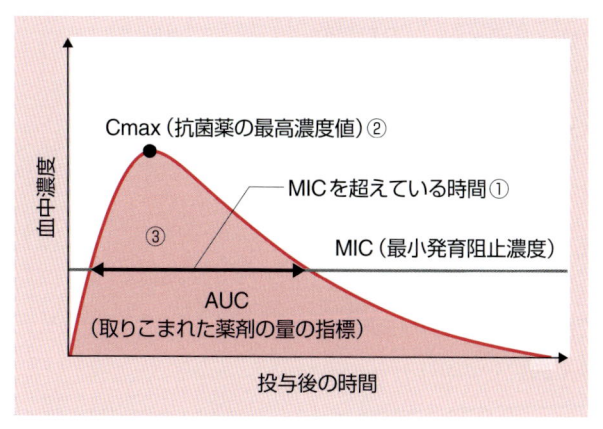

図1 AUC/MICの概念図

（グラフ内ラベル: Cmax（抗菌薬の最高濃度値）②, MICを超えている時間①, MIC（最小発育阻止濃度）, AUC（取りこまれた薬剤の量の指標）③, 縦軸：血中濃度, 横軸：投与後の時間）

より下の部分の面積をいい（図1③），AUC/MICはMICとの比をみています．AUC/MICによって抗菌効果が評価される代表的な抗菌薬としてバンコマイシンがあります．

(2) 組織移行性とは？

抗菌薬を投与しても，実際に感染が起こっている部位に適切な濃度が到達しなければ意味がありません．
ポイントは，「抗菌薬のスペクトラムが合っていればよいというものではなく，適切な濃度が適切な部位に到達できていなくてはいけない」ということです．

> ⦿組織移行性の例
> ❶中枢神経系へ移行性のよい代表的な抗菌薬
>   ペニシリンG，アンピシリン，第三世代セフェム系以上のセファロスポリン系，カルバペネム系，ニューキノロン系，メトロニダゾールなど
> ❷骨への移行性のよい抗菌薬例

ニューキノロン系，クリンダマイシン，ST合剤，リネドリドなど

❸前立腺への移行性のよい抗菌薬例
ニューキノロン系

❹アミノグリコシド系
膿瘍のような酸性環境下では効かない（☞p.178）

❺ダプトマイシン
肺サーファクタントでは不活化されてしまうため，肺感染症への使用には不適切（☞p.207）

(3) バイオアベイラビリティとは？

　経口薬は，腸管吸収というステップを経るので，静注のようにすべてが血流に届くわけではありません．このように，最大限到達可能な濃度と比較して，経口薬が実際にどのくらいの濃度で血流内に届くのかを表した比をバイオアベイラビリティ（bioavailability）といいます（**COLUMN**参照）．

(4) 肝酵素P450と薬剤相互作用とは？

　どんな薬剤を投与するにあたっても注意しなくてはいけないのが薬剤相互作用です．この中でも大事なのが，体内の酵素の一つであるCYP450との関係です．うっかりすると，薬剤の血中濃度が変化して，重大な副作用の出現や治療の失敗につながることもあります．

●CYP450☞p.355「COLUMN　肝酵素P450と薬剤相互作用」参照

(5) 殺菌性vs静菌性とは？

　抗菌薬といっても，すべてが菌を殺すこと（殺菌性）で効果を現すわけではなく，免疫力が正常に働いており，自己免疫力で対処可能な細菌量であるなどの条件が揃っていれば細菌量がそれ以上増えないように合成

COLUMN

経口薬を選ぶときのポイント

　同じ名前の抗菌薬だから，静注薬からそのまま同じ名前の経口薬（あるいは同じ系列の抗菌薬）に変えればいい，と思っていませんか？

●バイオアベイラビリティとは？

　経口薬は，腸管吸収というステップを経るので，静注薬のようにすべてが血流に届くわけではありません（図2）．このように，最大限到達可能な濃度に比較して，経口で実際にどのくらいの濃度で血流内に届くのかを表した比をバイオアベイラビリティ（bioavailability）といいます（図3）．経口薬を選択するうえで，組織移行性と同様に重要なポイントです．経口のバイオアベイラビリティがよいとされている代表的な抗菌薬は以下のとおりです．

経口のバイオアベイラビリティがよいとされている代表的な薬剤
アモキシシリン
アモキシシリン/クラブラン酸
第一世代セフェム
ニューキノロン系
クリンダマイシン
メトロニダゾール
ST合剤
リネゾリド
フルコナゾール
ボリコナゾール

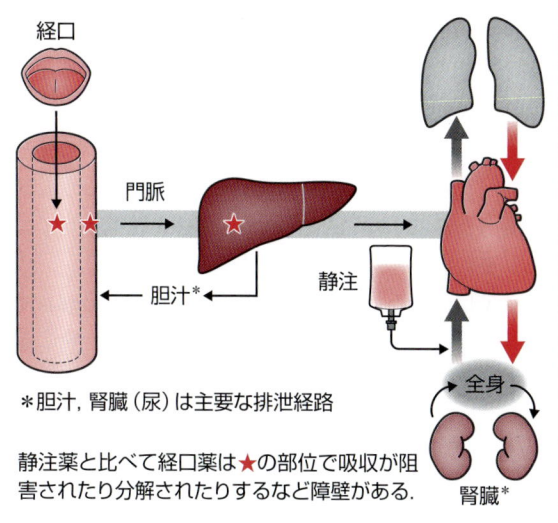

*胆汁，腎臓（尿）は主要な排泄経路

静注薬と比べて経口薬は★の部位で吸収が阻害されたり分解されたりするなど障壁がある．

図2　経口薬と静注薬の代謝経路の違い

基礎5 手に持っている武器はどんな武器？ **抗菌薬の基礎知識**

$$\text{バイオアベイラビリティ} = \frac{経口のAUC}{静注のAUC}$$

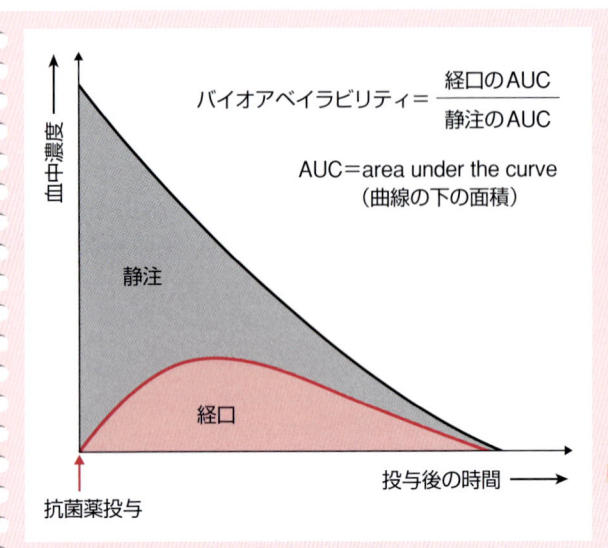

AUC = area under the curve
（曲線の下の面積）

図3 バイオアベイラビリティの概念図

　図2にあるように，経口薬は消化管内の環境（胃酸，消化管疾患，経口摂取物など），腸管壁や肝臓での代謝などの影響を受けて，実際に全身循環に届く量が変化します．消化管内の環境についてはある程度予測・調整できるため，代表的なものを頭に入れておきましょう．

　なお，抗HIV薬については「応用3 HIV これだけは理解する 疑った時にどうするか？」参照．抗HIV薬には食事や胃酸の影響を考慮しなくてはいけないものが多く，投与のタイミングにも影響することを頭に入れておきましょう．

- 吸収を妨げる状態：下痢，イレウス，消化管の寄生虫感染など
- 胃酸の影響を受けるもの：イトラコナゾールカプセル（カプセルの吸収に胃酸が必要），経口ペニシリンG（胃酸によって吸収阻害）
- マグネシウム，アルミニウムなどを含む制酸薬，鉄剤，カルシウム剤：ニューキノロン系，テトラサイクリン系の抗菌薬（吸収を阻害）
- 食べ物の影響を受ける：posaconazole（本邦未発売）（食事，特に脂肪分の多い食事で吸収が改善）

を抑制する（静菌性）だけでも理論上は感染をコントロールできるわけです．

なぜこれが重要かというと，好中球減少者などの免疫力が低下している人や，重症敗血症などで細菌量が自己免疫力で対応できる量を上まわっている状態では，静菌性抗菌薬では感染をコントロールできないため，原則的に殺菌性を選ぶことになるからです．

殺菌性か静菌性は抗菌薬の作用メカニズムによって以下のようにある程度分類できますが，「○○抗菌薬は殺菌性で△△抗菌薬は静菌性」と厳密に分類できるわけではないのがややこしいところです．

> ◉ **作用機序によるおおまかな分類**
> **殺菌性抗菌薬**：細胞壁や細胞膜の合成阻害（βラクタム系，バンコマイシン）
> **静菌性抗菌薬**：葉酸合成阻害（ST合剤），蛋白合成阻害（クリンダマイシン）

> ◉ **原則殺菌性抗菌薬を用いる必要がある状況**
> ● 感染症エマージェンシーとなる感染症
>   細菌性髄膜炎
>   好中球減少者の発熱
>   肺血症性ショック
>   壊死性筋膜炎
> ● 感染性心内膜炎
> ● 菌血症（特に黄色ブドウ球菌の菌血症）

MEMO
ペニシリンは腸球菌に対して殺菌性には働かない，というように菌によって作用の仕方が変わる抗菌薬があります．心内膜炎の治療には殺菌性であることが必要です．腸球菌の場合にはペニシリン系抗菌薬に加え，アミノグリコシドを併用して治療するわけです．

MEMO
一般に蛋白合成阻害をする抗菌薬は静菌性に作用するとされていますが，アミノグリコシド系抗菌薬は殺菌性に作用します．これは，アミノグリコシド系抗菌薬が蛋白合成を阻害する以外になんらかのメカニズムが働いているためと考えられています．

基礎5　手に持っている武器はどんな武器？ 抗菌薬の基礎知識

● βラクタム系抗菌薬とは？

◎ βラクタム系の基本構造

そもそもβラクタムってなんでしょうか？ ペニシリンの基本構造（図4）を見てもらうと，四角形のβラクタム環に側鎖がついていることがわかると思いますが，このβラクタム環が細胞壁の合成阻害をすることで抗菌作用を発揮します．βラクタム系抗菌薬とはこの基本構造を持つ抗菌薬のことで，側鎖の変化により，スペクトラムが変わってきます．ペニシリン系，セフェム系，カルバペネム系，そしてモノバクタム系が含まれます．

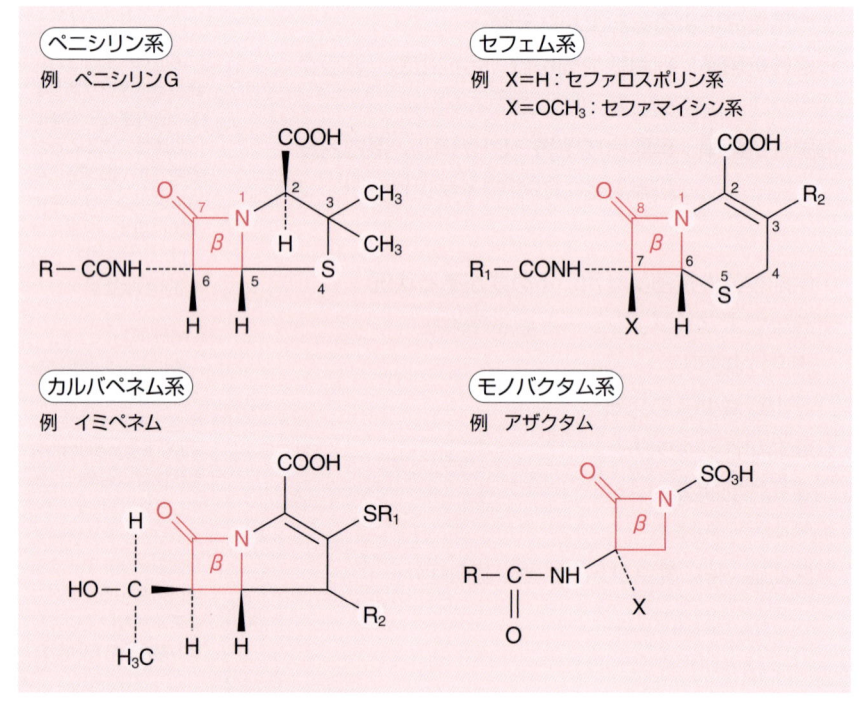

図4　βラクタム系抗菌薬の基本構造
色で示した部分がβラクタム環．モノバクタム系だけ異なる構造となっていて，ペニシリンアレルギーのある患者への交叉反応もないとされる．

1 ペニシリン系

概説▶　ペニシリン系抗菌薬が良好に作用するためには，以下の2つが重要なポイントになります．
- ペプチドグリカンを細胞壁に含む細菌であること
- 細胞分裂が盛んに行われている細菌であること

　ペプチドグリカンの合成に関わるペニシリン結合蛋白（PBP）に結合することで，ペプチドグリカンの合成を阻害→細胞壁の合成の阻害をすることにより作用を発揮します（図5）[1]．

　逆にいえば，細胞分裂が盛んに行われている細菌でなければ効果は低い，ということになります．βラクタム環が破壊されたり，PBPに結合できなくなってしまうと，効力を失ってしまいます．

　βラクタム系抗菌薬は時間依存性の抗菌薬であるため，適切な濃度を維持できるような投与間隔が重要です．半減期の短い抗菌薬では，1日何回も投与が必要になります．

●ペプチドグリカン ☞p.30「COLUMN　グラム陽性菌とグラム陰性菌の細胞壁の違い」参照

1) Wright AJ. Mayo Clin Pro. 1999 Mar；74（3）：290-307.

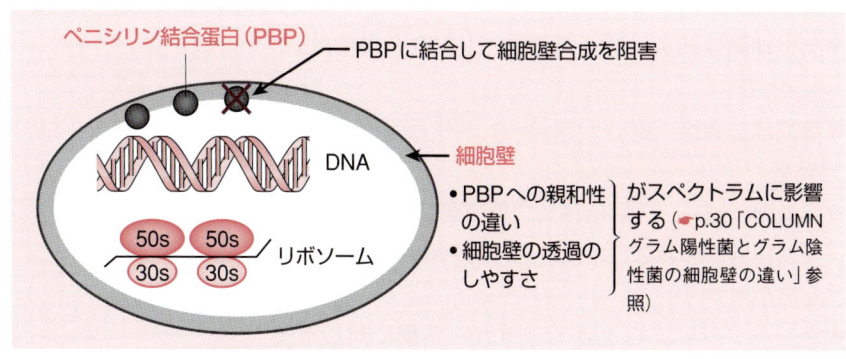

図5　ペニシリン系抗菌薬の作用機序

・PBPへの親和性の違い
・細胞壁の透過のしやすさ

がスペクトラムに影響する（☞p.30「COLUMN　グラム陽性菌とグラム陰性菌の細胞壁の違い」参照）

基礎 5　手に持っている武器はどんな武器？　抗菌薬の基礎知識

❶ 天然ペニシリン

● ペニシリンG（PCG）：ペニシリンGカリウム

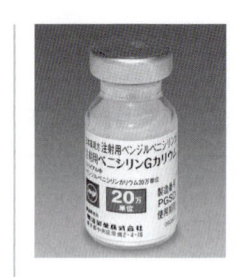

　スペクトラムはブドウ球菌を除くグラム陽性菌（例外あり），*Bacteroides* spp.（バクテロイデス）を除く嫌気性菌（いわゆる「横隔膜より上」の嫌気性菌が基本です．

適応症

　レンサ球菌や腸球菌による感染性心内膜炎（アミノグリコシド系抗菌薬と併用），髄膜炎菌の髄膜炎，A群溶連菌感染，中枢神経梅毒などでは第一選択とされています．感受性のある肺炎球菌性肺炎や髄膜炎でも使いますが，最近では PRSP（ペニシリン耐性肺炎球菌）が問題視され，肺炎球菌の場合（特に髄膜炎では），感受性を考慮した選択が必要です．

●PRSP ☞ p.87「COLUMN PRSP, PISP（ペニシリン耐性肺炎球菌）」参照

ここに注意！

　静注薬はカリウム塩のため，投与の際に血管痛や静脈炎の合併，高カリウム血症に注意！

常用量

- **中枢神経梅毒**：1,800万単位〜2,400万単位/日・分4〜6
- **肺炎球菌性肺炎**：800万単位〜1,200万単位/日・分4〜6
- **重症扁桃腺炎**：800万単位〜1,200万単位/日・分4〜6

※半減期が短く，時間依存性の抗菌薬であることから，頻回投与が必要なことに注意．持続静注を行う方法もあります．

※経口ペニシリンGもありますが，胃酸に対し不安定性があり，吸収がよくない薬です．

❷ 抗黄色ブドウ球菌活性のあるもの
〜ペニシリナーゼ耐性ペニシリン（国内未承認）

● Methicillin, Oxacillin, Nafcillin, Cloxacillin など

　黄色ブドウ球菌が，βラクタム環を破壊するペニシリナーゼ（βラクタマーゼの一種）を産生するようになり，耐性獲得したため，ペニシリナーゼに強いペニシリンとして登場したのが抗黄色ブドウ球菌活性のあるペニシリンです．黄色ブドウ球菌（MSSA）の感染性心内膜炎では第一世代セフェムよりも効果が高いとされており[2]，また高濃度で中枢神経系への移行も期待できます．

　日本ではペニシリナーゼ耐性ペニシリン単剤では存在しませんが，アンピシリン（ABPC）と cloxacillin が合剤（ビクシリン S®）が販売されています．

2) Baddour LM, et al. Circulation. 2005 Jun 14；111（23）：e394-434.

❸ グラム陰性桿菌にスペクトラムを広げたもの〜アミノペニシリン

(1) アンピシリン（ABPC）：ビクシリン®

　グラム陽性菌ではペニシリン G よりも *Enterococcus* spp.（腸球菌）に対する抗菌力が強く，*Listeria monocytogenes*（リステリア菌）の治療には第一選択です．グラム陰性菌ではペニシリン G に比べ，*Escherichia coli*（大腸菌），*Proteus mirabilis*（プロテウス ミラビリス），*Haemophilus influenzae*（インフルエンザ菌，βラクタマーゼ非産生菌）などにも活性を持つことが特徴ですが，最近は耐性菌が増えてきたことから使用には注意を要します．*Klebsiella* spp.（クレブシエラ），SPACE には効かず *Bacteroi-*

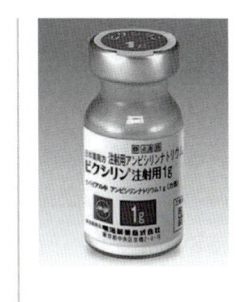

des spp.（バクテロイデス）のような「横隔膜より下」の嫌気性菌にも効きません．

■適応症
ペニシリンGの適応がほとんど当てはまるほか，*Listeria*による髄膜炎や感受性のある腸球菌では第一選択．

■常用量
- 4〜12 g（髄膜炎・心内膜炎では12 g）/日・分4〜6
（本邦の保険適用量は1〜4 g/日．髄膜炎・心内膜炎では大量投与可）

経口アンピシリンも存在しますが，アモキシシリンのほうが腸管吸収がよく，下痢などの副作用も少なく実臨床ではよく使われます[3]．

3) Wright AJ. Mayo Clin Proceed. 1999 Mar；74（3）：290-307.

(2) アモキシシリン（AMPC）（経口）：パセトシン®

経口薬のみですが，バイオアベイラビリティにすぐれ，アンピシリンに構造やその抗菌スペクトラムも似ています．

■適応症
細菌性咽頭炎（特にA群溶連菌によるもの），中耳炎，軽症の肺炎球菌性肺炎など．感染性心内膜炎の予防内服にも用いられます[4]．

■常用量
- 細菌性咽頭炎：250 mgを1日3〜4回，10日間
- 軽症の肺炎球菌性肺炎：500 mgを1日3回
- 感染性心内膜炎の予防内服：2 gを処置の30〜60分前に1回

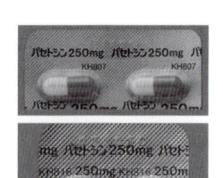

上：カプセル，下：錠剤
▶ジェネリック品 ☞p.428

4) Wilson W, et al. Circulation. 2007 Oct 9；116（15）：1736-1754.

❹ 抗緑膿菌活性のあるペニシリン

抗緑膿菌活性のあるペニシリンとしてピペラシリン

とピペラシリンにβラクタマーゼ阻害剤の合剤があります（後者は「⑤βラクタマーゼ阻害剤との合剤」で扱います）．

● ピペラシリン（PIPC）：ペントシリン®

ペニシリンやアンピシリンに比べてグラム陽性菌への活性が弱くなりますが，*Pseudomonas aeruginosa*（緑膿菌）を含むグラム陰性菌への活性が良好なことが知られています．しかし，菌量が多いとMICが上昇することが知られているinoculum effectやβラクタマーゼ産生菌には耐性であることにより，現在では好中球減少者の発熱や腹腔内感染の治療に単剤で用いることは推奨されていません[5]．

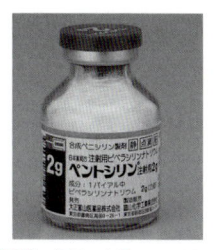

▶ 参 ジェネリック品 ☞ p.428
● MIC ☞ 用語リスト参照
5) Wright AJ. Mayo Clin Proceed. 1999 Mar；74（3）：290-307.

■適応症
感受性のある緑膿菌感染症．

■注意！
ペニシリン系で抗緑膿菌抗菌薬として重要．

■常用量
● 4〜12 g/日（保険適用量は2〜8 g/日）を分4
　2 g/日では緑膿菌には十分な抗菌力は得られません．

⑤ βラクタマーゼ阻害剤との合剤

ペニシリンの抗菌作用の要であるβラクタム環が破壊されてしまうと抗菌作用を失います．黄色ブドウ球菌のペニシリナーゼもβラクタマーゼの一種です．このβラクタマーゼから，さらに抗菌薬を守ろうということで生み出されたのが，ペニシリン系抗菌薬にβラクタマーゼ阻害剤を配合した抗菌薬です．βラクタマーゼにはさまざまな種類がある中，一般に，*Staphylococcus aureus*（黄色ブドウ球菌），*Haemophilus*

MEMO
MSSAに感受性があるようにみえても，臨床的には効果がないこともあり，注意が必要です（βラクタマーゼの産生量の影響と考えられている）．また，βラクタマーゼ阻害剤では阻害されない種類のβラクタマーゼを持つMSSAもあります．

基礎5 手に持っている武器はどんな武器？ 抗菌薬の基礎知識

influenzae（インフルエンザ菌），*Moraxella catarrhalis*（モラキセラ カタラーリス），*Bacteroides* spp.（バクテロイデス）の持つβラクタマーゼには効くので，横隔膜より下の嫌気性菌もカバーされるようになります．一方，同じβラクタマーゼでも，いわゆる SPACE が持っている染色体型 AmpC 型 β ラクタマーゼには，β ラクタマーゼ阻害剤は効かないので注意が必要です．

● AmpC 型 β ラクタマーゼ
☞ p.102「COLUMN SPACE とは？ 誘導性染色体型 AmpC を持つ細菌たち」参照

(1) アンピシリン/スルバクタム（ABPC/SBT）：ユナシン®-S（静注）

　ペニシリン系抗菌薬アンピシリンとβラクタマーゼ阻害剤であるスルバクタムの合剤．アンピシリン：スルバクタムが2：1の割合で配合されています．抗菌スペクトラムはアンピシリンのスペクトラムに加え，グラム陰性菌では *Haemophilus influenzae*（インフルエンザ菌），*Moraxella catarrhalis*（モラキセラ カタラーリス），*Escherichia coli*（大腸菌）のβラクタマーゼ産生菌や，*Klebsiella* spp. にも効果があります．

　ちなみにスルバクタムだけでも抗菌作用があり，多剤耐性 *Acinetobacter baumanii* の治療にも，スルバクタムが抗菌作用があるとのことで注目されています[6]．

　嫌気性菌（*Bacteroides* spp. などいわゆる「横隔膜下の菌」も含む）に対する抗菌力も良好であることから，腹腔内感染症にもよく使われますが，2010 年の IDSA（米国感染症学会）の腹腔内感染症のガイドラインでは，本剤耐性の大腸菌が増えたことから，推奨から外れてしまいました[7]．

　適応には施設や地域での感受性を十分に考慮することが重要です．

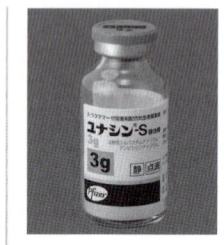

▶ ジェネリック品 ☞ p.428

6) Levin AS. Clin Microbiol Infect. 2002 Mar；8（3）：144-153.

7) Solom Kim JS, et al. Clin Infect Dis. 2010 Jun 15；50（20）：133-164.

適応症

市中肺炎，中耳炎，副鼻腔炎，扁桃周囲炎などのレンサ球菌，インフルエンザ菌の関与する感染症．誤嚥性肺炎，腹腔内感染，骨盤内感染など嫌気性菌感染や混合感染にも適応があります．

常用量

- 6〜12 g/日・分 4

（国内でも 2012 年 8 月に 1 日最大 12g までの投与が認められるようになりました）

(2) アモキシシリン/クラブラン酸（AMPC/CVA）：オーグメンチン®，クラバモックス®（経口）

アモキシシリンにβラクタマーゼ阻害剤であるクラブラン酸を配合したものです．アンピシリン/スルバクタム同様，*Haemophilus influenzae*，*Moraxella catarrhalis*，*Escherichia coli*，*Proteus* spp.，そして *Streptococcus pneumoniae*（肺炎球菌，PRSP（ペニシリン耐性肺炎球菌）を除く）をカバーし，中耳炎や副鼻腔炎，扁桃腺炎など上気道感染に用いられます．加えてヒト，猫，犬などの咬傷でも起炎菌となる *Eikenella*（ヒト）*(次頁)，*Pasturella*（ネコ，イヌ）もカバーすることから，予防内服にも用いられます．

日本の成人用錠剤であるオーグメンチン®は，アモキシシリン：クラブラン酸の割合が 250 mg 対 125 mg の 2：1 ですが，アメリカでは 2：1，4：1，7：1 など，さまざまな割合で存在します．クラブラン酸の量は 125 mg で固定されているのがほとんどで，アモキシシリンの必要量に応じて増やせるようになっています．クラブラン酸の量が固定されているのは，クラブラン酸の量は 1 日 250〜375 mg でβラクタマーゼ産生菌からアモキシシリンを守るのに十分とされ

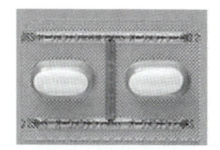

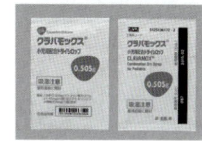

上：オーグメンチン®
下：クラバモックス®
（小児用）

MEMO

PRSP でない *Streptococcus pneumoniae* と書きましたが，ペニシリンへの MIC が高いものに対応するために，アモキシシリンを増量した長期作用型の錠剤（2000 mg/125 mg）というのも登場しているようです．日本の錠剤は 250 mg/125 mg の組み合わせしかない

ていること[8]．また，それ以上の量になると，下痢や吐き気などの副作用が強くなることがいわれているためで．また，一回のアモキシシリン投与量が多くなることで，MICを超えた濃度を維持できる時間が長くなる→1日2回の投与も可能になる→クラブラン酸を減らすことで下痢などの副作用も減らせる，といったメリットも知られています[9]．

■ 適応症

市中肺炎，中耳炎，副鼻腔炎，扁桃周囲炎など肺炎球菌，レンサ球菌，インフルエンザ菌の関与する感染症．ヒト，イヌ，ネコの咬傷の予防内服を含む軟部組織感染症．

■ 常用量

- 250/125 mg錠3錠・分3にアモキシシリン250 mg錠3錠・分3，あるいは250 mg/125 mg錠2錠・分2にアモキシシリン250 mg錠4錠・分2

ので，アモキシシリン錠と合わせて投与することもよいでしょう．また，子ども用のクラバモックス®はアモキシシリン：クラブラン酸の割合が14：1となっています．

＊ *Eikenella* はHACEK groupといわれる菌群の一つ．

8) White AR, et al. J Antimicrob Chemother. 2004 Jan；53 Suppl. i3-20.

9) White AR, et al. J Antimicrob Chemother. 2004 Jan；53 Suppl. i3-20.

(3) ピペラシリン/タゾバクタム（PIPC/TAZ）：ゾシン®

ピペラシリン（PIPC）とβラクタマーゼ阻害剤であるタゾバクタム（TAZ）との合剤．ピペラシリンには，緑膿菌を含むグラム陰性桿菌に対する抗菌作用がありますが，タゾバクタムが配合されることで，ピペラシリンのスペクトラムに加え，横隔膜下の嫌気性菌を含むβラクタマーゼ産生グラム陰性菌へも効くようになります．

■ 適応症

緑膿菌を含む複数菌感染症，腹腔内感染症，骨盤腔内感染症，院内肺炎，敗血症．

■ 常用量

- 4.5 gを6〜8時間毎

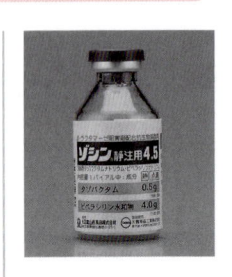

MEMO

以前に日本で販売されていたタゾシンはPIPC：TAZ＝4：1でしたが，現在はPIPC：TAZ＝8：1のゾシン®に変わり，同時に最大投与量の増量も認められました．

2 セフェム系

概説▶ ペニシリン系抗菌薬にみられた五角形のチアゾリジン環の代わりに六角形の環がついています．そして，側鎖によってスペクトラムが変わります．

セフェム系全般の特徴は以下のとおりです．
- 腸球菌，リステリア菌には効かない
- セファマイシン系以外は原則「横隔膜より下の嫌気性菌」へは効かない
- 髄液移行性を期待するなら，第三世代セフェム系以降

また，ここではセフェム系を構造的特徴からセファロスポリン系，セファマイシン系，オキサセフェム系に分けて扱います．

セファロスポリン系

❶ 第一世代セフェム

グラム陽性球菌である黄色ブドウ球菌（MSSA），レンサ球菌などにすぐれた抗菌力を持ちます．ただし，同じグラム陽性球菌でも，**腸球菌の治療にはセフェム系はどの世代でも効きません．** また，グラム陰性桿菌では感受性のある大腸菌，*Klebsiella* spp.，*Proteus* spp. などに有効ですが，第二世代以降のセフェムに比べ抗菌力は劣るとされています[10]．

髄液移行性が不良であるため，髄膜炎の治療には使

10) Marshall WF, et al. Mayo Clinic Proceed. 1999 Feb；74（2）：187-195.

基礎5 手に持っている武器はどんな武器？ 抗菌薬の基礎知識

えません．

(1) セファゾリン（CEZ）：セファメジン® α

　ブドウ球菌や，A群β溶連菌などのレンサ球菌に対して抗菌力がすぐれているため，軟部組織感染や術前の予防投薬によく使われます．また，抗黄色ブドウ球菌用ペニシリンが単剤で使用できない本邦ではメチシリン感受性黄色ブドウ球菌（MSSA）の菌血症や心内膜炎には第一選択で用いられています．

▶ ジェネリック品 ☞ p.428

■**適応症**
　創傷軟部組織感染，外科手術前の予防投与．
　黄色ブドウ球菌（MSSA）感染症．

■**常用量**
● 1〜2 g を 6〜8 時間毎
　（保険適用量は 1 日最大使用量 5 g）

(2) セファレキシン（CEX）：ケフレックス®（経口）

　バイオアベイラビリティがよいため，外来での軟部組織感染の治療などによく使われます．ただし，動物の咬傷では *Pasturella multocida* など，カバーできない菌があるため使えません*．
　セファレキシンは半減期が短いため，1 日 4 回の投与が必要です．

■**適応症**
　皮膚軟部組織感染症，急性咽頭炎（ペニシリンが使えない時など）．

■**常用量**
● 250 mg〜1,000 mg を 1 日 4 回

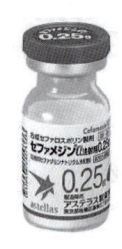

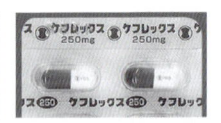

▶ ジェネリック品 ☞ p.428

＊アモキシシリン／クラブラン酸の項参照 ☞ p.161

MEMO
同じく第一世代セフェムで半減期の長いセファドロキシルという抗菌薬があり，こちらは1日2回の投与でよかったのですが，残念ながら国内では発売中止となってしまいました．

❷ 第二世代セフェム

通常セファロスポリン系と，「横隔膜下の嫌気性菌」へ効果があるセファマイシン系（後述）とに分けて考えます．ここでは第二世代のセファロスポリン系を扱います．第二世代セフェムは，第一世代と比べ黄色ブドウ球菌への効果は劣るものの，第一世代と比べると，*Haemophilus influenzae*，*Neisseria* spp.，*Moraxella catarrhalis* などのグラム陰性菌への抗菌力が増しているとされています．

しかし，耐性菌の増加があり，使う機会が減ってきています．

● 横隔膜下の嫌気性菌 ☞ p.260「COLUMN 横隔膜下の嫌気性菌とは？」参照

(1) セフォチアム（CTM）：パンスポリン®（静注, 経口）

PRSP でない肺炎球菌をはじめ，インフルエンザ菌，モラキセラ　カタラーリスをカバーすることから，上気道感染症に，また *Escherichia coli* や *Proteus* spp. などのグラム陰性桿菌もある程度カバーすることから感受性のある菌への尿路感染症にも適応があります．

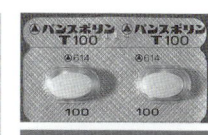

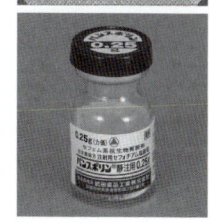

適応症
市中肺炎，副鼻腔炎，腎盂腎炎など．

常用量
- 1〜2 g を 8〜12 時間毎（静注）
合計 2〜4 g/日（保険適用量は 4 g/日まで）

▶ ジェネリック品 ☞ p.429

(2) セフロキシム（CXM）：オラセフ®（経口）

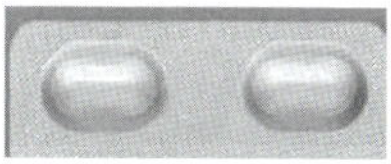

経口のセフォチアム同様，バイオアベイラビリティが悪い（50% 程度）のが弱点です．

皮膚軟部組織感染の原因となるブドウ球菌やレンサ球菌のカバーにおいて第一世代より抗菌力が劣ること

や，グラム陰性菌やStreptococcus pneumoniae（肺炎球菌）へのカバーには経口バイオアベイラビリティの良好な代替薬もあることから，第一選択となる場面はあまりありません．

適応症
セフォチアムとほぼ同様．

常用量
- 750 mg/日・分3，最大1,500 mg/日まで（経口）

❸ 第三世代セフェム

一般的に第三世代セフェムはグラム陽性球菌にもグラム陰性球菌にも強い，といわれますが，抗緑膿菌作用のあるセフタジジム（CAZ）とそれ以外（例：セフォタキシム；CTX，セフトリアキソン；CTRX）と分けて考える必要があります．特筆すべきは髄液移行性です．細菌性髄膜炎のエンピリック治療にセフトリアキソンが頻用されるのは，主要な起炎菌をカバーできる以外にも，移行性のよさがあるためです．

- **セフォタキシム（CTX），セフトリアキソン（CTRX）**：グラム陽性球菌の中でもMSSAへの抗菌力は第一世代セフェムに劣りますが，Streptococcus pneumoniae（肺炎球菌）への抗菌力にすぐれるほか，第一世代，第二世代のセフェムよりもHaemophilus influenzae（インフルエンザ菌），Moraxella catarrhalis（モラキセラ　カタラーリス）への抗菌力にすぐれるため，PRSPが問題になる地域では市中肺炎への治療に有効です．グラム陰性菌では，腸内細菌科の多くをカバーし，Neisseria gonorrhoeae（淋菌）の治療にも用いられます．Pseudomonas aeroginosa（緑膿菌）には無効です．

● 腸内細菌科 ☞ p.98参照

- セフタジジム（CAZ）：*Streptococcus* spp.（レンサ球菌），肺炎球菌への抗菌力はあまりよくないため，市中肺炎の治療には用いません．緑膿菌への抗菌力があるのが特徴です．

● 静注で用いる第3世代セフェム

(1) セフォタキシム（CTX）：クラフォラン®, セフォタックス®

　グラム陽性菌の中ではレンサ球菌，肺炎球菌（ペニシリン耐性肺炎球菌；PRSPも含む）にすぐれた抗菌力を持ちます．黄色ブドウ球菌（MSSA）に対しては第一セフェム，第二世代セフェムよりも劣ります．

　グラム陰性菌にはインフルエンザ菌および腸内細菌科の菌に対しすぐれた抗菌力を持ちます．ただし半減期が短く，腎臓から排泄されるため，次のセフトリアキソンと比べると頻回の投与が必要であることと，腎機能に応じた投与量の調節が必要となるのが弱点です．

セフォタックス®

■適応症
　重症グラム陰性桿菌感染症，腸チフス，サルモネラ菌血症，髄膜炎，重症市中肺炎，重症尿路感染など．

■常用量
- 1〜2 g/回を6〜12時間毎　合計2〜8 g/日
- 髄膜炎では2 g/回を4〜6時間毎
  （保険適用量は4 g/日まで）

(2) セフトリアキソン（CTRX）：ロセフィン®

　抗菌スペクトラムはセフォタキシムとほぼ同様なため，適応疾患は似ています．サルモネラ，淋菌への抗菌力が良好なことから，これらの治療にも用いられていますが，セフトリアキソン耐性の淋菌が2011年に日本で報告され，その後，各地で報告されるようにな

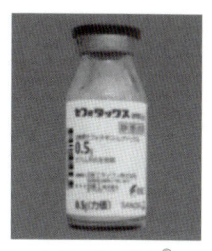

りました．約7時間という長い血中濃度半減期のため，多くの感染症治療で1日1回のみの投与が可能です．また，腎機能による調整が必要ないのも特徴です．このため外来や在宅での1日1回の注射による治療にもよく用いられます．

■適応症
セフォタキシムに準ずる．

■常用量
- 1～2gを12～24時間毎　合計1～4g/日
（4g/日・分2は髄膜炎，重症敗血症，重症市中肺炎での投与量）

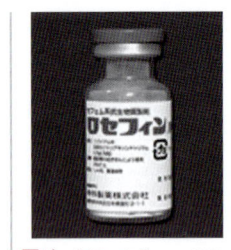

▶ジェネリック品 ☞p.429

(3) セフタジジム（CAZ）：モダシン®

グラム陽性菌については他の第三世代セフェムと比べると劣ります．特徴は緑膿菌に対する抗菌力を持ち，中枢神経系の移行性も良好です．好中球減少者の発熱にも用いられることがありますが，グラム陽性球菌へのカバーの弱さや緑膿菌を含む耐性グラム陰性菌の出現もあり，単剤での使用は推奨されなくなりました[11]．

特に，緑膿菌は耐性化が問題になりやすいので，緑膿菌感染が問題になるような免疫能の低下した患者には）地域の感受性パターンを考慮した抗菌薬の選択が大切です．

■適応症
感受性のある緑膿菌感染症（肺炎，尿路感染症，菌血症など）．好中球減少患者の発熱時（アミノグリコシド系抗菌薬との併用が望ましい），緑膿菌感染が疑われる中枢神経系感染（脳外科手術後，頭部外傷後など）のエンピリック治療．

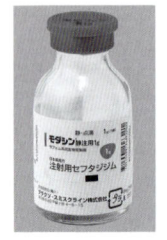

▶ジェネリック品 ☞p.429

11) freifeld AG, et al. Clin Infect Dis. 2011 Feb 15；52（4）：e56-93．

- 緑膿菌 ☞p.110参照

常用量

- 1〜2g/回を8もしくは12時間毎（髄膜炎には1回2gを8時間毎）
  合計2〜6g/日（保険適用量は4g/日まで）

(4) セフォペラゾン/スルバクタム（CPZ/SBT）：スルペラゾン®

　セフォペラゾンとβラクタマーゼ阻害薬であるスルバクタムの合剤です．胆道排泄であり，緑膿菌を含めたグラム陰性桿菌のカバーにすぐれています．スルバクタムとの合剤であることで「横隔膜より下の嫌気性菌」のカバーもできるため，胆道系感染，腹腔内感染に用いられます．髄液移行性は他の第3世代セフェムと比べ不良であることは注意が必要です．

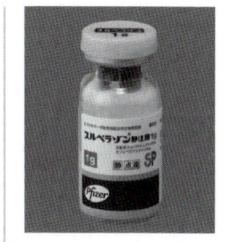

▶ ㊜ジェネリック品 ☞p.430

ここに注意！

　プロトロンビン時間延長や，断酒剤であるジスルフィラム様作用*を副作用として持ちます．

*メトロニダゾールの項参照 ☞p.205

適応症

　肝胆道系感染，腹腔内感染など．

常用量

- 1〜2gを12時間毎
  合計2〜4g/日

● 経口第三世代セフェム

セフジニル（CFDN）：セフゾン®，セフチブテン（CETB）：セフテム®，セフジトレン（CDTR）：メイアクトMS®，セフィキシム（CFIX）：セフスパン®，セフテラム（CFTM）：トミロン®，セフポドキシム（CPDX）：バナン®，セフカペン（CFPN）：フロモックス®など

　すべての経口第三世代セフェムをひとまとめにしてしまいましたが，経口の第一世代セフェムがバイオアベイラビリティが良好だったのに比べると，経口の第

三世代はかなり低下します（セフチブテンは比較的良好）．

加えて，「第三世代」に分類されているものの，静注の第三世代セフェムがカバーできるはずの肺炎球菌をはじめとする，グラム陽性球菌の抗菌力にばらつきがあります（セフチブテン，セフィキシムは弱い）．

また，皮膚軟部組織感染症へは第一世代セフェムやペニシリン系，呼吸器感染症にはアモキシシリンなどのペニシリン系やニューキノロン系，マクロライド系など他の選択肢もあり，あまり出番がありません．

> **MEMO**
> 淋病の治療にCDC（米国疾患予防管理センター）のガイドラインでは以前はセフィキシムが登場していましたが，耐性化によって現在は推奨されなくなってしまいました．

❹ 第四世代セフェム

グラム陰性桿菌については AmpC 型 β ラクタマーゼを持ついわゆる SPACE に対しても耐性獲得しにくいなど，第三世代へ耐性を示している菌でも使えることが多く，*Pseudomonas aeruginosa*（緑膿菌）についてもセフタジジムと同等の抗菌力を持ちます．

グラム陽性球菌は第三世代セフェムのセフォタキシム，セフトリアキソンと同様に *Streptococcus pneumoniae*（肺炎球菌）や *Streptococcus* spp.（レンサ球菌）への抗菌力は良好（ブドウ球菌については第一世代セフェムが一番）なのが特徴です．このようなスペクトラムの特徴から好中球減少者の発熱をはじめ，緑膿菌感染や多剤耐性グラム陰性桿菌感染へのカバーが必要な状況で用いられます．一般市中感染で安易に選択すべき薬剤ではありません！

● AmpC 型 β ラクタマーゼ
☞ p.102「COLUMN SPACE とは？ 誘導性染色体型 AmpC を持つ細菌たち」参照

(1) セフェピム（CFPM）：マキシピーム®

■適応症

重症院内性肺炎，耐性グラム陰性桿菌による敗血症，好中球減少者の発熱など．

■常用量

- 1〜2 g 静注を 8〜12 時間毎（緑膿菌感染の治療には 8 時間毎）
  合計 2〜4 g/日（保険適用量は 4 g/日まで）

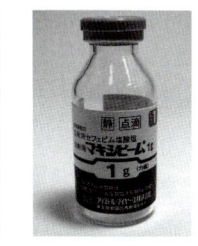

▶ ジェネリック品 ☞ p.430

(2) セフピロム（CPR）：ケイテン®

■適応症

適応はセフェピムと同様です（重症院内性肺炎，敗血症，好中球減少者の発熱など）．

■常用量

- 1〜2 g 静注を 8〜12 時間毎
  合計 2〜4 g/日（保険適用量は 4 g/日まで）
  （ケイテンは経過措置品目へ移行し，2014 年 3 月 31 日をもち経過措置期間が満了のようです）

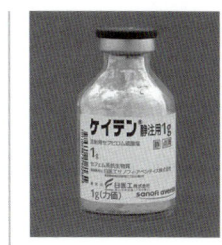

▶ ジェネリック品 ☞ p.430

❺ 第五世代セフェム

● Ceftaroline（国内未発売）

これまで登場したセフェム系抗菌薬は MRSA（メチシリン耐性黄色ブドウ球菌）への感受性はありませんでしたが，MRSA や耐性肺炎球菌にも効果があるセフェム系抗菌薬として Ceftaroline が登場しました．耐性肺炎球菌にも効果があるということで，FDA（米国食品医薬品局）は皮膚軟部組織感染，市中肺炎の治

療に承認しています．一方，グラム陰性菌に関しては，腸内細菌科の菌を多くカバーするものの，*Pseudomonas aeruginosa*（緑膿菌）をカバーしない，などセフトリアキソンなどの第三世代セフェムに似ています[12]．

嫌気性菌に関しても，「横隔膜より下」の菌には効きません．そのようなことからも，若干，「帯に短し，たすきに長し」の感が拭いきれない薬剤ですが，今後の研究結果なども注意してフォローしていく必要があるでしょう．

12) Saravolatz LD, et al. Clin Infect Dis. 2011 May；52（9）：1156-1163.

セファマイシン系

通常第二世代セフェムに含まれますが，他の第二世代と異なりβラクタマーゼに安定しているため，「横隔膜より下の嫌気性菌」にも効果があるのが特徴です．

● セフメタゾール（CMZ）：セフメタゾン®

第二世代のセフォチアムに似た抗菌スペクトラムを持ちつつ，嫌気性菌の *Bacteroides* spp.（バクテロイデス）に対しても抗菌力を併せ持っているのが特徴です．このような特徴から腹腔内感染症や骨盤内感染症などに用いられます．しかし同じセファマイシン系である cefoxitin（国内未発売）耐性の *Bacteroides fragilis* の報告があるように[13]，嫌気性菌に対して，安心して使えなくなってきているのが現状です．

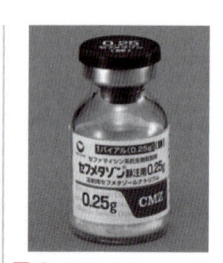

▶ ジェネリック品 ● p.430

13) Bieluch VM, et al. Diagn Microbiol Infect Dis. 1987；7：119-126.

適応症
誤嚥性肺炎，腹腔内感染，グラム陽性菌および陰性菌，嫌気性菌の混合感染，結腸・直腸手術時の予防投薬．

常用量
- 1～2gを8時間毎
  合計2～4g/日（保険適用量は4g/日まで）

オキサセフェム系

オキサセフェム系は構造的にはセファロスポリン系よりもセファマイシン系に近く，*Bacteroides* spp. のような「横隔膜より下」の嫌気性菌にも効きます．オキサセフェム系の持つ側鎖の影響で高齢者や低栄養状態の場合，ビタミンK欠乏症（出血傾向）がみられやすいとされています[14]．また，ラタモキセフにはアルコール摂取に伴うジスルフィラム様反応も報告されています．両者を比較すると[15]，

- グラム陽性球菌のカバー：フロモキセフ＞ラタモキセフ
- グラム陰性桿菌のカバー：フロモキセフ＜ラタモキセフ

であり，いずれも緑膿菌はカバーしません．他の抗菌薬と比べ文献に乏しく，使用データは日本からの報告が主です．

(1) フロモキセフ：フルマリン®

常用量
- 1〜2gを2回に分け投与（添付文書上の記載）

(2) ラタモキセフ（LMOX）：シオマリン®

常用量
- 1〜2gを2回に分け投与（添付文書上の記載）

---

14) Uchida K, et al. Jpn J Pharmacal. 1989；50(3)：283-288.Uchida K, et al. Infection. 1991 19 Suppl 5：S264-275.

- ジスルフィラム様反応
- p.205 参照

15) 三和秀明, 他. chemotherapy, 1987. 35. S-1, 121-128, Bauernfeind A, et al. Infection. 1991 19 Suppl 5：S264-275.

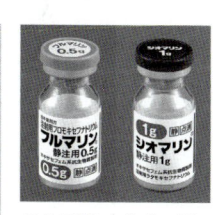

フルマリンとシオマリン

基礎5 手に持っている武器はどんな武器？ **抗菌薬の基礎知識**

3 モノバクタム系

概説　モノバクタム系はβラクタム系抗菌薬でありながら，きわめて特徴的な性質を持っています．グラム陽性菌や嫌気性菌には抗菌力を持たず，*Pseudomonas aeruginosa*（緑膿菌）を含むグラム陰性桿菌にのみ抗菌力を発揮します．また，ペニシリン系やセフェム系にアレルギーのある患者でも投与できます（交叉反応がないとされています）．

MEMO
セフタジジム（CAZ）との交叉反応は起こり得ます（Fnumin J, et al. Ann Pharmacother. 2009 Feb；43（2）：304-315.）

● アズトレオナム（AZT）：アザクタム®

　今のところ，モノバクタム系の抗菌薬に分類される唯一の抗菌薬で，静注薬のみ存在します．

適応症
　その特徴的なスペクトラムのため，エンピリック治療として単剤投与の機会は少ないものの，真のペニシリンアレルギーのある患者で好中球減少者の発熱，院内肺炎，院内発症の敗血症などに対して他の抗菌薬と併用して投与されます．
　また，起炎菌と感受性が明らかなグラム陰性桿菌感染症で，ペニシリン系，セフェム系に対しアレルギーがある場合であれば，単剤投与されることもあります．

常用量
- 1〜2gを静注 6〜8時間毎
合計 2〜8g/日（保険適用量は 4g/日まで）

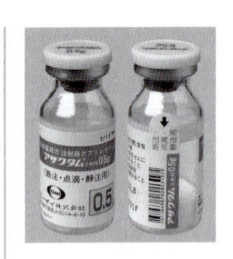

● ペニシリンアレルギーのある患者 ☞「臨床4 それって本当にアレルギー？ 抗菌薬アレルギーへの対処」参照

4 カルバペネム系

概説▶ きわめて広い抗菌スペクトラムを有し，ESBL を含む多くのβラクタマーゼに安定しています．グラム陽性菌，緑膿菌（*Pseudomonas aeruginosa*）を含むグラム陰性菌（例外：国内未発売の Ertapenem は緑膿菌への活性がない），嫌気性菌の大部分をカバーし，抗菌力もすぐれています．セフェム系では効果がなかった *Listeria monocytogenes*（リステリア菌）や，一部腸球菌にも（ペニシリン系に感受性のある *Enterococcus faecalis* に対して）イミペネムは効果があるとされています．もちろん効かない菌もあるので，代表的なものを覚えておきましょう．

● ESBL ☞ p.101「COLUMN ESBL（Extended-spectrum β-lactamase）」参照

> ⊙ **カルバペネム系が抗菌力を持たない菌**
> - *Stenotrophomonas maltophilia* や *Burkholderia cepacia*（後者にメロペネムは活性があり）
>   ― 院内肺炎や呼吸器疾患のある患者での肺炎の原因として知られる．
> - MRSA（メチシリン耐性黄色ブドウ球菌）
> - VRE（バンコマイシン耐性腸球菌）
> - *Clostridium difficile*
> - 細胞壁のないマイコプラズマ，クラミジア

一方で，カルバペネム系を含むβラクタム薬全般に耐性を示す菌*が登場するなど「抗菌薬の選択肢がない」という恐ろしい状況も現実となりつつあります．

*「COLUMN 抗菌薬が効かない！カルバペネマーゼとは」参照 ☞ p.113

基礎5 手に持っている武器はどんな武器？ 抗菌薬の基礎知識

こういった状況を防ぐためにもくれぐれも安易な使用は禁物です！

重症院内感染症のエンピリック治療，あるいは多剤耐性グラム陰性桿菌の感染症などに対して「**最後の切り札**」として使いたい抗菌薬です．

(1) イミペネム/シラスタチン（IPM/CS）：チエナム®

最も古いカルバペネム系抗菌薬です．イミペネム（IPM）単独では腎臓での酵素で分解されてしまうため，それを抑制するためにシラスタチン（CS）が配合されています．ペニシリン感受性の *Enterococcus faecalis* に効きます．

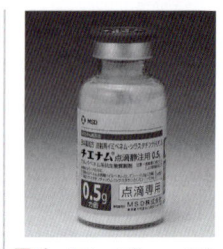

適応症

各種重症院内感染症．その広い抗菌スペクトラムから重症の院内感染へのエンピリック治療以外で第一選択薬になることは，まずありません．使う前に，本当に必要か考えましょう！

ここに注意！

痙攣の既往のある患者，腎機能障害のある高齢者，中枢神経系の感染症の場合，大量投与で痙攣誘発の可能性があり注意を要します．

常用量

- 0.5gを6〜8時間毎
  合計1.5〜2g/日（保険適用量は2g/日まで）

▶ ジェネリック品 ☞p.430

(2) メロペネム（MEPM）：メロペン®

抗菌力についてはイミペネムとほぼ同様．違いとしては，イミペネム耐性の *Burkholderia cepacia* にも抗菌力がある一方，イミペネムに抗菌力があるとされているペニシリン感受性の *Enterococcus faecalis* に効かない，という点です．また，イミペネムと比較

して痙攣誘発のリスクは低いとされています[16]

常用量
- 1g を 8 時間毎
  合計 3g/日（保険適用量は 2g/日まで）
- 成人の髄膜炎では 6g/日・分 3

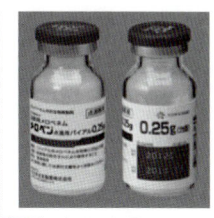

▶ ⚛ジェネリック品 ☞p.430

16) Helling WC, et al. Mayo Clin Proceed. 1999 Apr；74（4）：420-434.

(3) ドリペネム（DRPM）：フィニバックス®

　一番新しく登場した静注のカルバペネム系抗菌薬で，in vitro では抗緑膿菌効果にすぐれており，動物実験では痙攣の発症頻度が低いといった報告[17]もあるようですが，臨床的に他のカルバペネム系抗菌薬に比べて際立つ特徴は今のところないようです．
　抗菌スペクトラムもメロペネムに似ています．

常用量
- 0.5g を 8 時間毎
  合計 1.5g/日（保険適用量は 3g/日まで）

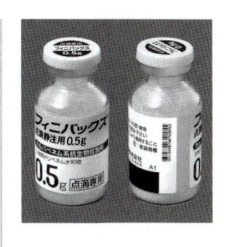

17) Paterson DL, et al. Clin Infect Dis. 2009 Jul 15；49（2）：291-298.

基礎5 手に持っている武器はどんな武器？ 抗菌薬の基礎知識

5 アミノグリコシド系

概説▶　一般的に *Pseudomonas aeruginosa*（緑膿菌）を含む好気性グラム陰性菌に対して殺菌性に作用する抗菌薬として知られています（図6）．「好気性」グラム陰性菌と書きましたが，酸性の環境下（膿瘍）や嫌気性菌には効果がないので，腹腔内感染の治療へのアミノグリコシド系の使用は注意が必要です．一方，尿中は濃縮して高濃度を達成できることが（正常腎機能の場合）知られています．また，*Enterococcus* spp.（腸球菌）や *Streptococcus* spp.（レンサ球菌）の感染性心内膜炎の治療に対し，シナジー効果が期待できることも知られています．副作用の聴覚障害，腎機能障害は有名です．

βラクタム系の抗菌薬と異なり，アミノグリコシド系には以下の特徴があります．
- 濃度依存性の抗菌薬である→抗菌薬のピーク値に応

● シナジー効果 ☞ p.295
「COLUMN　シナジー効果とは」参照

MEMO
このシナジー効果はどのアミノグリコシド系にもみられるわけではなく，基本的にはゲンタマイシンとストレプトマイシンだけです．

● 濃度依存性の抗菌薬 ☞ p.148

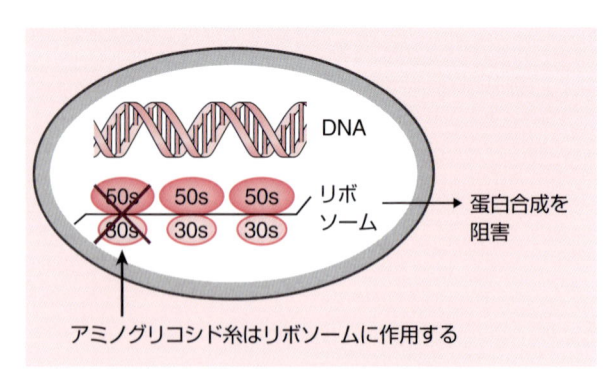

図6　アミノグリコシド系抗菌薬の作用機序
（アミノグリコシド系はリボソームに作用する／リボソーム／蛋白合成を阻害／DNA）

じて抗菌効果がみられる
- post antibiotic effect（PAE）があり，MIC（最小発育阻止濃度）以下でも抗菌効果は持続する
- アミノグリコシド系で問題になる腎機能障害や聴覚障害は trough（トラフ濃度：最低血中濃度）に依存するとされている

　このような特徴から，1日1回投与法が登場しました．従来の分割法に比べ，抗菌効果は同等とされ，投与間隔をあけることで合併症のリスクを減らすことができることも利点とされています．

　ただし，1日1回投与法よりも分割投与法のほうがよいとされる例外があり，代表的なものは腸球菌の心内膜炎にシナジー効果を期待して用いる場合です．

　アミノグリコシド系の合併症である腎機能障害と聴覚障害のうち，特に聴覚障害は不可逆的です！　感染性心内膜炎の治療などで長期投与が予想される場合は，注意してモニタリングする必要があります．

◎アミノグリコシド系抗菌薬の腎機能障害のリスクファクター[18]

- 投与量が多く，期間が長期（3日以上），頻回投与
- 以前にアミノグリコシド系薬剤の投与の既往がある場合
- 利尿薬，シスプラチン，アンホテリシンB，サイクロスポリン，バンコマイシンといった薬剤との併用
- 高齢者
- 慢性腎不全の患者
- 肝不全黄疸のある患者
- 脱水症の患者

◎アミノグリコシド系抗菌薬投与時における血中濃度の測定方法

- ピーク値とトラフ値の測定

> **MEMO**
> 分割投与法のほうがよいとされる場合
> - 腸球菌の感染症心内膜炎の治療
> - 熱傷患者の治療
> - 小児

18) Mandell GL, et al. Mandell, Douglas, and Bennett's Principles and Practice of Infections Disease 7th ed. Churchill Livingstone, 2010

基礎5 手に持っている武器はどんな武器？ 抗菌薬の基礎知識

感染性心内膜炎の治療にアミノグリコシド系抗菌薬を使用している場合，特に必要です．ピーク値を測定することで適切な治療域に達しているかを確認し，トラフ値を測定することで合併症予防のための投与間隔調整に役立てます．

ピーク値は抗菌薬投与（30～45分かけて行う）終了から15～30分くらいで採取・測定します．トラフ値は一般的に次の投与の直前に行います．

● ノモグラムの使用

1日1回投与の場合，ノモグラムを使用して治療間隔が適切かを評価することができます．ノモグラムとは図7[19]のように，**抗菌薬の投与後から経時的に血中濃度がどのように変化するかを予想したもの**です．そのため，24時間間隔で投与を予定している場合，例えば投与後から10時間後の採血でゲンタマイシンの血中濃度が5μg/mLだったら「そのまま継続してよい」というように読めます．

19) Nicolau DP, et al. Experience with a once-daily aminoglycoside program administered 2,184 adult patients. Antimicrob Agents Chemother. 1995 Mar；39：650-655.

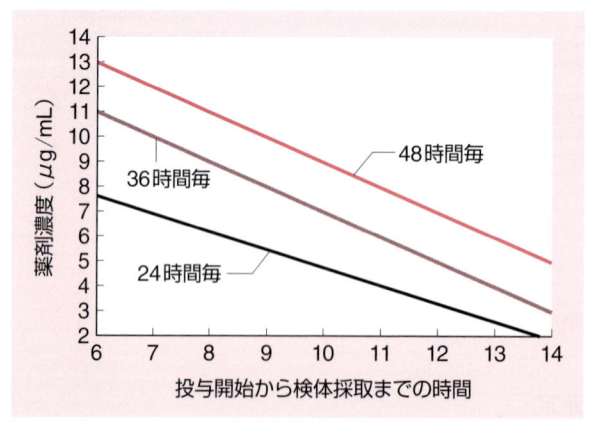

図7 ノモグラムの例
（文献19)より改変引用，許諾転載）

(1) ゲンタマイシン（GM）：ゲンタシン®

　グラム陰性桿菌の治療にβラクタム剤など他の抗菌薬と併用したり，腸球菌，レンサ球菌などの感染性心内膜炎の治療に，シナジー効果を期待して併用したりするのが主な使用法です．野兎病の治療や尿路感染症の治療（他の抗菌薬に耐性の時など）で単剤で用いられることがあります．

注意！
　腸球菌の感染性心内膜炎の治療でペニシリンG，アンピシリンにシナジー効果を期待して併用する場合は1日1回投与ではなく，分割投与を行います．

常用量
- 腎機能正常時 5〜7 mg/kg/日
（保険適用量は 120 mg/日まで）

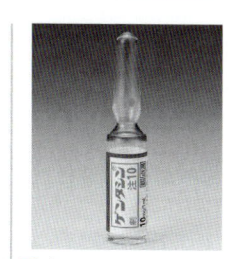

▶ジェネリック品 ☞p.431

● シナジー効果 ☞p.295
「COLUMN　シナジー効果とは」参照

(2) トブラマイシン（TOB）：トブラシン®

　ゲンタマイシンと比較して，*Pseudomonas aeruginosa*（緑膿菌）や *Acinetobacter* spp.（アシネトバクター）への抗菌力が若干強い，といわれており，重症院内感染症の治療の際に併用療法としてゲンタマイシンよりも好んで用いられる場合もあるようです．ただし，一般的にゲンタマイシン耐性菌は，同じ耐性機序によって概ねトブラマイシンにも耐性獲得しています．また，前述のとおり，感染性心内膜炎治療の際のシナジー効果はトブラマイシンには期待できません．

常用量
- 腎機能正常時 5〜7 mg/kg/日
（保険適用量は 180 mg/日まで）

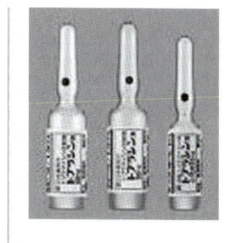

(3) アミカシン(AMK):アミカシン

　ゲンタマイシンやトブラマイシンに比べ耐性獲得しにくいことから，多剤耐性菌の治療に用いられることがあります．トブラマイシン同様，βラクタム系抗菌薬とのシナジー効果は期待できません．また，*No-cardia* spp.（ノカルジア）や非定型抗酸菌症による感染症の治療に用いられることがあります．

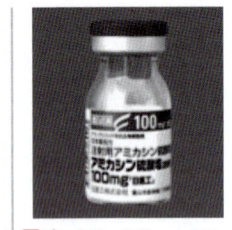

注意！

　アミノグリコシド系抗菌薬の中では第一選択ではありません．

常用量

- 腎機能正常時 15～20 mg/kg/日
  （保険適用量は 400 mg/日まで）

▶ジェネリック品 ☞ p.431

(4) アルベカシン(ABK):ハベカシン®

　他のアミノグリコシド系とは異なり，抗MRSA作用のあるアミノグリコシド系として登場しました．濃度依存性やPAEなど，アミノグリコシド系としての特徴を持ち合わせています．

　日本国外ではほとんど用いられていません．

ここに注意！

　併用薬剤との白濁・沈殿の報告が多いので，投与の際はチェックします．

常用量

- 150～200 mg/日

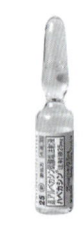

▶ジェネリック品 ☞ p.431

- PAE ☞ 用語リスト参照

6 ニューキノロン系

概説▶ DNA の複製に関する酵素であるトポイソメラーゼ（DNA ジャイレース）の働きを阻害することにより，抗菌力を発揮します（図8）．アミノグリコシド系と同様，濃度依存性の抗菌薬で，グラム陰性菌に対して PAE を持ちます．ニューキノロン薬剤間で得意，不得意があるものの，好気性グラム陰性菌（シプロフロキサシン，レボフロキサシンは緑膿菌；*Pseudomonas aeruginosa* にも），MSSA（メチシリン感受性黄色ブドウ球菌）を含むグラム陽性球菌，いわゆる異型肺炎の原因となる *Legionella pneumophila*（レジオネラ），*Mycoplasma pneumoniae*（肺炎マイコプラズマ），*Chlamydophila pneumoniae*（肺炎クラミジア）への活性もあるうえ，経口のバイオアベイラビリティが良好で，前立腺，肺，胆管などへの組織移行性も良好なことから，感染症の外来治療に重宝されます．そのため，乱用による耐性菌の出現も問題になっているのが現状です．

- 濃度依存性 ☞ p.148 参照
- PAE ☞ 用語リスト参照

📖 MEMO

キノロン系抗菌薬の名称▶ キノロン系の抗菌薬の特徴は開発の世代によって変わります．古典的なキノロン系にはサルモネラでも登場したナリジクス酸が含まれます．現在臨床で多用されているのは複素環にフッ素を結合させたフルオロキノロン系で，わが国ではニューキノロン系と呼ばれることが多いです．これらはより抗菌効果が高く，副作用も少ないのです．

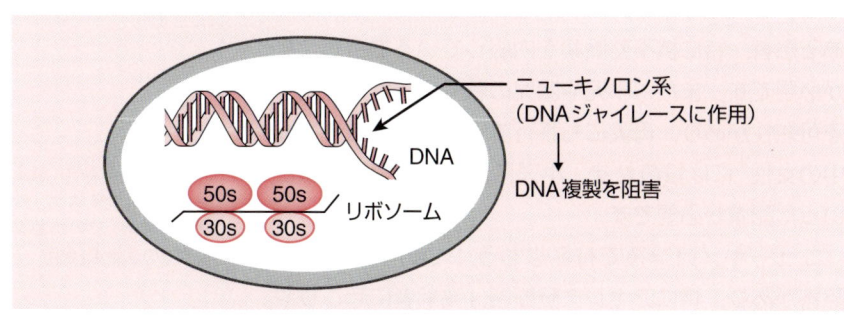

図8 ニューキノロン系抗菌薬の作用機序

以前は Neisseria gonorrhoeae（淋菌）の治療に用いられていましたが，耐性菌の出現で今や使えなくなっています．また，Mycobacterium tuberculosis（結核菌）への抗菌力もあるので，安易に肺炎の治療に利用して，結核の診断が遅れたというようなことがないようにしましょう．

〈服薬上の相互作用の注意〉

経口薬の使用に際して注意すべきなのが，制酸薬（Mg 塩，Al 塩とキレートを形成する）や鉄剤，亜鉛などと服用すると吸収が低下するということです．そのため鉄剤や亜鉛などを含む経管栄養との併用も注意が必要で，経管栄養を投与する 2 時間以上前に抗菌薬を投与するなどの配慮が必要です．

また，他の薬剤との相互作用にも注意しましょう．シプロフロキサシンにはシトクロム P450 の阻害によってテオフィリンやカフェイン濃度を上げる作用があるとされています．ワルファリンとの相互作用もよくいわれますが，特にシプロフロキサシンやレボフロキサシンとの併用時に注意が必要です[20]．

〈副作用の注意〉

NSAIDs との併用による痙攣誘発の可能性がいわれています．また，ニューキノロン系そのものが心電図上，QT 時間を延長する作用があるので，心疾患のある患者，特に抗不整脈薬を内服している場合も注意が必要です．また，小児や胎児の軟骨の発育を抑制する可能性があり，母乳にも移行するため，妊婦や授乳中の女性*には投与せず，小児には慎重に投与するといった配慮が必要です．

ニューキノロン系で有名なもう 1 つの副作用に腱障害があり，特にアキレス腱断裂は高齢者に起こりやすいとされています．

● シトクロム P450 の阻害
☞ p.355「COLUMN　肝酵素 P450 と薬剤相互作用」参照

20）Arch Intern Med. 2005；165（10）：1095-1106. doi：10.1001/archinte.165.10.1095

＊「応用 2　こんな時にはご用心！ 特殊な状況（妊婦・授乳婦）での抗菌薬投与での注意点」参照

(1) シプロフロキサシン（CPFX）：シプロキサン®

ニューキノロン系の中で緑膿菌に対する抗菌力に最もすぐれています．*Streptococcus pneumoniae*（肺炎球菌）などのグラム陽性菌に対してはレボフロキサシンよりも劣ります．クラミジア，マイコプラズマへの抗菌力は弱いものの，レジオネラ菌に対しては良好です．

血中濃度半減期は 2〜4 時間とレボフロキサシンやモキシフロキサシンよりも短いです．

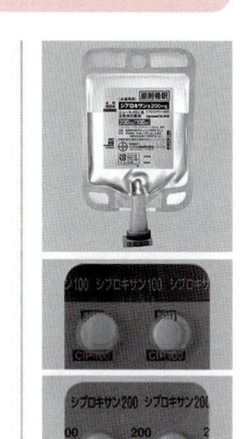

適応症

前立腺炎，βラクタム系薬にアレルギーを有する患者の肺炎（ただし，上記のとおり，グラム陽性球菌のカバー力はよくありません），尿路感染，腸管感染（旅行者下痢症も含む），など．

▶ ジェネリック品 ☞ p.431

ここに注意！

NSAIDs との併用で痙攣誘発の危険性がある静注での血管痛や静脈炎に注意します．

常用量

- 静注：400 mg を 12 時間毎
- 経口：250〜500 mg を 12 時間毎
  合計 500〜1,000 mg/日
  （保険適用量は 600 mg/日まで）

(2) レボフロキサシン（LVFX）：クラビット®

抗菌スペクトラムはシプロフロキサシンと比較して，グラム陽性球菌（PRSP；ペニシリン耐性肺炎球菌を含む）のカバーがよく，レジオネラ，クラミジア，マイコプラズマなど異型肺炎の起炎菌にも抗菌力があるため，「レスピラトリーキノロン」とも呼ばれます．緑膿菌を含むグラム陰性桿菌もカバーしますが，抗緑

基礎5　手に持っている武器はどんな武器？　抗菌薬の基礎知識

膿菌効果はシプロフロキサシンに劣ります．濃度依存性ですが，シプロフロキサシンとは異なり血中濃度半減期が約7時間と長いため，1日1回の投与法が可能です．

■適応症

尿路感染，前立腺炎，呼吸器感染症など．

●ここに注意！

前述のとおり，抗酸菌である結核菌，非定型抗酸菌にも抗菌力を有するため，結核が疑われる呼吸器感染では本薬剤の投与により結核診断が遅れる可能性があり，注意が必要です．

■常用量

経口・静注 500 mg/日・1日1回

▶参ジェネリック品 ☞ p.432

(3) モキシフロキサシン（MXFX）：アベロックス®

肺炎球菌への抗菌力はレボフロキサシンよりもさらにすぐれているとされています．

しかし，緑膿菌を含むグラム陰性菌のカバー力はシプロフロキサシンよりも劣るため[21]，よりグラム陽性菌への抗菌力に特化させた薬剤といえるでしょう．また，シプロフロキサシン，レボフロキサシンと異なり，胆汁排泄が主なため，腎機能による投与量調節が必要ないのも特徴です．逆に尿への排泄が少ないこともあり，尿路への移行性はあまりよくありません．

また，テオフィリンやワルファリンなどとの相互作用はほとんどないとされています[21]．

■適応症

呼吸器感染症，特にβラクタムアレルギーがある時などで他の抗菌薬が使えない場合．

●ここに注意！

レボフロキサシン同様，結核菌に対してすぐれた抗

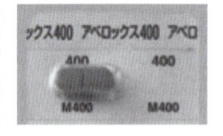

21) Balfour JA, et al. Drugs. 1999 Mar;57(3):363-373;discussion 374

186

菌力を持つため，結核を否定できない場合は安易に使用しない！

▎常用量
- 400 mg/日・1日1回（現時点では日本では経口薬のみ）

基礎5 手に持っている武器はどんな武器？ 抗菌薬の基礎知識

7 マクロライド系

概説▶ 細菌のリボソームに結合することで蛋白合成を阻害します（図9）．一般的に静菌的に作用するとされていますが，*in vitro* では一部の菌には殺菌的に作用するとされています．マクロライド系は肺炎球菌や溶連菌，*Haemophilus influenzae*（インフルエンザ菌），*Moraxella catarrhalis*（モラキセラ　カタラーリス）など呼吸器感染症の主な起炎菌をカバーするうえ，*Legionella pneumophila*（レジオネラ菌），*Chlamydophila pneumoniae*（クラミジア），*Mycoplasma pneumoniae*（マイコプラズマ）などいわゆる非定型肺炎の起炎菌に対するカバー力もよいため，外来での呼吸器感染症に多用されています．それだけにやはり耐性菌の出現が問題になっています．

入院が必要となるような肺炎球菌性肺炎にはマクロライド系の使用は推奨されません．

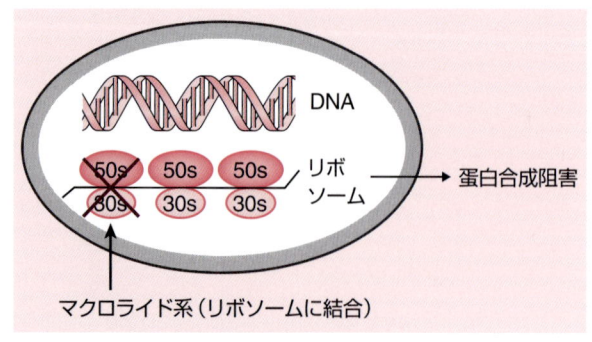

図9　マクロライド系抗菌薬の作用機序

他にも百日咳菌や非定型抗酸菌症の原因となる *Mycobacterium avium* complex（MAC）などに対する抗菌力もあり，非定型抗酸菌症の治療（他の抗菌薬と組み合わせて）に用いられることがあります．

〈慢性呼吸器疾患に対する抗炎症作用としての用途〉

マクロライド系抗菌薬では，少量長期投与することで抗炎症作用を発揮し，慢性呼吸器疾患の予後を改善するというデータがあります．もともとはびまん性汎細気管支炎に対する効果が知られていましたが[22]，最近では慢性閉塞性肺疾患（COPD）など他の慢性呼吸器疾患に対するデータも発表されています[23]．ただし，長期投与で得られる利点が長期投与に伴うリスク（耐性菌，薬剤相互作用（下記）など）を本当に上回るものなのかを考える必要があります．

〈薬剤相互作用〉

肝臓のシトクロム P450 を阻害するため，さまざまな薬物血中濃度を上昇させます（テオフィリン，カルバマゼピン，ジゴキシン，ワルファリン，サイクロスポリン，トリアゾラム，ベラパミル，など）．この作用はエリスロマイシン＞クラリスロマイシン＞アジスロマイシンの順に強いといわれます．他の内服薬をチェックする習慣を身につけましょう．

[22] Kudoh s, et al. Am J Respir Crit Care Med. 1998 Jun；157（6 Pt 1）：1829-1832.

[23] Albert R, et al. N Engl J Med. 2011 Aug 25；365（8）：689-698. Wong C, et al. The Lancet. 2012 Aug 18；380（9842）：660-669. Altenburg J, et al. JAMA. 2013；309（12）：1251-1259.

(1) エリスロマイシン（EM）：エリスロシン®

マクロライド系の中では消化器症状の副作用の頻度が高く，薬剤相互作用も多いため，他のマクロライド系に比べると使いにくい印象です．逆に，この消化器症状を使って，エリスロマイシン少量投与で腸管蠕動亢進に利用することも行われています[24]．

胃酸によって分解されてしまうことから，腸溶剤も存在します．

[24] Ohwada S, et al. Ann Surg. 2001 Nov；234（5）：668-674, Kawamura O, et al. Dig Dis Sci. 2007 Sep；52（9）：2211-2220. Li QJ, et al. Cell. 2007 Apr 6；129（1）：147-161. など

基礎5 手に持っている武器はどんな武器？ **抗菌薬の基礎知識**

適応症

百日咳，レジオネラ肺炎，クラミジア肺炎，マイコプラズマ肺炎．

ペニシリンアレルギーのある患者での肺炎球菌，レンサ球菌感染症の外来治療．

他のマクロライド系よりも使いにくく，耐性菌の問題（これは他のマクロライド系同様）もあり，抗菌薬としての出番が少ないのが現状です．

ここに注意！

薬剤の相互作用に注意が必要です．

静注では血管に対する刺激が強く，静脈炎の原因になりやすいので注意します．このため1回量を200 mL以上の溶液で薄め，1時間程度かけて投与します．

常用量

- 経口：800〜1,200 mg/日・分4
- 静注：500 mgを6〜8時間毎
  合計 1,500〜2,000mg/日
  （保険適用量は 1,500 mg まで）

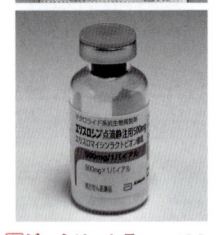

▶参ジェネリック品 ☞p.432

(2) クラリスロマイシン(CAM)：クラリシッド®, クラリス®

エリスロマイシンに比べ胃酸に対しても安定しており，経口吸収も良好です．非定型抗酸菌に対しても抗菌力を有していることからHIV感染者のMAC感染予防投薬や治療に対しても使われます．また，*Helicobactor pylori*（ピロリ菌）の除菌治療にも用いられます．

適応症

ピロリ菌の除菌治療（アモキシシリン，プロトンポンプ阻害薬と併せて），播種性MAC感染症．市中肺炎，副鼻腔炎，中耳炎，扁桃腺炎の外来治療．特に，βラ

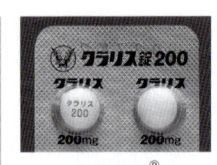

クラリス®

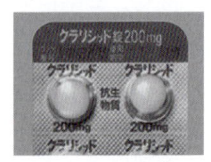

クラリシッド®

▶参ジェネリック品 ☞p.432

クタムアレルギーがある場合に用います．ただし，耐性菌の問題で呼吸器感染症の外来治療にマクロライド系自体があまり使えなくなってきています．

常用量
- 経口：400 mg/日・分2
- MAC感染症に対しては 800 mg/日・分2
  （欧米での常用量は 500〜1,000 mg/日である）

(3) アジスロマイシン（AZM）：ジスロマック®

　アジスロマイシンの最大の特徴はその薬物動態にあり，組織内での濃度半減期が平均約2〜4日間と長く，血中濃度に比べ各組織の濃度（特に肺や喀痰）が10〜100倍程度高いことにあります．これらの特徴から，投与終了後にもある一定時間抗菌力が持続します．

　高い細胞内濃度を達成できることもあり，マクロライド系の中では *Legionella pneumophila*（レジオネラ）に対して一番有効ともいわれています．副作用としての消化器症状は比較的少なく，薬剤相互作用も他のマクロライド系よりも少ないです．HIV患者の播種性MAC感染症の予防を週1回の投薬で可能なのも特徴です．

適応症
　レジオネラ肺炎，市中呼吸器感染症，百日咳（ただし耐性菌に注意），HIV患者の播種性MAC感染症の治療，および予防，クラミジア　トラコマチスによるの頸管炎，尿道炎．

常用量
- 500 mg/日 1日1回を3日間投与，もしくは 500 mg/日（1日目），以後 250 mg/日（2日目〜5日目）と投与します．
  抗菌力は投与終了から1週間〜10日程度持続しま

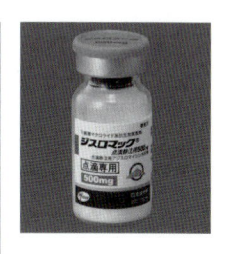

す.
- HIV 患者の播種性 MAC 感染症の予防：1,200 mg を 1 回/週，治療には他剤と併用して 600 mg 1 日 1 回
- クラミジア頚管炎・尿道炎：1,000 mg を 1 回

8 リンコマイシン系

概説▶ マクロライド系同様，リボソームに結合することで抗菌作用を発揮するため（図10），マクロライド系（クロラムフェニコールも同様）と併用すると，お互いに拮抗作用を持つともされています[25]．

肝代謝であり，基本的に腎機能での投与量の増減は必要ありません．また，経口のバイオアベイラビリティがよいのも特徴です．副作用で注意すべきは抗菌薬関連腸炎，偽膜性腸炎です．

25) Kasten MJ. Mayo Clin Proc. 1999 Aug；74（8）：825-833.

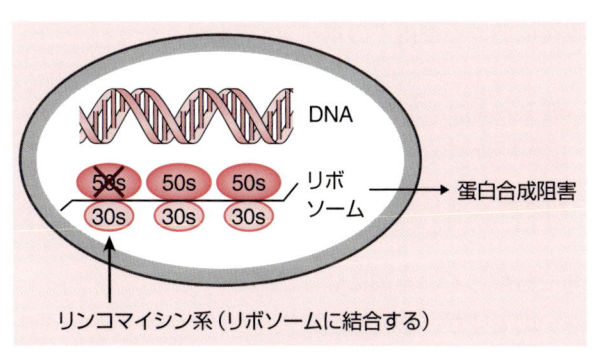

図10 リンコマイシン系抗菌薬の作用機序

● クリンダマイシン（CLDM）：ダラシン®

抗菌スペクトラムはグラム陽性球菌および「横隔膜より上」の嫌気性菌．腸球菌には効果はありません．「横隔膜より下」の嫌気性菌の代表格である *Bacteroides fragilis*（バクテロイデス フラジリス）は耐性菌

基礎5 手に持っている武器はどんな武器？ 抗菌薬の基礎知識

の問題もあり，使えなくなってきています．肺膿瘍や誤嚥性肺炎などのエンピリック治療に嫌気性菌カバーとして他剤と併用されます．グラム陽性球菌ではMSSAや一部の市中型（CA-）MRSAにも抗菌力があり，経口のバイオアベイラビリティがよいことからβラクタム系薬にアレルギーがある人の軟部組織感染症に用いることがあります．ただし，CA-MRSAのカバーに使用する場合は感受性に注意が必要です．特に，マクロライド系（エリスロマイシン）に耐性と出た場合は，クリンダマイシンに感受性ありと出てもDテストを行ってクリンダマイシンに対する誘導性交叉反応がないかを調べる必要があります．

検査室によっては感受性検査でエリスロマイシン耐性と出た時点で自動的に追加検査してくれる場合もあるので，確認してみましょう．

◎A群溶連菌の壊死性筋膜炎における使用でのポイント

A群溶連菌の治療の第一選択は前述したとおりペニシリンGです．しかし，壊死性筋膜炎のように菌量が多いとペニシリンGの効果が十分でないことがあります．

これはペニシリンは活発に分裂している菌には効き，分裂期にない菌には効かないのですが，壊死性筋膜炎では，産生された毒素などの影響で分裂期にない菌も多量に存在するためと推測されています[26]．

クリンダマイシンは
①静止期にある細菌にも抗菌効果を発揮できる
②A群溶連菌の産生するさまざまな毒素や炎症物質を，蛋白合成阻害で抗菌作用を有するクリンダマイシンが産生抑制できる
という考えから，併用で効果を発揮すると考えられて

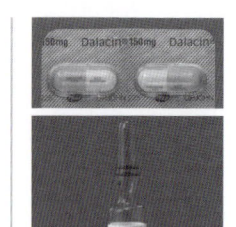

▶ ジェネリック品 ☞p.432
● 市中型MRSA ☞p.91参照
● Dテスト ☞p.91「COLUMN Dテスト」参照

26) Eagle H. Am J Med. 1952 Oct；13（4）：389-399

MEMO
この研究論文の著者の名前から，これをイーグル効果といいます．

います．いずれにしても，壊死性筋膜炎はエマージェンシーですから，疑ったら即！ 抗菌薬を開始し，外科コールです！

適応症
「横隔膜より上の嫌気性菌」を含む混合感染が疑われる場合や，ペニシリンアレルギー患者のグラム陽性球菌感染，誤嚥性肺炎などに対して用います．劇症溶連菌感染に対してはペニシリン系との併用で用います．

注意！
好気性グラム陰性桿菌には抗菌力を持ちません．

常用量
- 静注：600 mg/回を 8 時間毎　合計 1,800 mg/日
  A 群溶連菌の壊死性筋膜炎の治療には 1 回 900 mg を 8 時間毎
  （保険適用量は重症例では 2,400 mg/日まで可能）
- 経口：300 mg を 6〜8 時間毎
  合計 900〜1,200 mg/日

基礎5 手に持っている武器はどんな武器？ 抗菌薬の基礎知識

9 テトラサイクリン系

概説▶ リボソーム（30S）に可逆的に結合して蛋白合成阻害を行うことで抗菌効果を発揮する静菌性抗菌薬です．その抗菌スペクトラムは肺炎球菌，MSSA，一部の市中型MRSAなどのグラム陽性球菌，インフルエンザ菌，*Moraxella catarrhalis*（モラキセラ カタラーリス）などのグラム陰性桿菌，いわゆる細胞内寄生菌である *Chlamydia trachomatis*（クラミジア），*Mycoplasma*（マイコプラズマ），*Legionella pneumophila*（レジオネラ），そしてツツガムシ病などの Rickettsia（リケッチア）に対しても抗菌力があります．マラリアの予防内服に用いられたりもします．

●市中型MRSA ☞p.91参照

MEMO ただし，呼吸器感染症や軟部組織感染などで市中型MRSAのカバーを狙った時などの使用では，くれぐれも耐性菌に注意が必要です．

〈経口の注意〉
経口バイオアベイラビリティは良好ですが，ニューキノロン系同様，アルミニウムやマグネシウムの含まれる制酸剤と服用すると吸収が著明に低下します．

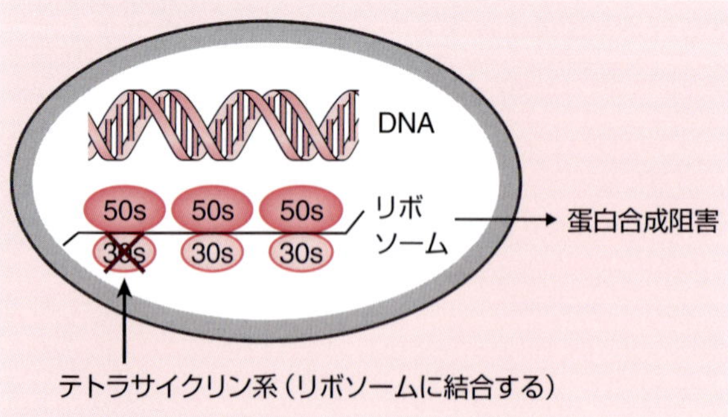

図11 テトラサイクリン系抗菌薬の作用機序

9 テトラサイクリン系 〔基礎〕

〈副作用の注意〉

　胎児や小児の骨発育障害，歯芽着色などの副作用があるので妊婦や幼児などには投与しません．また，ミノサイクリン特有の副作用として，可逆性の前庭障害（めまい）が知られています．

(1) ドキシサイクリン（DOXY）：ビブラマイシン®（経口薬のみ）

(2) ミノサイクリン（MINO）：ミノマイシン®（静注，経口）

■適応

　マイコプラズマやクラミジアなどによる非定型肺炎，クラミジアによる尿道炎や子宮頚管炎，ツツガムシ病などのリケッチアやライム病などです．

■ここに注意！

　ドキシサイクリン内服で薬剤性食道炎が起こることがあります．十分な水分を一緒に摂ることで予防できるとされています．

　静注では注射用水を用いない．

■常用量

- 100 mg 12 時間毎
  合計 200 mg/日（経口，静注とも）

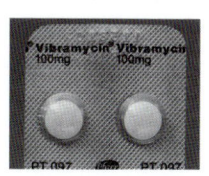

ビブラマイシン®

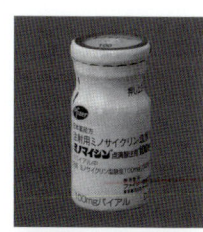

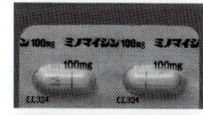

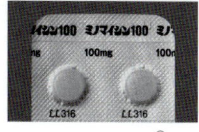

ミノマイシン®
▶参ジェネリック品 ☞p.433

基礎5　手に持っている武器はどんな武器？ 抗菌薬の基礎知識

10 グリコペプチド系

概説▶　MRSA（メチシリン耐性黄色ブドウ球菌）に対する治療薬として用いられているバンコマイシンとテイコプラニンが含まれます．作用機序は細胞壁合成阻害ですが（図12），βラクタム系とは異なる段階で合成阻害を行いますので，交叉反応はみられません[27]．

ただし，バンコマイシン耐性の菌はテイコプラニンにも耐性と考えてよいでしょう．MRSAを含むグラム陽性菌に広く抗菌力を発揮し，かつ黄色ブドウ球菌に殺菌性に作用するため，MRSAやペニシリン耐性腸球菌など，主に耐性グラム陽性菌の菌血症，感染性心内膜炎などに使用します．

抗菌力を比較すると，バンコマイシン，テイコプラニンはβラクタム系に比べるとあまり強くありません．

27) Wilhelm MP, et al. Mayo Clin Proc. 1999 ; 74 : 928-935

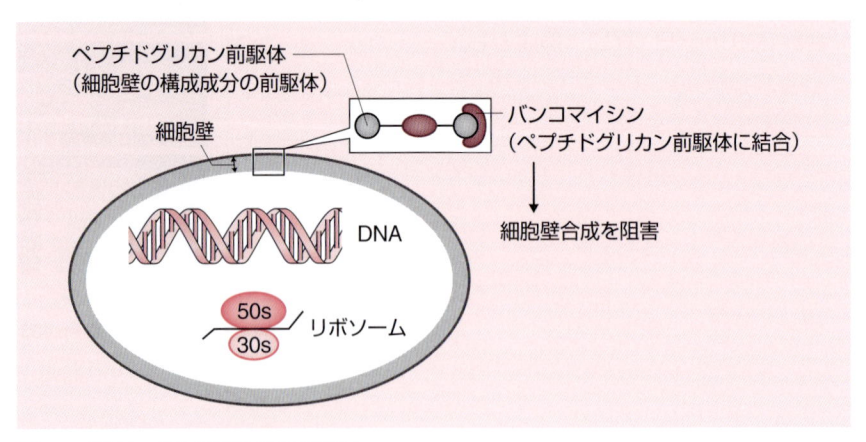

図12　グリコペプチド系の作用機序

そのため，βラクタム系が使えるという選択肢があるのなら，βラクタム系を使ったほうがよいです．

以前はグラム陽性菌には無敵と思われていたバンコマイシンも，昨今はバンコマイシン耐性腸球菌（VRE），バンコマイシン耐性黄色ブドウ球菌（VRSA）も登場しています．くれぐれも十分に適応を考えて投与する必要があります．

● VRE, VRSA☞p.93「COLUMN」参照

(1) バンコマイシン（VCM）：バンコマイシン

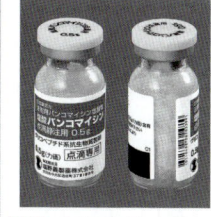

バンコマイシンはMRSAを含む黄色ブドウ球菌に殺菌的効果を持つことから，MRSAの治療に頻用されます．ただし，βラクタム系薬に比べると殺菌に要する時間が長いこと，また細菌量に応じて効果が異なることから，菌量が多い場合や嫌気性の環境にある場合（膿瘍など）はバンコマイシンの効果が十分でないこともあります．

▶ 参 ジェネリック品☞p.433

また，必ずしも『殺菌効果にすぐれた抗菌薬ではない』ので，MSSAでは第一選択として使用をしません．

なお，バンコマイシンの抗菌効果は濃度依存性でも時間依存性でもなく，area under the curve（AUC）/MICで表されるとされています．実際はAUC/MICを測定するのは難しいので，トラフ値を測定することで，AUCを計る代替になるとされています．

● AUC/MIC☞p.148参照

合併症次頁として有名なものに，腎機能障害，聴力障害，そして"red man syndrome"があります（次頁）．

アミノグリコシド系と異なり，バンコマイシンのトラフ値と腎機能障害，聴力障害の起こりやすさとの関連は十分に証明されておらず，むしろアミノグリコシド系など腎機能障害や聴力障害を引き起こす他の薬剤との併用で，これらの合併症が起こりやすくなっているのではないかといわれています．

MEMO

バンコマイシンの血中濃度のモニタリングに関して，IDSAウェブサイトにもリンク（Am J Health-Syst Pharm；2009；66：82-98）がまとめられているので，余力のある人はぜひ読んでみてください（→ http://www.ajhp.org/content/66/1/82.full）．トラフ値が 10mg/L 未満だとバンコマイシン

red man syndrome はヒスタミン放出によって顔を含む上半身の紅潮やむずがゆさが起こる状態を指しますが，このこと自体は真のバンコマイシンアレルギーを示すものではなく，投与速度を遅くしたり，濃度を薄くしたりすることで予防可能です．他にも血管炎，好中球減少などが知られています．

経口剤は非常に吸収が不良ですが，便中で高濃度を達成できます．そのため，*Clostridium difficile* による偽膜性腸炎の治療に用いられることがあります．

適応症

MRSA や他の薬剤耐性グラム陽性球菌による感染．
カテーテル関連感染症，MRSA 心内膜炎，菌血症，肺炎，骨髄炎など．

ここに注意！

- 経口，静注の両方が投与できるが，経口薬は吸収されない！
- 静注に際しては 1 回量を 60 分以上かけ投与する．これは，バンコマイシン自体にヒスタミンの分泌を促す作用があるからであり（red man syndrome を避けるため），急速静注は避けましょう．

常用量

- 静注：15〜20 mg/kg を 8〜12 時間毎に静注．トラフ値に応じて適宜変更
- 経口：125 mg を 6 時間毎に経口（*Clostridium difficile* による偽膜性腸炎の治療の場合）

への感受性が低い黄色ブドウ球菌（VISA：Vancomycin Intermediate Staphylococcus Aureus）の出現リスクが高まることから，10 mg/L 以上，髄膜炎，心内膜炎，肺炎など侵襲性の高い疾患や組織移行性がよくない部位での感染では 15〜20 mg/L が推奨されています．

MEMO

バンコマイシンの合併症 ▶ 発売当初は"Mississippi mud（ミシシッピの泥）"と形容されるように不純物を含む泥のような製剤でしたが，純度が高まるにつれ，これらの合併症の出現率も低下してきているといわれています．

(2) テイコプラニン（TEIC）：タゴシッド®

　抗菌作用もスペクトラムもバンコマイシンと似ており，バンコマイシン耐性の場合はテイコプラニンの使用も避けたほうがよいでしょう．経口の吸収が悪いのもバンコマイシン同様です．

　半減期が長いので，1日1回投与も可能です．トラフ値は 10 mg/L が目標とされていますが，MRSA の感染性心内膜炎など侵襲性の強い感染症では 20 mg/L 以上も推奨されているようです[28]．

　腎機能障害は，単剤でもアミノグリコシド系などとの併用時においても，バンコマイシンより頻度は低いとされています．薬疹や薬剤熱がそれぞれ約 7%，6% 程度にみられるとされています．

常用量

- 初日 400 mg を 12 時間毎，以後 400 mg を 24 時間毎．トラフ値に応じて適宜変更

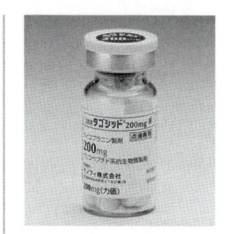

▶ジェネリック品 ☞p.433

28) Wilson APR, et al. Int J Antimicrob Agents t J Antimicrob. 1994；4：S1-30.

11 サルファ剤

● ST合剤（SMX/TMP）：バクタ®，バクトラミン®

概説 ▶ Sulfamethoxazole（SMX）と Trimethoprim（TMP）の5：1の合剤で，それぞれが細菌の葉酸合成の異なる段階に作用するため合剤として使用されることで相乗的に抗菌効果を発します（図13）．一部の MRSA（メチシリン耐性黄色ブドウ球菌；主に市中型）を含むグラム陽性球菌，グラム陰性桿菌（*Pseudomonas aeruginosa*；緑膿菌を除く），一部の原虫などをカバーし，経口吸収も良好であり，かつ安価であることから米国では外来での尿路感染症や軟部組織感染症の治療によく用いられます．嫌気性菌への抗菌力はありません．ST合剤の第一選択となる感染症として，*Nocardia asteroids*, *Stenotrophomonas maltophilia*, *Burkholderia cepacia*, ニューモシスチス肺炎（治療，予防共に），イソスポラ，サイクロスポラなどの原虫性の腸管感染症などがあります．

副作用が比較的多いとされていますが，代表的な副作用として発疹（稀に Stevens-Johnson 症候群）や血球減少が挙げられます．血中のカリウムやクレアチニン値を上昇させることがありますが，これは尿細管における排出が妨げられるためであり，真の腎機能低下を示すのではないとされています．ACE阻害薬やARBとの併用では高カリウム血症のリスクが高くなり，糖尿病で用いられるSU薬との併用で低血糖のリスクが高くなるとされています．

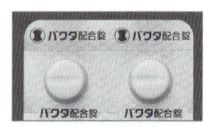

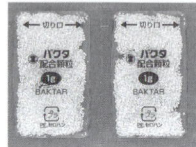

バクタ®

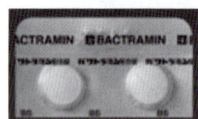

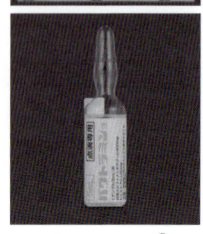

バクトラミン®

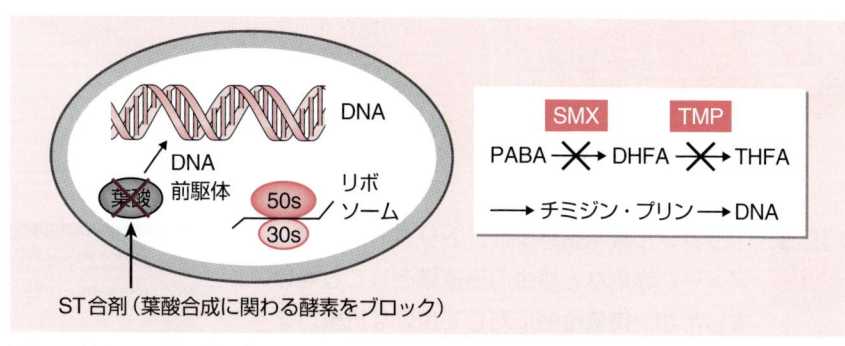

図13 サルファ剤の作用機序

また，ワルファリン，アミオダロン，ジゴキシン，フェニトインなどの濃度も上昇させるといわれるため，他の内服薬との相互作用をチェックするようにしましょう．

適応症

尿路感染症（耐性菌に注意），ニューモシスチス肺炎，ノカルジア症，*Burkholderia cepatia*，*Stenotrophomonas maltophilia* 感染症など．

ここに注意！

静注ではブドウ糖注射液を溶媒とし，125 mL/A 程度を目安に希釈するため投与水分量が非常に増えることに注意します．

常用量

- 経口，静注とも Trimethoprim で換算して 160 mg を 12 時間毎．合計 Trimethoprim で換算して 320 mg/日（4A＝4 錠/日）
- ニューモシスチス肺炎の予防投薬の場合：1回 1～2 錠（80/400 mg 錠）/日
- ニューモシスチス肺炎の治療の場合：Trimethoprim で 15～20 mg/kg/日：体重 60 kg では 960 mg/日＝12A/日・分 3
  ※ ST 合剤 1A/1 錠中に Trimethoprim 80 mg ＋ Sulfamethoxazole 400 mg

基礎5 手に持っている武器はどんな武器？ 抗菌薬の基礎知識

12 メトロニダゾール：フラジール®

概説▶ ランブル鞭毛虫感染症，トリコモナス症，アメーバ赤痢など原虫の治療薬として登場しましたが，嫌気性菌に対して良好な抗菌力を有することから（図14），*Bacteroides* spp.（「横隔膜より下」の嫌気性菌），*Clostridium difficile*（クロストリジウム・ディフィシル）腸炎の治療に用いられます．*Helicobactor pylori*（ピロリ菌）の除菌治療に用いられることもあります．

なお，嫌気性グラム陽性桿菌に対する抗菌力にはばらつきがあり，*Actinomyces* spp. には効果がありません．

日本には静注薬はありませんが，経口のバイオアベイラビリティにすぐれるのが特徴です．

副作用として，嘔気や食指不振などの消化器症状の

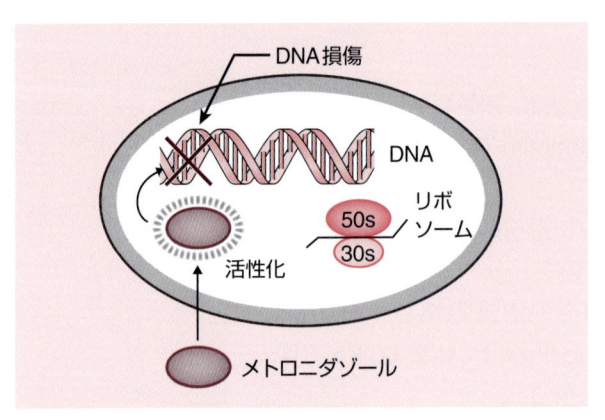

図14 メトロニダゾールの作用機序

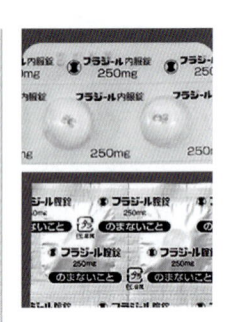

ほか，金属味，濃色尿などが指摘されています．稀に長期投与，高量投与の際に痙攣，小脳症状，末梢神経障害（可逆性）が指摘されています．

ここに注意！

メトロニダゾール服用中にアルコールを摂取すると，飲酒予防薬であるジスルフィラム様症状（嘔気，嘔吐，顔面紅潮，動悸など）を呈することがあるので，あらかじめ飲酒を控えるように伝えておきましょう．また，ワルファリンの作用を増強させることがあるため，ワルファリン服用者に使用する場合は，こまめにプロトロンビン時間をチェックするようにしましょう．

適応症

嫌気性菌の関与する腹腔内および骨盤内感染，*Clostridium difficile* 腸炎，アメーバ赤痢，ランブル鞭毛虫症，トリコモナス症，細菌性腟症など．

常用量

- 嫌気性感染症：500 mg/回を1日3〜4回（*Clostridium difficile* による腸炎の治療には通常 500 mg を1日3回を10〜14日間）
- アメーバ性肝膿瘍，アメーバ赤痢には500〜750 mg を3回/日投与を10日間．その後，腸管内に残った嚢胞の駆除のため，パロモマイシンを併用することが推奨されています．

基礎5 手に持っている武器はどんな武器？ 抗菌薬の基礎知識

13 その他の抗菌薬

概説▶ 新しい薬剤や日常的にはあまり出番はないもの（出番があってほしくはないもの！），多剤耐性菌の出現などにより耳にする可能性があるものを中心に扱います．

(1) リネゾリド(LZD)：ザイボックス®

　オキサゾリジノン系抗菌薬．リボソーム50Sに結合し，蛋白合成を抑制することによって抗菌力を発揮し，静菌性に作用するとされています．MRSA（メチシリン耐性黄色ブドウ球菌）やVRE（バンコマイシン耐性腸球菌）などの耐性菌を含むグラム陽性球菌にすぐれた抗菌力を持つこと，経口バイオアベイラビリティが非常にすぐれていること，腎機能に応じた投与量の変更やバンコマイシンのような血中濃度測定の必要がないことから好んで使われることもありますが，多用してはいけません！

　また，グラム陰性桿菌には効きません．
　副作用は下痢，嘔吐．

■適応症
　VRE感染，MRSA感染症（ただし菌血症には用いないように！）．

●ここに注意！
　長期投与（14日以上）による血小板減少，貧血，好中球減少症などの骨髄抑制は高頻度に起こります．なお，リネゾリドはもともと抗うつ薬であるMAO阻害薬として開発されていたため，SSRI（選択的セロト

MEMO
感染性心内膜炎のように侵襲性の高いMRSA感染症では，リネゾリドのように静菌性に作用する抗菌薬の使用は推奨されていません（IDSA. Clin Infect Dis. 2011 Feb 1；52（3）：e18-55.）

ニン再取り込み阻害薬）との併用でセロトニン症候群（発熱，意識障害，せん妄など）のリスクが報告されていますので，内服併用薬は必ずチェック!!

常用量
- 経口，静注とも 600 mg を 12 時間毎 1,200 mg/日

(2) ダプトマイシン（DAP）：キュビシン®

　本邦では 2011 年に新しく登場した抗菌薬で，サイクリックリポペプチド系抗菌薬という種類に属します．カルシウム依存的に細胞膜に穴をあけることで抗菌効果を発揮する濃度依存性の殺菌性抗菌薬です．特徴として，グラム陰性菌にのみ存在する**外膜***を通過できないため，グラム陽性菌のみに抗菌力を認めます．MRSA や VRE にも作用するのが特徴です．

適応症
　バンコマイシンなどを使用できない場合の MRSA 感染症（肺炎，左心系心内膜炎は除く），VRE 感染症など．

ここに注意！
　肺サーファクタントで不活化されてしまうため，肺炎には使用しないようにしましょう．CPK 上昇を伴うミオパチーの可能性があり，長期使用する場合は CPK のモニタリングが必要です．

常用量
- 敗血症，右心系心内膜炎：1 日 1 回 6 mg/kg を 30 分かけて投与

(3) キヌプリスチン/ダルフォプリスチン（QPR/DPR）：シナシッド®

　キヌプリスチンとダルフォプリスチンという 2 種類の薬剤を 7：3 の割合で含んだ合剤です．リボソーム 50S サブユニットに結合し，細菌の蛋白合成阻害

> **MEMO**
> ダプトマイシンは殺菌性の抗菌力を持つことから，バンコマイシンが使えない時（副作用やバンコマイシンの MIC が高いなど）の MRSA 治療薬の代替として米国では用いられていますが，心内膜炎に関しては今のところ右心系にしか推奨されていません（IDSA. Clin Infect Dis. 2011 Feb 1;52(3):e18-55.）．そのことを示した有名な研究が 2006 年に NEJM に登場しています（Fowler vg Jr, et al. N Engl J Med. 2006 Aug 17;355(7):653-665.）．

*「COLUMN　グラム陽性菌とグラム陰性菌の細胞壁の違い」参照 ☞p.30

により抗菌効果を発揮します．それぞれが異なる部位に作用することでシナジー効果が得られます．

VRE，MRSA も含めたグラム陽性球菌に効果がありますが，*Enterococcus faecalis* には効果がないことに注意が必要です．

適応症

VRE のうち *Enterococcus faecium* による感染症、黄色ブドウ球菌（MRSA を含む）の感染症で他の抗菌薬が使用できない時に選択しましょう．

ここに注意！

血管痛，静脈炎，血栓性静脈炎，関節痛，ビリルビン値の上昇などがあります．

希釈にはブドウ糖液を使います．

常用量

- 7.5 mg/kg を 8〜12 時間毎（1 時間以上かけ中心静脈より投与）

(4) チゲサイクリン（TGC）：タイガシル®

グリシルサイクリン系抗菌薬に分類されます．名前からもわかるようにテトラサイクリン系から派生しており，リボソーム 30S に結合して蛋白合成を阻害する静菌性抗菌薬です．従来のテトラサイクリン系ではカバーできなかった MRSA や VRE，多剤耐性グラム陰性桿菌にも抗菌効果を発することから多剤耐性菌の感染症の際の選択肢として注目されています．

なお，*Pseudomonas aeruginosa*（緑膿菌）には抗菌力がないことに注意が必要です！「横隔膜の下」の嫌気性菌にも効果があります．

一方，FDA（米国食品医薬品局）ではチゲサイクリンの使用によって死亡率が高まる可能性があるという警告を出しており[29]，その警告を検証するようなメ

MEMO

チゲサイクリンは Volume of distribution（分布容積）が広く，投与されると体全体の組織に広がり，有効な血中濃度を達成しにくいため（Rodvold KA, et al. J Antimicrob Chemother. 2006；58（6）：1221-1229），菌血症の治療では避けたほうがいい，ともいわれています．

タアナリシスも報告されてきています[30]．

他の選択肢があるのであれば，むやみに使用しないほうがよいのが現状のようです．

■適応

多剤耐性菌による皮膚軟部組織感染症や腹腔内感染症など．ただし，他の代替薬があるのであれば，そちらを使用します．

■ここに注意！

嘔気，嘔吐などの消化器症状が多く，ビリルビン値，ALT，ASTの上昇も指摘されています．稀ですが膵炎の報告もされています．

■常用量

- 初回100 mgを30〜60分かけて点滴静注射．以後50 mgを12時間毎に使用

(5) ポリミキシン（PL）：ポリミキシンB, コリスチン：コリマイシン®

ポリミキシンにはA-Eの5種類が存在し，実際に臨床使用されているのはポリミキシンBとポリミキシンE（コリスチン）です．現在，日本では点眼薬や軟膏，腸管内の殺菌を使用目的とした経口薬があります．以前は日本でも静注薬が使用されていたのですが，腎機能障害や神経障害などの副作用から世界各地で使われなくなりました．

ポリミキシン系抗菌薬は，細菌の細胞膜にあるリン脂質に作用し，細胞膜を破壊することで抗菌力を発揮します．抗菌スペクトラムは主に好気性グラム陰性桿菌で，昨今話題になった多剤耐性アシネトバクターや多剤耐性緑膿菌に対しても抗菌力を保っていることがあるので，多剤耐性グラム陰性桿菌の登場で静注薬がまた脚光を浴びるようになってきているのです．しかし，SPACEに含まれる*Providencia*，*Serratia*，

29) FDA. Tygacil (tigecycline)： Label Change-Increased Mortality Risk. http://www.fda.gov/Safety/MedWatch/SafetyInformation/SafetyAlertsforHuman-MedicalProducts/ucm224626.htm（2013年12月24日閲覧）
30) Prasad P. et al. Clin Infect Dis. 2012 Jun；54(12)：1699-1709.

● SPACE→p.102「COLUMN SPACEとは？ 誘導性染色体型AmpCを持つ細菌たち」参照

Aeromonas，また人工呼吸器関連肺炎などで問題となる *Burkholderia* などでは抗菌効果が弱いとされています．また，グラム陽性菌や嫌気性菌に対しては効果がないので注意が必要です．

　経口投与では腸管からほぼ吸収されないのですが，静注の場合，用量依存性の腎毒性が問題となります．また，神経筋接合部伝達阻害，末梢神経障害，口周囲のしびれ感などの神経障害も副作用として知られています．

(6) ホスホマイシン (FOM)：ホスミシン®

　尿路感染症や感染性腸炎などに使われていましたが，最近では，多剤耐性菌に対する抗菌薬として再度注目を浴びるようになっています．作用機序として細胞壁合成に関わる最初の段階を阻害し（βラクタム系薬とは異なる部位），殺菌性の作用があり，MRSA，VREを含むグラム陽性菌，グラム陰性菌と幅広い抗菌スペクトラムを持っています．ただし，緑膿菌（ばらつきがあります）や *Acinetobacter* spp.（アシネトバクター）には耐性とされています．腎臓，膀胱壁，前立腺など泌尿器系をはじめ，炎症を合併した組織や骨などへの組織移行性にすぐれることも知られています[31]．

　3 g 1回の内服で尿中で高濃度を達成し，1〜3日程度有効な濃度を維持するとのことで，単純性尿路感染症の治療選択肢として3 gを1回の投与が米国ガイドラインにも登場しています[32]．

　耐性機序の違いからβラクタム系やニューキノロン系に耐性となったグラム陰性桿菌にも感受性を保っていることがあり，多剤耐性グラム陰性菌への使用が注目されるようになってきています．

　副作用は消化器症状，皮疹などです．

31) Michalopoulos AS, et al. Int J Infect Dis. 2011 Nov；15 (11)：e732-739.

32) Gupta K, et al. Clin Infect Dis 2011；52 (5)：e103-120

14 抗真菌薬

概説▶ 抗真菌薬は主にアゾール系，ポリエン系，エキノキャンディン系に分かれます．それぞれの抗真菌薬がどの真菌をカバーするかをしっかりと把握することが重要です（図15）．特に侵襲性真菌感染症が問題となる免疫抑制者では，カバーに漏れがあると予後不良につながります．また，長期使

	ポリエン		アゾール			エキノキャンディン			その他
	AMB	FLU	ITRA	VORI	POSA	ANID	CAS	MICA	5-FC

酵母
- Candida albicans
- Candida tropicalis
- Candida parapsilosis
- Candida krusei
- Candida glabrata
- Cryptococcus neoformans

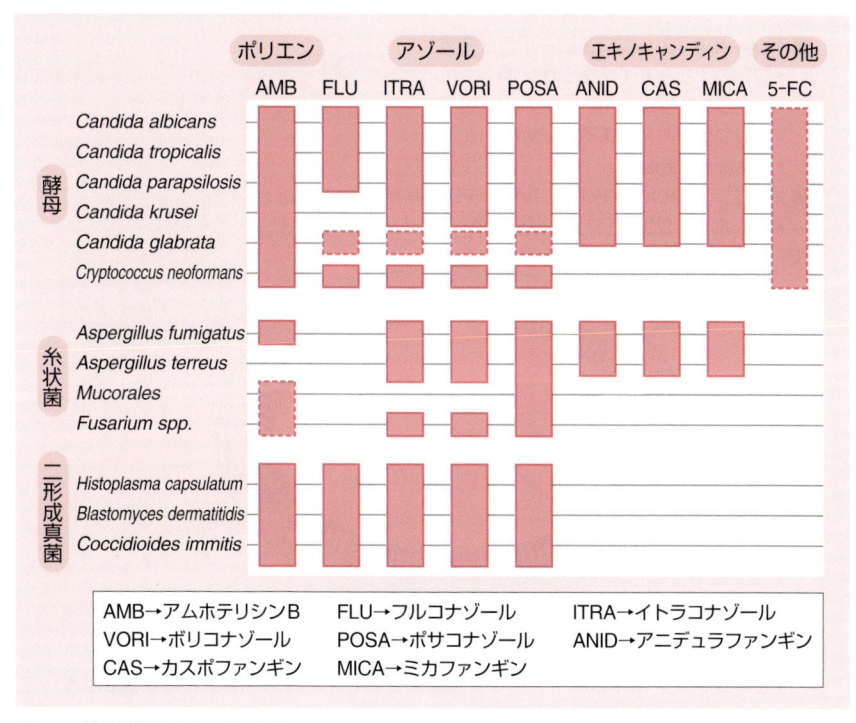

糸状菌
- Aspergillus fumigatus
- Aspergillus terreus
- Mucorales
- Fusarium spp.

二形成真菌
- Histoplasma capsulatum
- Blastomyces dermatitidis
- Coccidioides immitis

AMB→アムホテリシンB　　FLU→フルコナゾール　　ITRA→イトラコナゾール
VORI→ボリコナゾール　　POSA→ポサコナゾール　　ANID→アニデュラファンギン
CAS→カスポファンギン　　MICA→ミカファンギン

図15 抗真菌薬のスペクトラム
（Lewis RE. Current Concept in Antifungal Pharmacology. Mayo Clin Proc. 2011 Aug；86（8）：p808のFig3を許諾転載）

基礎 5　手に持っている武器はどんな武器？ 抗菌薬の基礎知識

用することが多いので，副作用や他の薬剤との相互作用もきちんと理解しておきましょう．

❶ アゾール系抗真菌薬

真菌の細胞膜にあるエルゴステロール合成を阻害することで抗菌効果を発揮します（図16 参照）．初期に登場したイミダゾール系のミコナゾールやケトコナゾール，その後登場したトリアゾール系のフルコナゾール，イトラコナゾール，ボリコナゾール，そして

細胞膜に作用し，細胞を破壊する
■ アゾール系（エルゴステロール合成阻害）
- フルコナゾール（ジフルカン®）
- イトラコナゾール（イトリゾール®）
- ボリコナゾール（ブイフェンド®）
- Pasaconazole

■ ポリエンマクロロイド系（エルゴステロール結合）
- アムホテリシンB（ファンギゾン®）

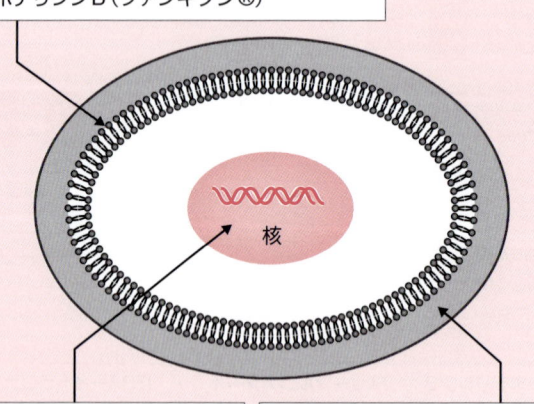

細胞内の蛋白/DNA合成を阻害する
- フルシトシン（5-FC）

細胞壁を崩壊する
■ エキノキャンディン系（グルカン合成阻害）
- ミカファンギン（ファンガード）

図16　抗真菌薬の作用機序

Posaconazole（国内未発売）などが含まれます．イミダゾール系は副作用の問題などから，現在では使用がほぼ外用薬に限られています．程度の差はあるものの，CYP450を阻害するため，内服薬との相互作用も注意が必要です．

● CYP450 ☞ p.355「COL-UMN　肝酵素P450と薬剤相互作用」参照

(1) フルコナゾール（FLCZ）：ジフルカン®

　アゾール系抗真菌薬の代表的薬剤．経口のバイオアベイラビリティが良好（85〜90%）で，髄液移行性を含め，組織移行性も良好であるのが特徴です．半減期も長いため，1日1回の投与が可能です．臨床的には*Candida* spp.（カンジダ），特に*Candida albicans*の治療に主力を発揮します．ただし，*Candida* spp.の中でも*Candida glabrata*には効果がないことがあり，*Candida krusei*には効きません．また，*Aspergillus* spp.などの糸状菌にも抗菌力がありません[33]

33) Elizabeth S, et al. Clin Infect Dis. 2006；43（Supple 1）：S28-39.

　AIDS患者や移植患者など，免疫抑制者で問題となる*Cryprococcus*症（クリプトコッカス症）の治療にも用いられます．副作用としては消化器症状や肝機能障害などです．

■適応症
　*Cryptococcus*症（髄膜炎には通常アムホテリシンBを用いた導入療法後に使用）．
　*Candida*感染症（眼内炎，食道炎，腟カンジダ症，カテーテル関連感染症など）．

■ここに注意！
　薬剤の相互作用に注意！　特に抗てんかん薬，ワルファリン，免疫抑制剤，ベンゾジアゼピン系薬，リファンピシン．

■常用量
- 100〜400 mg/日を内服または静注

（重症例では 800 mg/日まで．保険適用上限は 400 mg/日まで）．

(2) イトラコナゾール（ITCZ）：イトリゾール®

Aspergillus spp. に対して抗菌力を持つことが特徴です．フルコナゾールの直後に登場したものの，吸収や副作用，薬剤相互作用の点でフルコナゾールのほうがすぐれるため，主流とはなっていません．カプセルの場合，経口吸収に胃酸が必要なため，H$_2$ブロッカーなど制酸薬内服中では吸収が低下します．そのため，カプセルは胃酸分泌が増える食後に服用する必要あります．

内用液は食物の有無，胃酸の存在に関係なく吸収されます．いずれにしても経口吸収が不安定なのが弱点です．加えて経口に伴う嘔気などの消化器症状が強いのも欠点の一つです．その他の副作用としては薬疹，肝酵素上昇などがあります．薬剤の相互作用はフルコナゾール以上に注意が必要です．髄液移行性もあまりよくありません．このような理由からアスペルギルス症やカンジダ感染症に対しては他の薬が主役となりますが，ヒストプラズマ症やブラストミセス症など一部の真菌感染症では，まだ主力の抗真菌薬です．

脂溶性で角質化している組織への親和性が高いことから，爪白癬や難治性の表在性皮膚真菌症の治療に使われることもあります．

> **MEMO**
> コーラやジンジャーエールと一緒に摂取すると吸収が増えるともいわれています（Terrell CL. Mayo Clin Proc. 1999 Jan；74（1）：78-100.）．

ここに注意！
薬剤の相互作用に注意！経口薬を長期投与する場合は薬剤濃度の測定も必要．

常用量
- 爪白癬：200 mg を 1 日 2 回経口×1 週間内服，3 週間休薬，を 3～4 サイクル続ける

(3) ボリコナゾール（VRCZ）：ブイフェンド®

フルコナゾールのスペクトラムが比較的限定的である点，イトラコナゾールの経口吸収不良などの問題を解決すべく登場したのがボリコナゾールです．

- *Candida* spp.，*Aspergillus* spp.，*Cryptococcus* などアゾール系の中でも広い抗真菌スペクトラムを持ちます．侵襲性アスペルギルス症に対してアムホテリシンB（後述）と比較したランダム化比較試験[34]では治療への反応性，死亡率をみてもアムホテリシンBよりも良好な結果が得られており，今やアスペルギルス症の第一選択となりつつあります[35]．
- 静注および経口での薬剤投与が可能で，経口薬の吸収も良好です．
- 代表的な副作用としては投与後早期に視覚障害（色覚障害，羞明など）が30％程度に認められますが，一過性であり，徐々に症状は軽快するといわれています．その他，肝機能障害，皮疹，日光過敏，不眠症，幻覚といった副作用があります[36]．

ここに注意！

シトクロムP450（CYP450）により代謝されるため，他のアゾール系同様，さまざまな薬剤との相互作用を認めるので注意を要します．主なものとして免疫抑制剤，抗てんかん薬，リファンピシン，ワルファリン，抗HIV薬のプロテアーゼ阻害剤などがあります．免疫抑制剤との相互作用は特に注意が必要です．

常用量

静注
- アスペルギルス症もしくはカンジダ以外の重症真菌感染症

---

34) EORTC. N Engl J Med. 2002 Aug 8；347（6）：408-415.

35) IDSA. Clin Infect Dis. 2008 Feb 1；46（3）：327-360.

36) Johnson LB, et al. Clin Infect Dis. 2003 Mar 1；36（5）：630-637.

- CYP450の阻害 ☞p.355「COLUMN」参照

MEMO
経口薬は腎機能障害による投与量の調整が必要ないものの，静注薬には可溶化のための添加薬としてSBECD（スルホブチルエーテルβ-シクロデキストリン）が含まれており，腎機能障害者（CCr＜50 mL/分）では蓄積するため使用は避けましょう．
肝機能障害（軽度～中等度）を有する場合，初期投与量は通常量を投与し，2日目以降は投与量を1/2にします．

- 初日 6 mg/kg を 1 日 2 回投与し，2 日目以降 4 mg/kg を 1 日 2 回投与
- 重症カンジダ感染症
  - 初日 6 mg/kg を 1 日 2 回投与し，2 日目以降 3mg/kg を 1 日 2 回投与

経口
- 体重 40 kg 以上
  - 初日 400 mg/回を 1 日 2 回投与し，2 日目以降 200 mg/回を 1 日 2 回投与
- 体重 40 kg 以下
  - 初日 200mg/回を 1 日 2 回投与し，2 日目以降 100 mg/回を 1 日 2 回投与

(4) Posaconazole（国内未承認）

図15（p.211）をみてもわかるように，アゾール系の中でも広い抗真菌スペクトラムを持っています．侵襲性真菌感染症のリスクが高いのは，白血病の化学療法後で好中球減少が長く続いている場合，造血幹細胞移植後，特に拒絶反応を起こし免疫抑制剤を服用しているような場合です．2007 年の報告では，化学療法後の好中球減少者で，フルコナゾールやイトラコナゾールの予防投薬をされた群と比較して，本剤は有意に侵襲性真菌感染症を予防し，予後も良好であったことが報告されています[37]．

また造血幹細胞移植後の患者でもフルコナゾール群と同等，あるいはそれ以上の予防効果があるとの結果[38]を受けて，臨床で使用されている米国では，このような患者の侵襲性真菌感染症の予防投薬や侵襲性真菌感染症の治療に用いられます．現在のところ経口懸濁液しかなく，特に脂肪分を含む食事の摂取で吸収が改善することから，食事との摂取が推奨されていま

37) Cornely OA, et al. N Engl J Med. 2007 Jan 25；356（4）：348-359.

38) Ullmann AJ, et al. N Engl J Med. 2007 Jan 25；356（4）：335-347.

す.
　他のアゾール系薬剤同様，相互作用の注意が必要です.

❷ ポリエンマクロロイド系

(1) アムホテリシンB：ファンギゾン®

　抗真菌薬の中で最も歴史があり，現在でも侵襲性真菌感染症の治療での主力となっています．真菌細胞膜に作用し，透過性を亢進させることで抗真菌作用を発揮します（図16，p.212）．幅広い抗真菌スペクトラムを持ちますが，図15（p.211）にもあるように，すべての真菌をカバーするわけではありません．*Aspergillus terreus*, *Scedosporium* spp., *Candida lusitaniae* などには効果はありません．

(2) アムホテリシンBリポソーム製剤：アムビゾーム®

　アムホテリシンBの使用で注意すべきは副作用です．米国人は"horrible"（ひどい）という言葉にかけて"amphohorrible"と例えたくらい，急性，慢性の副作用がみられます（下記「注意」参照）．これを改善すべく登場したのが脂質製剤のアムホテリシンBで，本邦では，そのうちの一種類（アムホテリシンBリポソーム製剤，アムビゾーム®）が使用できます．急性期の反応や腎機能障害の副作用の頻度が低いとされていますが，値段は非常に高価です．

ここに注意！

- 薬液は結晶析出を防ぐために5%ブドウ糖溶液で溶解します．
- 急性期の反応→発熱，悪寒，振戦．投与後30〜45

分程度で生じ，その後2～4時間かけて徐々に軽減します．高頻度にみられるため，欧米ではアセトアミノフェンなどの解熱薬を投与してからアムホテリシンBを投与することもあります．これらの反応がアムホテリシンに対するアレルギー反応ではないことに注意が必要です．真のアレルギー反応はきわめて稀とされています．
- 低カリウム血症，低マグネシム血症→高率に認められるので，定期的な血液検査を行います．
- 腎機能障害→輸入細動脈の攣縮による血流低下，尿細管性アシドーシスなどさまざまな原因がいわれています．生理食塩液で十分な輸液を行ったり，食塩負荷である程度予防できるとの報告があります．
- 血圧低下→急速静注により時に誘発されます．そのため2～4時間かけてゆっくり投与しましょう．

常用量

- 通常のアムホテリシンBとアムホテリシンBリポソーム製剤では投与量が異なることに注意
  投与例：侵襲性アスペルギルス症
- アムホテリシンB：0.7～1 mg/kg/日
- アムホテリシンBリポソーム製剤：3～5 mg/kg/日

❸ エキノキャンディン系

真菌細胞壁の1,3-β-Dグルカンの合成阻害をすることで抗菌力を発揮する抗真菌薬で（図16，p.212参照），日本ではミカファンギンが発売されています．この作用機序からわかるとおり，**1,3-β-Dグルカンを持たない真菌（クリプトコッカス，ムコールなど）には効果がない**ことに注意が必要です．主に，カンジダとアスペルギルスに抗菌効果を発揮しますが，アス

ペルギルスは，侵襲性アスペルギルス症へ第一選択としての使用を支持する明確なデータがないため，他の治療薬が使えない場合，あるいは他の抗真菌薬と併用して使用する場合がほとんどです．カンジダに関しては，フルコナゾール耐性の *Candida glabrata* や *Candida kruzei* にも効果があることから，IDSA（米国感染症学会）のカテーテル感染のガイドラインでは，カンジダによる感染が疑われた場合のエンピリック治療の一つに推奨されています．

ただし，*Candida parapsilosis* には耐性の報告もあるので，この場合にはフルコナゾールなど他の抗真菌薬を使用したほうがいいでしょう．

静注薬のみがあり，肝代謝のため腎機能による投与量調節が必要ありません．ヒトの細胞には存在しない細胞壁をターゲットとしているため，副作用は他の抗菌薬と比べて少ないものの，高ビリルビン血症，嘔気，下痢，白血球減少症，好酸球上昇などがあります[39]．

ヒスタミン放出に伴う症状（皮疹，瘙痒，顔面浮腫）も報告されています．

適応症

カンジダ感染症，アスペルギルス感染症（第一選択での使用を支持する報告は不十分です）．

> **MEMO**
> フルコナゾールも耐性のリスクが少なければ使用可能（Mernel LA, et al. Clin Infect Dis. 2009 Jun 1；49（1）：1-45）．

39) Chandrasekor PH, et al. Clin Infect Dis. 2006 Apr 15；42（8）：1171-1178.

● ミカファンギン（MCFG）：ファンガード®

常用量

- 50〜300 mg/日を1日1回
  ※米国では50 mg/日は造血幹細胞移植を受けた患者での予防投与量であり，カンジダ症の治療には100 mg/日以上が推奨されています．

❹ その他の抗真菌薬

(1) 5-FC（フルシトシン）：アンコチル®

　薬剤名から推測できるように，核酸塩基として知られるシトシンのフッ素化されたアナログで，核酸合成阻害によって抗真菌効果を発揮します．単剤では耐性獲得しやすいので，アンホテリシンBなどと併用します．**クリプトコッカス髄膜炎の治療の際，アムホテリシンB単剤で治療するよりも5-FCを併用したほうが治療成績がよいことが知られており**[40]，抗真菌薬の中で併用療法が確立している数少ない例です．抗菌スペクトラムは *Candida* spp., *Cryptococcus* が主で，経口からの吸収も比較的良好です（80%以上）．

　副作用として，消化器症状，白血球減少症，血小板減少症，肝機能障害が挙げられます．

　単剤で正常腎機能者に使用する場合は，ほとんど問題になりませんが，アムホテリシンBと併用し，腎機能障害がある場合に，重篤な骨髄抑制や腸炎がみられることがあります．

■適応症

　単剤で使用することはほぼありません．クリプトコッカス髄膜炎でアムホテリシンBとの併用療法での有効性が知られています．

■常用量

- HIV患者のクリプトコッカス髄膜炎の導入療法（アムホテリシンBと併用）
- 100 mg/kg/日・分4（半減期が短いため）

40) Bennett JE. N Engl J Med. 1979 Jul 19；301（3）：126-131.

(2) テルビナフィン：ラミシール®

　主に爪白癬や皮膚真菌症に使用されるこの抗真菌薬は，真菌細胞膜のエルゴステロール合成阻害によって抗真菌効果を発揮します．経口摂取後，すばやく角質層，爪，毛髪に届き，治療後も長期にわたって爪に薬剤が検出されます．

　副作用は消化器症状，皮疹などが知られていますが，稀に重篤な肝機能障害を起こすことがあるため，治療中は肝機能のモニタリングをするようにしましょう．

　また，汎血球減少症も稀に合併することが知られています．

■ 適応
爪白癬，皮膚真菌症

■ 投与量
- 125 mg/日を1日1回（米国での推奨量は250 mg/日）

MEMO
爪白癬は治療薬を長期内服しても治癒しないことがあるなど，非常に厄介な感染症ですが，さまざまな抗真菌薬で効果を比較したメタアナリシスでは，テルビナフィンが一番効果が高かったとの報告があります（Gupta AK, et al. Br J Dermatol. 2004 Mar；150（3）：537-544）．

基礎5　手に持っている武器はどんな武器？　抗菌薬の基礎知識

15 抗結核薬

概説▶ 耐性がない肺結核の場合，はじめの2か月は4剤併用，その後4か月はイソニアジドとリファンピシンの2剤で治療するのが通常です．このように長期使用する薬剤であるため，使用を開始する際には患者さんに副作用を理解してもらい，適切なモニタリングが行えることが大事です．

(1) イソニアジド(INH)：イスコチン®，ヒドラ

内服薬および注射薬があります．

副作用

肝機能障害，末梢神経障害，皮疹

ビタミン B_6 の代謝阻害による末梢神経炎は，アルコール多飲者など，もともとビタミン不足がある場合に合併しやすいとされています．

投与量

- 300 mg/日・分1（朝食後）．最大 500 mg/日（5〜10 mg/kg/日）
  ※末梢神経炎予防のためビタミン B_6（ピリドキシン）を併用する

(2) リファンピシン（RFP）：リファジン®, リマクタン®

■副作用
　血小板減少，肝機能障害，食欲不振，吐き気などの消化器症状，皮疹

　また，シトクロム P450 の活性を亢進させるため，薬剤相互作用の多いことに注意します．他の服用薬の変更や用量変更が必要となることがあるので必ずチェックします．

- シトクロム P450 ☞p.355 「COLUMN　肝酵素 P450 と薬剤相互作用」参照

■ここに注意！
　尿，汗，涙などがオレンジ色になることは，投与前に患者へ説明しておく！　特にコンタクトレンズ使用者は注意します．

■投与量
- 450 mg/日・分 1（朝食前）．最大 600 mg/日（9〜10 mg/kg/日）

(3) エタンブトール（EB）：エブトール®, エサンブトール®

　内服薬のみがあります．

■副作用
　視神経炎（25 mg/kg/日以上で生じやすいとされているため，通常量では発症が少ないです．ただし腎機能が低下している患者では注意！）
※エタンブトールによる視神経炎は可逆性とされているものの，不可逆性のケースも報告されています．
　よって治療前の視力検査，治療中の色覚検査によるモニタリングが推奨されます．

■投与量
- 15〜20 mg/kg/日・分 1（朝食後）

(4) ピラジナミド(PZA)：ピラマイド®

内服薬のみがあります．

副作用

肝機能障害，高尿酸血症，関節痛，皮疹

投与量

- 1,000〜2,000 mg/日・分1（朝食後）．（15〜30 mg/kg/日）

16 抗ウイルス薬

概説▶ 以下に一般臨床で投与される可能性の高い抗ウイルス薬（抗ヘルペスウイルス薬，抗インフルエンザウイルス薬）について概説します．

(1) アシクロビル（ACV）：ゾビラックス®，アシクリル，ビクロックス

　作用機序はウイルスDNAの合成阻害です．ウイルスのチミジンキナーゼによって活性化されることにより抗ウイルス効果を発揮します．ウイルスに感染した細胞に非常に親和性が高く，感染した細胞内に取り込まれます．

　適応は単純ヘルペスウイルス（HSV），水痘・帯状疱疹ウイルス（VZV）ですが，VZVと比べ，HSVには10倍効果があるとされています．しかし，経口のバイオアベイラビリティが低く（10〜20％），有効な濃度を維持するためには頻回の内服が必要です．

　副作用は比較的少ないですが，静注薬で精神神経症状（振戦，幻覚，痙攣，特に腎機能障害がある場合），腎機能障害がみられることがあり，経口薬では嘔気，嘔吐などの消化器症状や皮疹が問題となることがあります．

ここに注意！
　点滴投与では薬液がアルカリ性であり，血管炎に注意する！

投与量
- 口唇ヘルペス・性器ヘルペス：200 mg/回を1日5回投与（米国では400 mgを1日3回）

- ヘルペス脳炎：10 mg/kg を 8 時間毎に静注×2～3 週間
- 帯状疱疹：800 mg/回を 1 日 5 回投与×7～10 日間

(2) バラシクロビル（VACV）：バルトレックス®

　アシクロビルのプロドラッグ（前駆体）で，経口バイオアベイラビリティが良好なため，単純ヘルペスで 1 日 2 回，帯状疱疹で 1 日 3 回と投与回数が少なくて済むのが利点です．内服薬のみ存在します．
　薬効自体はアシクロビルに準じます．

投与量

- 口唇ヘルペス・単純ヘルペス（性器ヘルペス）：500 mg/回を 1 日 2 回（米国では 1,000 mg を 1 日 2 回推奨）
- 帯状疱疹：1,000 mg/回を 1 日 3 回×5～7 日間

(3) オセルタミビル：タミフル®

　新型インフルエンザの流行の際にも話題になったこの薬は，インフルエンザウイルスのノイラミニダーゼを選択的に阻害し，A 型と B 型の両方に有効です．ただしインフルエンザ B 型に対しては A 型よりも効果が低いとされています．一般に発症 48 時間以内に内服を開始することで，罹病期間短縮などの効果がみられるとされています[41]．

　副作用は嘔気・嘔吐などの消化器症状が主です．以前，10 歳以上の未成年で異常行動から転落事故につながったという報告があり[42]，オセタミビルと異常行動との関連が心配されましたが，その後の調査では，その関連は明らかではないとされています．ただし，現在でもこの世代の未成年に投与する場合は，慎重に

[41] IDSA. Clin Infect Dis. 2009 Apr 15；48（8）：1003-1032.

[42] www.chugai-pharm.co.jp/html/info/070321.html

行うよう注意喚起がされています．また，1歳未満の小児への安全性は確立していません．

　インフルエンザ感染症を発症している患者と濃厚接触する機会のある場合の予防投与は（同居家族・共同生活者など），原則として以下の状況に限り適応となります．

- 高齢者（65歳以上）
- 慢性肺疾患もしくは慢性心疾患を有する者
- 糖尿病などの免疫機能が低下する代謝性疾患を有する者
- 腎機能障害者

投与量

- 成人例：75 mg/回を1日2回×5日間
- 成人への予防投薬：75 mg/回を1日1回×7〜10日間

基礎5 手に持っている武器はどんな武器？ **抗菌薬の基礎知識**

挑戦!! シナリオトレーニングと知識整理

問題1

βラクタム系抗菌薬とはどういう薬剤を指すのでしょうか？

問題2

濃度依存性とはなんでしょう？

問題3

中枢神経への移行性がいい代表的な抗菌薬は？

解説1

βラクタム環を基本構造に持つ抗菌薬をいいます．ペニシリン系，セフェム系，カルバペネム系，オキサセフェム系，モノバクタム系などがあります．

解説2

濃度依存性の抗菌薬とは，ターゲットとする菌が存在する場所での抗菌薬濃度がMICに比して高い程強い抗菌作用が期待できる抗菌薬です．CmaxとMICの比が抗菌力の効果の指標として使われます．濃度依存性の抗菌薬の代表としてはアミノグリコシド系，ニューキノロン系，マクロライド系，ダプトマイシンなどが含まれるのでしたね．

解説3

ペニシリンG，アンピシリン，第三世代以上のセファロスポリン系，カルバペネム系，ニューキノロン系，メトロニダゾールなどが代表的でしたね．

参考文献

- Gonzalez LS 3rd, Spencer JP. Aminoglycosides : a practical review. AM Fam Physician. 1998 Nov 15；58（8）：1811-1820.
- Grayson ML, et al : Kucers' the Use of Antibiotics, 6th ed. ASM Press, 2010.
- Johns Hopkins ABX Guide. www.hopkinsguides.com/hopkins/ub
- Mandell GL, Bennett JE, Dolin R : Mandell, Douglas, and Bennett's Principles and Practice of Infectious Diseases. 7th ed. Churchill Livingstone, 2010.
- Sanford Guide Web Edition 2. Retrieved from http://webedition.sanford-guide.com（2013年12月17日閲覧）．

（上記以外は文中に記載）

臨床編

臨床 1

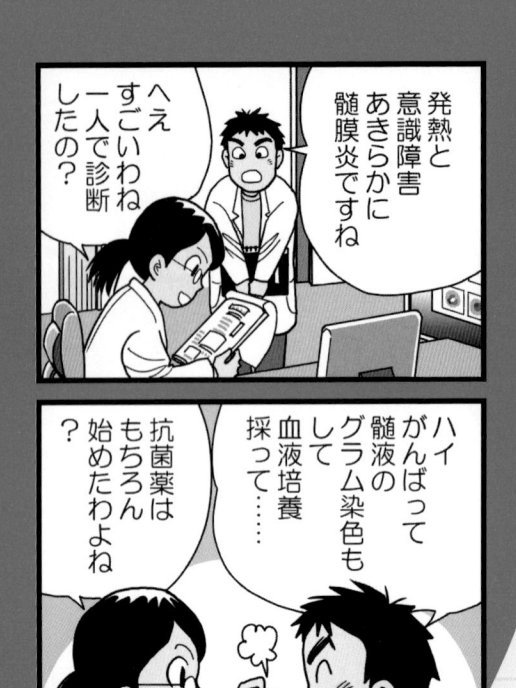

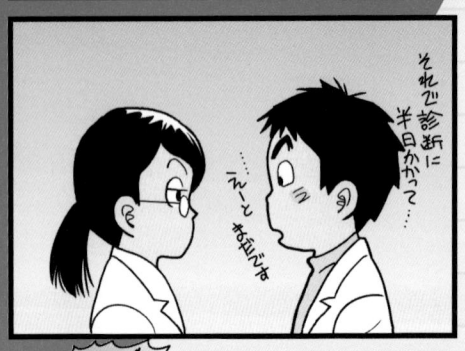

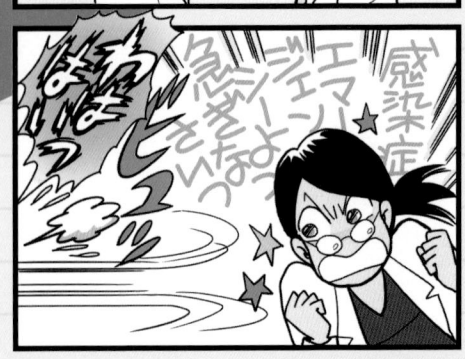

戦う相手をよく知ろう！各感染症への基本的アプローチ

この章に登場するのは起炎菌が不明な時点でのEmpiric therapyとして推薦されているものの一例なので，地域の耐性菌の状況や患者の病態に応じて変わることがあります．また，起炎菌や感受性が判明した時点で適宜de-escalationを行います．

これが基本！

- Empiric therapy（エンピリック治療）とは経験的治療といわれ，臨床像から起炎菌である可能性のある細菌を推定し，想定される感染臓器の治療にふさわしい抗菌薬を選択，投与することです．

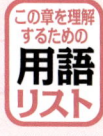

この章を理解するための用語リスト

◎非定型肺炎

もともとは，1940年代にサルファ剤やペニシリンが登場した際，これらに反応しない肺炎をまとめてこう表現していました．現在では起炎菌もわかり，マイコプラズマ肺炎やクラミジア肺炎，レジオネラ肺炎などが含まれます．胸部X線上間質陰影を呈し，細菌性肺炎のように大葉性でないこと，喀痰グラム染色や培養からは菌が検出されないことが典型例の特徴とされます．

臨床1 戦う相手をよく知ろう！ 各感染症への基本的アプローチ

各種感染症

① 頭頸部
（扁桃炎，咽頭炎，扁桃周囲炎，副鼻腔炎，中耳炎など）
☞p.234

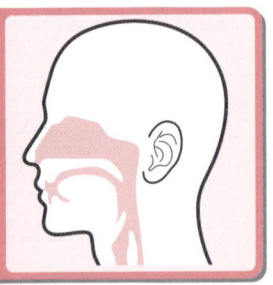

② 中枢神経系
（髄膜炎，脳膿瘍，硬膜外膿瘍）
☞p.239

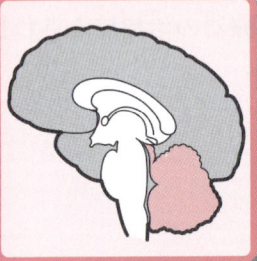

③ 呼吸器系
（肺炎，気管支炎，）
☞p.245

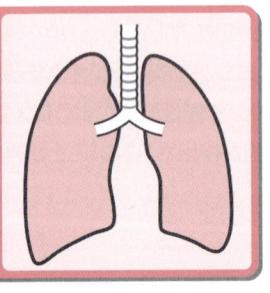

④ 肝胆道系
（胆嚢炎，化膿性胆管炎，肝膿瘍）
☞p.253

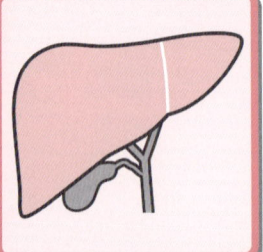

⑤ 消化管系
（腹膜炎，憩室炎，虫垂炎，偽膜性腸炎）
☞p.257

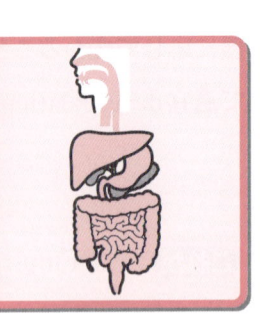

⑥ 泌尿器，生殖器
（膀胱炎，腎盂腎炎，前立腺炎，尿道炎，子宮頸管炎，PID）
☞p.263

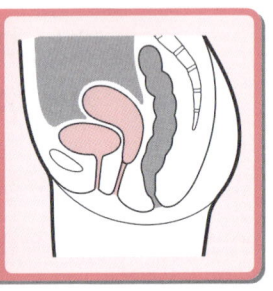

⑦ 皮膚・軟部組織
（丹毒，蜂窩織炎，軟部組織感染etc，壊死性筋膜炎）
☞p.272

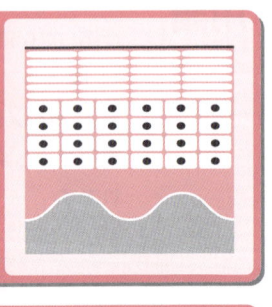

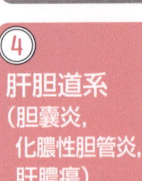

⑧ 骨・筋組織
（骨髄炎，化膿性関節炎，腸腰筋膿瘍）
☞p.279

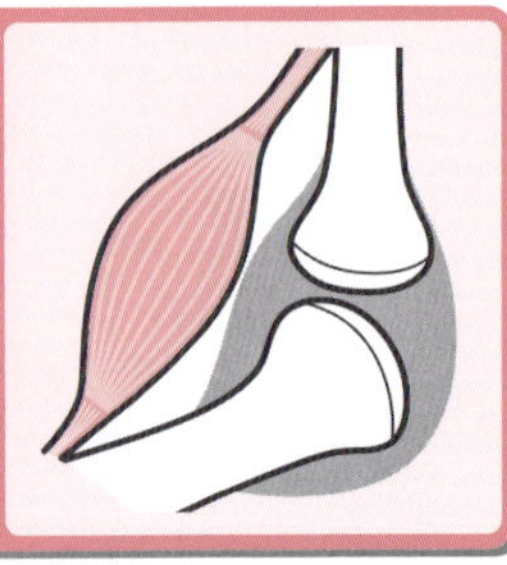

232

臨床

1 各種感染症

⑨ 菌血症・敗血症
（好中球減少時の発熱，グラム陰性菌，グラム陽性菌〈特に黄色ブドウ球菌〉，カンジダ）
☞p.284

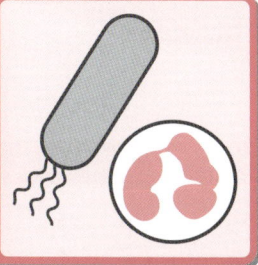

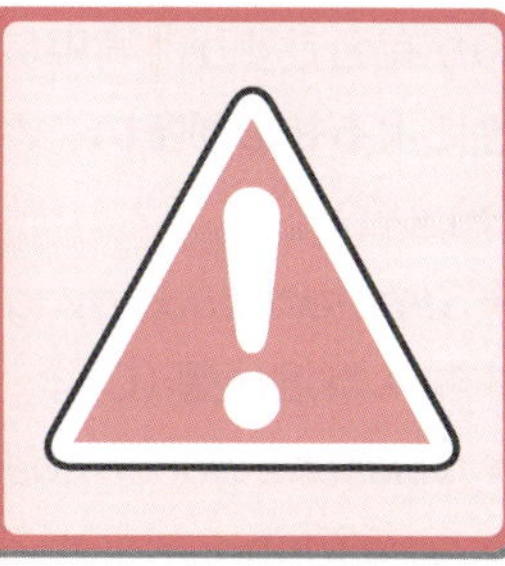

⑩ カテーテル関連感染症
（血管内カテーテル感染，敗血症性血栓性静脈炎）
☞p.289

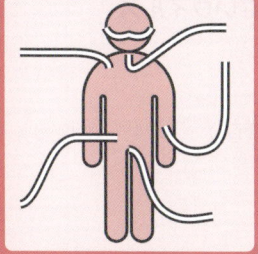

⑪ 感染性心内膜炎
☞p.291

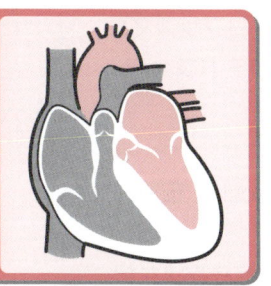

⑫ ウイルス感染症
（単純ヘルペスウイルス，帯状疱疹ウイルス，インフルエンザウイルス）
☞p.296

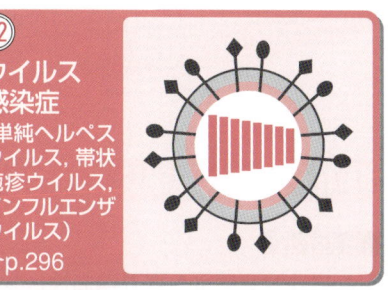

⑬ 感染症エマージェンシー
☞p.296

⑭ 外科コールが必要な時
☞p.297

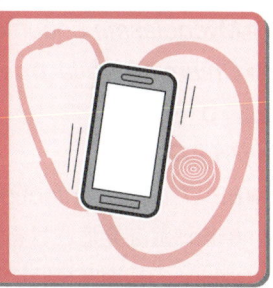

コラム
横隔膜下の嫌気性菌とは？　☞p.260

コラム
シナジー効果とは？　☞p.295

233

1 頭頸部（扁桃炎, 咽頭炎, 扁桃周囲炎, 副鼻腔炎, 中耳炎など）

❶ Tonsillitis（扁桃炎）/Pharyngitis（咽頭炎）

🦠 起炎菌

A群β溶連菌（A群β溶血性レンサ球菌）によるものが有名ですが，実際には**抗菌薬の効かないウイルス性によるものが多い**ことに注意．

〈細菌性〉
- *Streptococcus pyogenes*（A群β溶連菌）
- 非A群溶連菌（C群・G群溶連菌）
- *Neisseria gonorrhoeae*（淋菌）
- *Aracanobacterium haemolyticum*
- *Mycoplasma pneumoniae*（肺炎マイコプラズマ）
- *Chlamydophila pneumoniae*（クラミドフィラ ニューモニエ）

〈ウイルス性〉
- EBウイルス（infectious mononucleosis；伝染性単核球症を発症させる）
    - ➡HIVの初期感染時にも伝染性単核球症様症状を起こすことがあることに注意！
- RSウイルス
- インフルエンザウイルス
- アデノウイルス
- ヘルペスウイルス

✋ これがポイント！

- 抗菌薬による治療が重要になるのはA群溶連菌に

よるものです．
　これには，扁桃腺炎の治療や膿瘍形成などの合併症の予防目的もありますが，リウマチ熱（日本では稀）や溶連菌感染後糸球体腎炎（成人では頻度が低い）などの合併症の予防という目的もあります．
- 非A群溶連菌，*Arcanobacterium haemolyticum* はA群溶連菌と似た症状を起こすことがありますが，A群溶連菌のような合併症のリスクはありません．
- 咽頭炎の多くはウイルスによるものなので，感冒様症状（咳，鼻汁など）も伴っていればウイルス性を疑います．
- EBウイルス感染の場合，アンピシリン（ABPC）投与で皮疹を合併することがあるのは有名です．不用意な抗菌薬投与には注意が必要です．

抗菌薬例
- A群溶連菌の場合
  ➡ ペニシリンG（PCG），アンピシリン（ABPC）（第一選択）
  ➡ セファレキシン（CEX）（ペニシリンアレルギー時）
  ➡ クリンダマイシン（CLDM）（ペニシリンアレルギー時）

> **MEMO**
> A群溶連菌の診断の一助として使われることのある臨床診断ルールとして Centor Criteria は有名です．それは，
> - 扁桃の浸出液
> - 疼痛を伴う前頚部リンパ節腫脹
> - 発熱
> - 咳がない
>
> 以上の3つ以上を満たせばA群溶連菌の陽性的中率は40〜60％というものです（Centor RM. et al. Med Decis Making. 1981; 1 (3): 239-246).
> ただし問診，身体所見だけでA群溶連菌の感染か否かを判別できないので，迅速検査や培養検査を併用することになります．

❷ Peritonsillitis（扁桃周囲炎）/Peritonsillar abscess（扁桃周囲膿瘍 Parapharyngeal）/Space infection（咽頭周囲感染）

起炎菌
- *Streptococcus pyogenes*（A群β溶連菌）
- *Staphylococcus aureus*（黄色ブドウ球菌）
- *Fusobacterium* spp.
- *Peptostreptococcus* spp.（ペプトストレプトコッカス）
- *Prevotella* spp.

これがポイント！
混合感染であることが多く，A群溶連菌のほか，

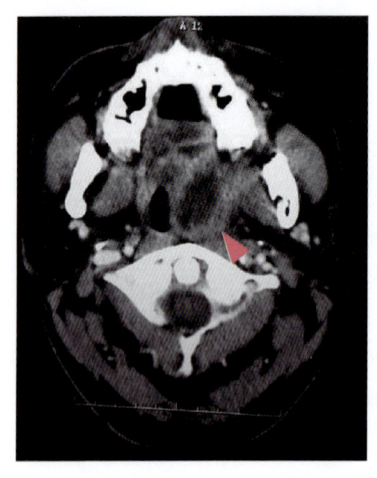

■ 扁桃周囲膿瘍
扁桃に膿瘍形成していることがわかる（矢印）．

Fusobacterium spp. など口腔内嫌気性菌が関与します．頸部の深部に進展したり，気道閉塞などの合併症を起こすこともありますので，抗菌薬による治療だけでなく，膿瘍がある場合はドレナージの併用も必要になるので，耳鼻咽喉科コンサルテーションをしましょう．

■ 抗菌薬例
➡ ペニシリンG（PCG）＋クリンダマイシン（CLDM）
➡ アンピシリン/スルバクタム（ABPC/SBT）

❸ Epiglottitis：喉頭蓋炎

喉頭蓋や周囲組織の浮腫によって急速な気道狭窄を起こすことがあるので疑ったらすみやかに対応します．特に小児では *Haemophilus influenzae* type b（Hib）によるものが最も多いとされています．

日本でもHibワクチンが導入されたことにより，今後の減少が期待されます．

■ 起炎菌
● *Haemophilus influenzae* type b

- *Streptococcus pyogenes*（A群β溶連菌）
- *Streptococcus pneumoniae*（肺炎球菌）
- *Staphylococcus aureus*（黄色ブドウ球菌）
- ウイルス性

🔴 これがポイント！

　気道狭窄を起こす可能性があるため，発熱に伴って急速に進行する呼吸苦，喘鳴，嚥下困難など急性喉頭蓋炎を疑わせる所見があったら，すみやかに気道確保およびモニタリングが十分にできる環境に移動します．

　喉頭浮腫に対しては副腎皮質ステロイドの投与を行うこともあります．

🔴 抗菌薬例

➡ セフトリアキソン（CTRX）
➡ セフォタキシム（CTX）

❹ Sinusitis：副鼻腔炎

　鼻炎・副鼻腔炎の大部分（90%以上）はウイルス性です🔖．

🔴 起炎菌

- ウイルス性
- *Streptococcus pneumoniae*（肺炎球菌）
- *Haemophilus influenzae*（インフルエンザ菌）
- *Moraxella catarrhalis*（モラキセラ カタラーリス）
- *Streptococcus pyogenes*（A群β溶連菌）
- *Staphylococcus aureus*（黄色ブドウ球菌）

🔴 これがポイント！

　多くはウイルス性なので，まずは抗菌薬が必要かどうかを考えましょう．

　また，マクロライド系抗菌薬に耐性の肺炎球菌が増えてきています．

> **MEMO**
> 細菌性鼻炎・副鼻腔炎の診断の手がかりは以下のとおりです．
> （2012年 IDSA；米国感染症学会のガイドライン）
> ―持続性：10日以上続く症状
> ―強い症状：39℃以上の発熱とともに，膿性鼻汁が発症から3〜4日以上継続する
> ―悪化：感冒様症状の後，5〜6日ほど経過して再度症状が悪化する

🔹 抗菌薬例

➡ アモキシシリン/クラブラン酸（AMPC/CVA）経口
➡ アンピシリン/スルバクタム（ABPC/SBT）静注
➡ レボフロキサシン（LVFX）*

*ペニシリン系が使用できない場合

❺ Otitis media（中耳炎）

　中耳炎は主に小児にみられ，乳幼児では多くの場合，上気道炎に続いて発熱，耳痛などの症状で発症します．
　ウイルス単独の場合やウイルス性と細菌性の混合の場合もあります．

🔹 起炎菌

- *Streptococcus pneumoniae*（肺炎球菌）
- *Haemophilus influenzae*（インフルエンザ菌）
- *Streptococcus pyogenes*（A群β溶連菌）
- *Moraxella catarrhalis*（モラキセラ カタラーリス）
- *Staphylococcus aureus*（黄色ブドウ球菌）

🔹 これがポイント！

　抗菌薬の第一選択はアモキシシリン（AMPC）で，中耳への薬剤到達濃度や，ペニシリンへの感受性が低い菌種への配慮から常用量（20～40 mg/kg/日）よりも高用量（80～90 mg/kg/日）が推奨されます．また，最近アモキシシリンの使用歴がある場合には，アモキシシリン/クラブラン酸（AMPC/CVA）を初めから選択することが望ましいでしょう．

🔹 抗菌薬例

➡ アモキシシリン（AMPC）
➡ アモキシシリン/クラブラン酸（AMPC/CVA）
➡ アンピシリン（ABPC）静注
➡ セフトリアキソン（CTRX）静注
など．

📝 MEMO

日本小児耳鼻咽喉科学会の「小児急性中耳炎診療ガイドライン」では，軽症であれば抗菌薬を投与せず，まずは経過観察をすることも可能で，それで治る場合もあるとされています．

2 中枢神経系
（髄膜炎，脳膿瘍，硬膜外膿瘍）

❶ Meningitis（髄膜炎）

　細菌性髄膜炎は感染症エマージェンシーの一つです．
　血液培養＋腰椎穿刺→抗菌薬，が理想的ですが，さまざまな事情ですぐに腰椎穿刺ができない状況であれば，最低限血液培養のための検体を採取のうえ，すみやかに抗菌薬を投与することを優先すべきです．

●感染症エマージェンシー
　☞p.5参照

(1) Community-acquired（市中感染）

■ 起炎菌

- *Streptococcus pneumoniae*（肺炎球菌）
- *Haemophilus influenzae*（インフルエンザ菌）：特に小児に多くみられます
- *Neisseria meningitidis*（髄膜炎菌）：日本では比較的少ないとされています
- Group B *streptococcus*（B群レンサ球菌）
- *Staphylococcus aureus*（黄色ブドウ球菌）
- *Listeria monocytogenes*（リステリア菌）：特に高齢者やアルコール依存者，免疫不全者

■ これがポイント！

- 髄膜炎は感染症エマージェンシーです．
　可能性のある起炎菌すべてを想定し，抗菌薬を選択します．
- ペニシリン耐性肺炎球菌（PRSP，PISP）を考慮した初期治療を行います．

●PRSP☞p.87「COLUMN PRSP，PISP（ペニシリン耐性肺炎球菌）」参照

バンコマイシン（VCM）がエンピリック治療に含まれているのは PRSP 対策でもあります．
- 肺炎球菌性髄膜炎の場合，抗菌薬投与直前，あるいは同時にステロイド*（デキサメサゾン）を投与することで予後が改善することが知られています．細菌性髄膜炎が疑われ，**まだ抗菌薬が投与されていない場合**はステロイドも投与しましょう（すでに抗菌薬が投与されている場合は，ステロイド投与によってむしろ予後が悪化する可能性があるため，投与しません[1]．
- 結核性髄膜炎でもステロイドを投与することを覚えておきましょう．

🦠 抗菌薬例

➡ セフトリアキソン（CTRX）＋バンコマイシン（VCM）

投与量は目安として
- セフトリアキソン（CTRX）を 2 g/回，12 時間毎 合計 4g/日
- バンコマイシン（VCM）を 15 mg/kg/回，12 時間毎，トラフ値*15～20 μg/mL が目安

○ リステリア菌が疑われる場合（50 歳以上，免疫不全者，アルコール依存者）
　➡ 上記＋アンピシリン（ABPC）を 2 g/回，4 時間毎，合計 12 g/日

○ 抗菌薬がまだ投与されておらず，細菌性髄膜炎（特に肺炎球菌による）が疑われる場合
　➡ 上記＋デキサメサゾンを 0.15 mg/kg/回，6 時間毎を 2～4 日（肺炎球菌が否定されれば中止）

---

* 「応用3 ステロイドってダメでしょ？ 感染症治療にステロイドを使う時」参照

1) van de Beek D, et al. N Engl J Med. 2004 Oct 28；351 (18)：1849-1859．

* トラフ値 ● p.179 参照

(2) Hospital acquired：院内感染

🔴 起炎菌

- 脳外科手術後，V-P（脳室-腹腔）シャント術後
- 敗血症（*Staphylococcus aureus*；黄色ブドウ球菌による心内膜炎に続発）
- 頭部外傷後

  上記の場合は特に，
  - *Staphylococcus aureus*（黄色ブドウ球菌）
  - Coagulase-negative staphylococci（コアグラーゼ陰性ブドウ球菌）
  - *Pseudomonas aeruginosa*（緑膿菌）

を考えます．

また，頭部外傷後，特に頭蓋底骨折後は鼻腔・咽喉頭との交通から，
- *Streptococcus pneumoniae*（肺炎球菌）
- *Haemophilus influenzae*（インフルエンザ菌）
- A群溶連菌

など上気道に常在する菌をカバーします．

🔴 これがポイント！

- 手術後・ドレーン留置中の院内感染の場合は，MRSA（メチシリン耐性黄色ブドウ球菌）や多剤耐性グラム陰性桿菌（特に緑膿菌）の関与を思い浮かべます．
- 人工物（ドレーン，シャントなど）が留置されている状態で感染が判明した場合は，できるだけすみやかに人工物を除去します．
- 頭蓋底骨折時は上気道に常在する菌のカバーします．

🔴 抗菌薬例

○ 起炎菌の判明まで
  ➡ セフタジジム（CAZ）もしくはセフェピム（CFPM）＋バンコマイシン（VCM）

院内の緑膿菌の感受性データがあれば参考にします．
- MRSAの場合
  ➡ バンコマイシン（VCM）±リファンピシン（RFP）[2]
  人工物がある場合はまず抜去！
- 緑膿菌の場合
  ➡ セフタジジム（CAZ）もしくはセフェピム（CFPM）±アミノグリコシド系

緑膿菌の治療に抗菌薬の併用療法が有効であるという明確なエビデンスはないとされていますので，感受性を有する抗菌薬であればβラクタム系抗菌薬単剤でもよいのではないか，という報告もされています[3]．

[2] Liu C, et al. Clin Infect Dis；2011 Feb 1；52：1-38.

[3] Paul M. et al. Infect Dis Clin North Am. 2009 Jun；23（2）：277-293.

❷ Brain abscess：脳膿瘍，硬膜外膿瘍

抗菌薬の移行性や起炎菌が判明しないこともあるため，膿瘍の原因などを手がかりに抗菌薬を選択します．脳膿瘍を合併する原因としては，
- 直接波及：中耳炎，乳様突起炎，副鼻腔炎，歯科口腔感染
- 血流感染による播種：心内膜炎（約2～4％に合併症としてみられる），肺炎・肺膿瘍などの呼吸器感染，腹腔内・骨盤感染，右—左シャントがある場合

などがあります．

🔴 起炎菌

- *Streptococcus* spp.：特に口腔内や女性の性器に常在し，膿瘍を形成する傾向にある *Streptococcus anginosus* group，あるいは緑色レンサ球菌が細菌性脳膿瘍の大半を占めるとされています．
- *Staphylococcus aureus*（黄色ブドウ球菌）：特に心内膜炎などの血流感染を伴う場合
- 嫌気性菌（*Bacteroides* spp．；バクテロイデス，

- *Prevotella* spp., *Peptostreptococcus* spp.；ペプトストレプトコッカス，*Fusobacterium* spp., *Actinomyces* spp. など），他の菌との混合感染がみられます．*Actinomyces* spp. は肺，腹部などの感染からの血流感染でみられることが多いとされています．
- *Escherichia coli*（大腸菌），*Klebsiella pneumoniae*（肺炎桿菌）などのグラム陰性桿菌は腹腔内感染，尿路感染などに伴ってみられることがあります．
- 免疫抑制がある場合では真菌，ノカルジアなど鑑別の範囲が広がります．肺にノカルジア感染がみられる場合は，脳膿瘍の有無を確認しましょう．AIDS患者の脳に多発性陰影がみられる場合は，トキソプラズマ症も鑑別に挙がります．

▶ ノカルジアのグラム染色像 ☞ p.42参照

🔴 これがポイント！

- 通常，複数菌の関与していることが多く，中でも口腔内の緑色レンサ球菌や嫌気性菌が起炎菌のことが多いです．起炎菌が不明の場合以外は，グラム陽性菌，グラム陰性菌，嫌気性菌をカバーできるように抗菌薬を選択します．
- 治療期間は通常 6〜8 週間と長期間です．

💊 抗菌薬例

脳膿瘍の原因や，宿主の免疫状態によって変わることに注意！

　起炎菌不明の場合のエンピリックな治療

○ 口腔内感染に併発して膿瘍形成が疑われる場合
　➡ ペニシリン G（PCG）＋メトロニダゾール

○ 副鼻腔炎などとの合併
　➡ セフォタキシム（CTX）またはセフトリアキソン（CTRX）＋メトロニダゾール

○ 心内膜炎など血流感染に伴う場合

➡ セフォタキシム（CTX）またはセフトリアキソン（CTRX）＋バンコマイシン（VCM）＋メトロニダゾール
○ MRSA の血流感染に伴う場合
➡ バンコマイシン（VCM）±リファンピシン（RFP）[4]

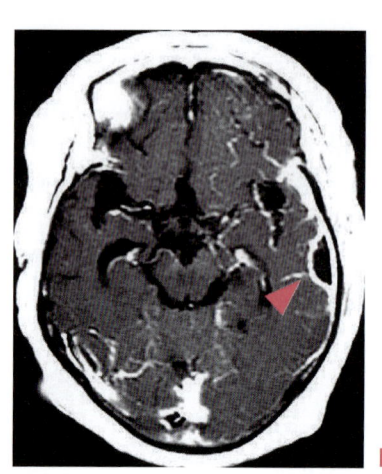

4) Liu C, et al. Clin Infect Dis. 2011 Feb 1 ; 52 : 1-38.

■ 硬膜外膿瘍（矢印）

3 呼吸器系（肺炎，気管支炎）

❶ Community-acquired pneumonia（市中肺炎）[5]

(1) Typical bacterial pneumonia：細菌性肺炎

◆起炎菌

- *Streptococcus pneumonia*（肺炎球菌）
- *Haemophilus influenza*（インフルエンザ菌）：慢性気管支炎，慢性肺疾患がある場合の急性増悪に関与
- *Klebsiella pneumonia*（肺炎桿菌）：高齢者，大酒家の場合
- *Staphylococcus aureus*（黄色ブドウ球菌）：インフルエンザ罹患後

◆これがポイント！

Haemophilus influenzae（インフルエンザ菌）のβラクタマーゼ産生株，*Streptococcus pneumoniae*（肺炎球菌）におけるPRSP（ペニシリン耐性肺炎球菌）など，地域の感受性を考慮して抗菌薬を選択．マクロライド系抗菌薬耐性の肺炎球菌にも注意しましょう！

◆抗菌薬例

○起炎菌不明のエンピリック治療例
〈外来治療例〉
　アモキシシリン（AMPC）
　アモキシシリン/クラブラン酸（AMPC/CVA）

---

[5] 日本呼吸器学会「呼吸器感染症に関するガイドライン」成人市中肺炎診療ガイドライン，2007を参照

MEMO
リスクとしては，高齢（65歳以上），アルコール多飲，過去3か月以内のβラクタム系抗菌薬の使用，基礎疾患あり，保育園にいる幼児との接触が考慮すべき要素とされています．

〈入院治療例〉
　アンピシリン/スルバクタム（ABPC/SBT）
　セフォタキシム（CTX），あるいはセフトリアキソン（CTRX）
　非定型肺炎が否定できない場合は，上記にテトラサイクリン系抗菌薬（ドキシサイクリン；DOXY など），マクロライド系抗菌薬（アジスロマイシン；AZM）を追加．
　ニューキノロン系抗菌薬は，
　1）抗菌スペクトラムが広い
　2）結核菌にも比較的強力な抗菌効果を発揮するので，安易に使用してはいけません．

〈喀痰グラム染色から起炎菌を推定できる場合〉
○グラム染色でグラム陽性双球菌が主体である場合
　（*Streptococcus pneumoniae*；肺炎球菌）
　➡アモキシシリン（AMPC）経口
　➡ペニシリン G（PCG）静注
　➡アンピシリン（ABPC）静注
○PRSP が疑われた場合（地域の感受性などから）
　➡レボフロキサシン（LVFX）経口
　➡セフォタキシム（CTX）静注
　➡セフトリアキソン（CTRX）静注

▶*Streptococcus pneumoniae* のグラム染色像 ☞p.41

(2) Atypical pneumonia（非定型肺炎）

■起炎菌

- *Mycoplasma pneumoniae*（マイコプラズマ）
- *Chlamydophila pneumoniae*（クラミドフィラ ニューモニエ）
- *Chlamydophila psittaci*（オウム病クラミジア）
- *Legionella pneumophila*（レジオネラ ニューモフィエ）：空調，温泉，公衆浴場などを媒介，高齢者，

免疫不全者

💊 これがポイント！

非定型肺炎の起炎菌にはβラクタム系は効かないことに注意！

マクロライド系，テトラサイクリン系，ニューキノロン系の抗菌薬から選択しましょう。

💊 抗菌薬例

➡ アジスロマイシン（AZM）経口，静注
➡ ミノサイクリン（MINO）経口，静注
➡ ドキシサイクリン（DOXY）経口
➡ レボフロキサシン（LVFX）経口，静注
➡ シプロフロキサシン（CPFX）経口，静注

> **MEMO**
> レジオネラの治療にはマクロライド系よりもニューキノロン系のほうが治療効果がすみやかであるという報告がありますが，ニューキノロン系が明確に優位であることを示すデータは今のところありません。

(3) Aspiration pneumonia（嚥下性肺炎）

口腔内の常在菌を誤嚥することで肺炎が発症するという病態生理から，口腔内嫌気性菌を含めた混合感染によるとされています。

💊 起炎菌

- *Streptococcus pneumoniae*（肺炎球菌），*Haemophilus influenzae*（インフルエンザ菌）などの上気道の常在菌
- いわゆる「横隔膜より上」の嫌気性菌（*Peptostreptococcus* spp.；ペプトストレプトコッカス），*Fusobacterium* spp., *Prevotella* spp. など），*Bacteroides* spp.（バクテロイデス）
- *Streptococcus* spp.（*Streptococcus milleri* などの口腔内常在菌）
- グラム陰性桿菌
- *Staphylococcus aureus*（黄色ブドウ球菌）

💊 これがポイント！

口腔内嫌気性菌や緑色レンサ球菌が主な起炎菌です。

> **MEMO**
> 嫌気性菌がどれだけ関与しているかを疑問視する意見もあります。また，基礎疾患などに応じて起炎菌は変わってきます。例えば，長期療養型施設在住者などでは院内肺炎型（グラム陰性桿菌，黄色ブドウ球菌など）の起炎菌のカバーを考える必要があります。

嫌気性菌をカバーできる抗菌薬を考慮しましょう.

抗菌薬例
➡ アンピシリン/スルバクタム（ABPC/SBT）静注
➡ クリンダマイシン（CLDM）経口/静注：クリンダマイシン単剤ではグラム陰性桿菌がカバーされないことに注意が必要です[6].

6) Marik PE. N Engl J Med 2001；344：665-671, Kwong JC, et al. Med J Aust 2011;195（7）：380-381.

(4) 重症市中肺炎

これがポイント！

- *Streptococcus pneumoniae*（肺炎球菌）が最も多い．そのほか *Legionella pneumophila*（レジオネラ ニューモフィラ），*Staphylococcus aureus*（黄色ブドウ球菌），*Haemophilus influenzae*（インフルエンザ菌）など[7].
- エンピリック治療では PRSP（ペニシリン耐性肺炎球菌），*Haemophilus influenzae*（インフルエンザ菌）の耐性株を"確実"にカバーしましょう！（ただし地域感受性による）.
- 市中肺炎の起炎菌には *Legionella pneumophila*（レジオネラ ニューモフィラ），*Chlamydophila pneumoniae*（クラミドフィラ ニューモニエ），*Mycoplasma pneumoniae*（肺炎マイコプラズマ）も含まれます.

7) Cillóniz C, et al. Thorax 2011；66：340-346, Restrepo MI, et al. Chest 2008；133：610-617

抗菌薬例
➡ セフォタキシム（CTX）またはセフトリアキソン（CTRX）＋異型肺炎のカバー（アジスロマイシン；AZM，レボフロキサシン；LVFX など）
○ ペニシリンアレルギーがある場合
➡ アズトレオナム（AZT）＋レボフロキサシン（LVFX）など
○ 黄色ブドウ球菌が疑われる場合

MEMO
インフルエンザ感染後，あるいは特に基礎疾患のない若年者に，急性増悪する壊死性肺炎がみられた場合などに黄色ブドウ球菌による感染を疑います．

バンコマイシン（VCM），あるいは
リネゾリド（LZD）を追加
- 嚥下性肺炎の可能性もある場合
  ➡ クリンダマイシン（CLDM）の併用も考慮

❷ Hospital-acquired pneumonia（院内肺炎）

定義
- 院内肺炎：48時間以上入院している患者に発症した肺炎
- 人工呼吸器関連肺炎：気管挿管され，人工呼吸器装着後48時間以上経過し発症した肺炎

起炎菌
- 市中肺炎との違いとして注意しなくてはいけないのはグラム陰性桿菌と耐性菌です．
  特に，緑膿菌を含む多剤耐性グラム陰性桿菌やMRSA（メチシリン耐性黄色ブドウ球菌）に関しては，勤務する病院のサーベイランスデータから，どのような耐性菌が検出されているのかの情報があれば役に立ちます．
- 患者の基礎疾患や，最近の入院歴，抗菌薬使用歴も重要な情報です．
- 移植術後の患者や好中球減少が続いている血液疾患患者であれば，真菌も鑑別診断に挙がってきます．
- *Streptococcus pneumoniae*（肺炎球菌）：院内肺炎でも重要な起炎菌．
- *Pseudomonas aeruginosa*（緑膿菌）：耐性を獲得しやすい．多剤耐性菌に注意！
- *Klebsiella pneumoniae*（肺炎桿菌）：もともとアンピシリン（ABPC）耐性があります．基質特異性拡張型βラクタマーゼ（ESBL）に注意！

- ESBL ➡ p.101「COLUMN ESBL（Extended-spectrum β-lactamase）」

- SPACE[8]に代表される，染色体型βラクタマーゼを持つ菌．
- *Acinetobacter* spp.（アシネトバクター）：菌そのものの毒性はそれほど強くないものの，近年カルバペネム系抗菌薬にも耐性獲得をした多剤耐性菌*が問題となっています．
- *Burkholderia cepacia*, *Stenotrophomonas maltophilia*（ステノトロフォモナス マルトフィリア）：これらが起炎菌として問題となるのは，ほとんどが院内感染型（長期療養型医療施設に滞在，入退院をくり返しているなども含めて）で，多くのβラクタム系抗菌薬にも耐性なのが厄介な点です．*Stenotrophomonas* はカルバペネム系抗菌薬にも耐性なのですが，真の感染を起こしているのではなく，保菌しているだけの場合が多いので注意が必要です．これらには ST 合剤が通常有効です．
- *Candida* spp.（カンジダ）：喀痰などからしばしばカンジダが検出されることがありますが，肺移植患者などでないかぎり，治療の必要がないのがほとんどです[9]．

🔴 これがポイント！

- 喀痰グラム染色，培養検査などから，起炎菌を同定する努力を惜しまないようにしましょう．
- 院内感染性のグラム陰性桿菌：多剤耐性菌の可能性を考慮します．院内サーベイランスの情報は重要です．
- 入院初期の院内肺炎では，市中肺炎の起炎菌も考慮しましょう．
- 基礎疾患に応じて，可能性のある菌は変わってきます．

🔴 抗菌薬例

○ 入院期間が短期（入院後 4 日以内）で抗菌薬投与の

- SPACE☞p.102「COLUMN SPACE とは？ 誘導性染色体型 AmpC を持つ細菌たち」参照
- 8) Livermore DM. Clin Microbiol Rev 1995 Oct；8（4）：557-584.
- *「COLUMN 抗菌薬が効かない！ カルバペネマーゼとは（☞p.113）」参照
- 9) Pappa PG, et al. Clin Infect Dis 2009 Mar 1；48（5）：503-535

既往がない，免疫抑制がない場合
　➡市中肺炎に準じた治療を行います．
○入院期間が比較的長期（入院後5日以降）で抗菌薬投与の既往がある場合
　※緑膿菌などの耐性グラム陰性桿菌のカバーを考えます．
　※基礎疾患，院内サーベイランスデータに基づいて起炎菌と使用抗菌薬を選択しましょう．
　※セフタジジム（CAZ）は抗緑膿菌効果があるものの，肺炎球菌などグラム陽性球菌への抗菌力は十分ではありません．
　➡ピペラシリン/タゾバクタム（PIPC/TAZ）
　➡アズトレオナム（AZT）＋クリンダマイシン（CLMD），またはバンコマイシン（VCM）（ペニシリンアレルギー時）
　➡セフェピム（CFPM）
　➡カルバペネム系抗菌薬（メロペネム；MEPM，イミペネム/シラスタチン；IPM/CS など）
○重症例や緑膿菌を含むグラム陰性桿菌の関与が強いと考えられる場合
　※重症例ではレジオネラ，黄色ブドウ球菌（MRSA）のカバーを考えましょう．
　※グラム陰性菌が起炎菌とわかっている場合には，少なくとも菌が判明するまで抗緑膿菌効果のある抗菌薬の併用を考えましょう．
　➡ピペラシリン/タゾバクタム（PIPC/TAZ）＋ニューキノロン系抗菌薬（シプロフロキサシン；CPFX，レボフロキサシン；LVFX）±バンコマイシン（VCM）
　➡イミペネム/シラスタチン（IPM/CS）もしくはメロペネム（MEPM）＋ニューキノロン系抗菌薬（シ

MEMO
抗緑膿菌効果がある抗菌薬を組み合わせるほうがよいかについては，まだ明確なエビデンスはありません．

●重症市中肺炎 ➡p.248

プロフロキサシン：CPFX，レボフロキサシン：LVFX)±バンコマイシン（VCM）
※ニューキノロン系抗菌薬の代わりにアミノグリコシド系抗菌薬（トブラマイシン：TOB など）を使うこともできますが，この場合はレジオネラのカバーはできないことに注意．

4 肝胆道系（胆嚢炎，化膿性胆管炎，肝膿瘍）

❶ Biliary infection：胆道系感染症（胆嚢炎，化膿性胆管炎）

　胆嚢炎および化膿性胆管炎は，胆石などによって胆汁の流れが滞ることが原因です．そのため，抗菌薬投与だけではなく，ERCP*，経皮的胆管ドレナージ，あるいは外科的手術によって閉塞を解除することも必要です．疑ったら即，専門科に相談を！

* ERCP（内視鏡的逆行性胆管膵管造影）

🌐 起炎菌
- *Escherichia coli*（大腸菌）
- *Klebsiella pneumoniae*（肺炎桿菌）
- *Enterobacter* spp.
- *Enterococcus* spp.（腸球菌）
- *Streptococcus* spp.（レンサ球菌）
- *Bacteroides fragilis*（バクテロイデス フラジリス）
- *Clostridium* spp.（クロストリジウム属）

✋ これがポイント！
- 腹腔内の感染症の多くはグラム陰性桿菌と嫌気性菌が関与します．
- アンピシリン/スルバクタム（ABPC/SBT）は耐性菌が増えてきており，多くの場合，使えなくなってきています🔍．
- ニューキノロン系やセファロスポリン系抗菌薬（特に第一世代セフェム，第二世代セフェム，セフメタゾール；CMZ）の使用も同様に感受性に注意が必要です．特に，抗菌薬使用歴がある場合，地域で耐性

📝 MEMO
北米のガイドラインからは，すでに除外されており，日本肝胆膵外科学会の国際版ガイドラインのTokyo Guideline 2013でも単剤での使用は推奨されなくなりました．

253

の腸内細菌（特に大腸菌）が認められる場合は注意を！
- 「閉塞を解除」する処置も忘れずに！ 抗菌薬は一時しのぎです！
- 腸球菌にはセフェム系抗菌薬は効果がありません．グラム陽性球菌が検出された場合は腸球菌の可能性を考えましょう．

抗菌薬例

○ 軽症例
- ➡ アンピシリン/スルバクタム（ABPC/SBT）±アミノグリコシド系抗菌薬（トブラマイシン；TOB，ゲンタマイシン；GM）*
- ➡ セフメタゾール；CMZ)*
- ➡ セフォペラゾン/スルバクタム（CPZ/SBT）

*耐性グラム陰性菌に注意！

○ 中等症〜重症
- ➡ ピペラシリン/タゾバクタム（PIPC/TAZ）±アミノグリコシド系抗菌薬（トブラマイシン；TOB，ゲンタマイシン；GM）
- ➡ セフォペラゾン/スルバクタム（CPZ/SBT）
- ➡ セフトリアキソン（CTRX）+メトロニダゾール
- ➡ カルバペネム系抗菌薬（イミペネム/シラスタチン；IPM/CS，メロペネム；MEPM）

❷ Liver abscess：肝膿瘍

化膿性（細菌性）とアメーバ性に分かれます．両者では治療のアプローチが異なります．

〈化膿性〉

肝胆道系感染，血流感染（菌血症や腹腔内感染症など），直接浸潤，外傷に分けられます．常にドレナージを考慮しましょう！

血液培養に加え，ドレナージによって得られた検体はグラム染色と培養検査に提出しましょう．

〈アメーバ性〉

　アメーバ性は日本では稀です．流行地域（東南アジア，アフリカ，中南米などの）への渡航歴がある場合，鑑別に入れましょう．また，男性同性愛者（特にHIV陽性である場合）も高リスクです．アメーバの嚢子に汚染された水や食物の経口摂取により感染します．

　ドレナージを行わなくても適切な抗菌薬投与のみで通常治療可能です．

　肝右葉に単一病変がみられることが多く，診断は血清抗体が参考になります（抗体はアメーバ感染歴を示すだけです．過去の感染歴がある場合には診断の参考にはなりません）．

起炎菌

〈化膿性〉（比較的頻度の高いもの）
- *Escherichia coli*（大腸菌）
- *Klebsiella pneumoniae*（肺炎桿菌）
- *Streptococcus* sp.（特に *anginosus*）
- *Enterococcus* spp.（腸球菌）
- *Bacteroides fragilis*（バクテロイデス フラジリス）

〈アメーバ性〉
- *Entamoeba histolytica*（赤痢アメーバ）

これがポイント！

- 化膿性

　膿瘍は抗菌薬が移行しにくいので，できるかぎりドレナージを行います．グラム陰性桿菌・嫌気性菌をカバーする抗菌薬を選択しましょう．通常，当初2～3週間は静注，後に経口薬に変更して計4～6週間程度の治療期間が必要です．

- アメーバ性

メトロニダゾールで治療後，腸管に残っているアメーバの駆除のために追加で抗菌薬を投与する必要があります．これを行わないと 10% 程度に再燃の可能性があるとされています[10]．

🦠 抗菌薬例

○ 化膿性肝膿瘍は必ず!! ドレナージを併用します
　→ ピペラシリン/タゾバクタム（PIPC/TAZ）
　→ セフトリアキソン（CTRX）+ メトロニダゾール
　→ シプロフロキサシン（CPFX）/レボフロキサシン（LVFX）*+ メトロニダゾール
○ アメーバ性肝膿瘍の可能性があれば血清抗体価を測定します
　→ メトロニダゾール 750 mg 1 日 3 回を 7〜10 日投与の後，パロモマイシン（PRM）500 mg を 1 日 3 回 7〜10 日投与

[10] Hughes Ma, et al. Infect Dis Clin North Am. 2000；14（3）：565-582.

*耐性グラム陰性菌に注意！

5 消化管系
（腹膜炎，憩室炎，虫垂炎，偽膜性腸炎）

❶ Peritonitis：腹膜炎

(1) Primary bacterial peritonitis（特発性細菌性腹膜炎）/肝硬変などの腹水がある

　Bacterial translocation，すなわち腸管内細菌叢が腸間膜リンパ節を経て腸管外へ移行することが主な原因とされています．そのため，腸管に存在するグラム陰性桿菌が多くみられますが，肺炎球菌や溶連菌なども起炎菌になることがあります．
　グラム染色，培養検査を忘れずに行うようにしましょう．

🦠 起炎菌
- *Escherichia coli*（大腸菌）
- *Klebsiella pneumoniae*（肺炎桿菌）
- *Proteus mirabilis*（プロテウス ミラビリス）
- *Streptococcus pneumoniae*（肺炎球菌）
- A，B群β溶連菌
- *Enterococcus* spp.（腸球菌）

💡 これがポイント！
　肝硬変に伴う spontaneous bacterial peritonitis（SBP；特発性細菌性腹膜炎）では起炎菌が検出されないことも多いので（40〜50％程度），可能性の高い起炎菌を確実にカバーしましょう．

🦠 抗菌薬例
- セフォタキシム（CTX）
- セフトリアキソン（CTRX）
- ピペラシリン/タゾバクタム（PIPC/TAZ）

(2) Secondary bacterial peritonitis（二次性細菌性腹膜炎）；消化管穿孔など

外傷，潰瘍，感染（虫垂炎や憩室炎など），腫瘍などによる消化管穿孔が原因となります．口から肛門へ近づくにつれて（胃→小腸→大腸）腹腔内に漏れる菌量も多くなり，グラム陰性桿菌，嫌気性菌の関与が多くなってきます．

疑ったら必ず外科コール[11]．

11) Solomkin JS, et al. Clin Infect Dis. 2010 Jan 15；50（2）：133-164.

🦠 起炎菌
- *Escherichia coli*（大腸菌）
- *Klebsiella pneumoniae*（肺炎桿菌）
- *Proteus mirabilis*（プロテウス ミラビリス）
- *Enterobacter cloacae*（エンテロバクター クロアカ）
- *Enterococcus* spp.（腸球菌）
- *Bacteroides fragilis*（バクテロイデス フラジリス）など「横隔膜より下」の嫌気性菌

- 横隔膜より下の嫌気性菌 ☞ p.260「COLUMN 横隔膜下の嫌気性菌とは？」参照

🦠 これがポイント！
- グラム陰性桿菌と嫌気性菌の混合感染を想定します．
- 抗菌薬選択には，耐性グラム陰性桿菌に注意しましょう！

🦠 抗菌薬例
○ 軽症〜中症
  ➡ セフメタゾール（CMZ）*
  ➡ アンピシリン/スルバクタム（ABPC/SBT）* ±アミノグリコシド系抗菌薬（ゲンタマイシン；GM,

＊耐性グラム陰性桿菌には注意が必要！

トブラマイシン；TOB など）
- ➡ セフォペラゾン/スルバクタム（CPZ/SBT）
- ➡ セフォタキシム（CTX），またはセフトリアキソン（CTRX）＋メトロニダゾール
- ○ 重症例
  - ➡ ピペラシリン/タゾバクタム（PIPC/TAZ））
  - ➡ セフェピム（CFPM）＋メトロニダゾール
  - ➡ カルバペネム系抗菌薬（イミペネム/シラスタチン；IPM/CS，メロペネム；MEPM）

> **MEMO**
> 腹部外科手術後の縫合不全，壊死性膵炎後の場合には *Candida*（カンジダ）のカバーのためのフルコナゾール（FCZ）投与を検討しましょう．

(3) CAPD peritonitis（腹膜透析に伴う腹膜炎）

腹膜透析液中の白血球数が $100/mm^3$ 以上の場合と定義されています．

腹痛，発熱，嘔気・嘔吐などがみられますが，必ずしもすべて症状が現れるわけではありません．もし，複数のグラム陰性桿菌が検出された場合には，腸管穿孔などによる二次性腹膜炎も疑いましょう．

● 起炎菌

大半（60～80％）がブドウ球菌，レンサ球菌などのグラム陽性球菌です．

- *Staphylococcus epidermidis*（表皮ブドウ球菌）
- *Staphylococcus aureus*（黄色ブドウ球菌．MRSA も含む）
- *Enterococcus* spp.（腸球菌）
- *Escherichia coli*（大腸菌）
- *Klebsiella pneumoniae*（肺炎桿菌）
- *Pseudomonas aeruginosa*（緑膿菌）
- *Candida* spp.（カンジダ）

● これがポイント！

通常，限局性なので，菌血症がないかぎり抗菌薬は腹腔内への投与で十分です．

以下の場合はカテーテルの交換が必要です．
- 同じ菌で繰り返し感染を起こしている
- カテーテル挿入部皮膚にも感染がある
- 真菌・緑膿菌・抗酸菌の感染がある
- 適切な抗菌薬の投与を開始しても臨床的に改善がみられない

抗菌薬例

グラム染色で細菌が観察されれば，それを参考に抗菌薬を開始します．
- グラム陽性球菌
  ➡ バンコマイシン（VCM）
- グラム陰性桿菌
  ➡ セフタジジム（CAZ），セフェピム（CFPM），ア

COLUMN

横隔膜下の嫌気性菌とは？

これまでに何度も出てきた「横隔膜より下の嫌気性菌」，これは一体何のことでしょうか？ 横隔膜より下の嫌気性菌とは，主に腹腔内感染症で問題となる *Bacteroides fragilis*（バクテロイデス・フラジリス）を示すことがほとんどです．一方で「横隔膜より上の嫌気性菌」は口腔内感染，肺膿瘍で問題となる *Prevotella* spp., *Fusobacteria* spp., *Peptostreptococci* spp., *Streptococci* spp. などを指します．これらは一般的にペニシリンGやクリンダマイシンで治療できることがほとんどです（もちろん，耐性菌もあり）．*Bacteroides fragilis* はほぼペニシリンG耐性で，クリンダマイシンも使えなくなってきています．そのため，*Bacteroides fragilis* の関与が疑われる場合には，それを確実にカバーできる抗菌薬を選択しなくてはいけません．

Bacteroides fragilis を
カバーできる抗菌薬
① メトロニダゾール
② βラクタム/βラクタマーゼ阻害薬の合剤（アンピシリン/スルバクタム，ピペラシリン/タゾバクタムなど）
③ カルバペネム（イミペネム/シラスタチン，メロペネムなど）

ミノグリコシド系抗菌薬（ゲンタマイシン；GMなど）のような緑膿菌のカバーもできる抗菌薬を選択
- *Candida* spp.（カンジダ）
  ➡ フルコナゾール（FLCZ）もしくはミカファンギン（MCFG）を投与

❷ Pseudomembranous colitis：偽膜性腸炎

Clostridium difficile（クロストリジウム・ディフィシル）による腸炎で，その中で特徴的な内視鏡所見を伴っているものを指します．抗菌薬使用によって腸内細菌叢のバランスが崩れることが誘引とされていることから，抗菌薬投与後に発症する下痢症の鑑別疾患に挙がります．さらに，接触感染をし通常のアルコール消毒液では芽胞に効かないため，診察後は必ず手洗いを行うこと！ 重症化すると Toxic Megacolon（中毒性巨大結腸症）を合併することがあります．

起炎菌
- *Clostridium difficile*

これがポイント！
- 軽症なものはメトロニダゾールの経口内服で十分です．バンコマイシン（VCM）の経口内服をした場合には，ほとんど腸管から体内へ吸収されません．
- 予防で最も重要なことは不要な抗菌薬を使用しないこと．
- Fidaxomicin など新しい抗菌薬も登場してきており，今後治療方法が変わる可能性もあります．

抗菌薬例
- 軽症〜中等症
  ➡ メトロニダゾール経口 500 mg 1日3回

- 重症(白血球数 15,000/μL 以上,クレアチニンが病前の 1.5 倍以上に上昇など)
  ➡ バンコマイシン(VCM)経口 125 mg 1 日 4 回
- ショックを伴っている時や経口内服ができない場合
  ➡ バンコマイシン(VCM)経口(あるいは経鼻チューブを用いて)500 mg 1 日 4 回＋メトロニダゾール静注 500 mg 1 日 3 回*

*イレウスを伴っている場合や,内服不可能な場合はバンコマイシン(VCM)を浣腸で投与することもあります.

6 泌尿器，生殖器（膀胱炎，腎盂腎炎，前立腺炎，尿道炎，子宮頸管炎，PID*）

*PID＝Pelvic inflammatory desease（骨盤内炎症性疾患）

❶ Cystitis, Pyelonephlitis（膀胱炎，腎盂腎炎）

(1) 単純性

解剖学的に，尿路感染症のほとんどが女性に認めるため，健康で特に基礎疾患や尿路の解剖学的異常がみられない女性の尿路感染症を「単純性」としています．

〈膀胱炎〉

頻尿，排尿時痛が主な症状です．側腹部痛，背部痛，発熱がみられた場合は腎盂腎炎を疑います．

◉ 起炎菌
- *Escherichia coli*（大腸菌）（ほとんどがこれ）
- *Staphylococcus saprophyticus*

◉ これがポイント！

尿培養なしで，症状と一般尿検査だけで診断，治療を行うことができます．ただし，再発例や，治療に反応しない場合などは培養を行うようにしましょう．また，耐性菌が問題になることが多いので，地域の感受性，施設のサーベイランスデータやこれまでの抗菌薬使用歴を参考にしましょう．

◉ 抗菌薬例
➡ ST合剤
➡ ニューキノロン系抗菌薬（シプロフロキサシン；CPFX，レボフロキサシン；LVFX）
　通常3日の投与で十分効果が現れます

> **MEMO**
> 耐性菌の増加や各施設間での耐性菌の傾向や薬剤感受性を知るといった観点から培養検査も有効です．

###〈腎盂腎炎〉

発熱を伴い，身体所見で背部叩打痛がみられます．男性にみられた場合は解剖学的異常や物理的狭窄（尿路結石，前立腺肥大などによる尿路閉塞）がないかを確認しましょう．

- *Escherichia coli*（大腸菌）
- *Klebsiella pneumoniae*（肺炎桿菌）
- *Proteus mirabilis*（プロテウス ミラビリス）
- *Enterobacter* spp.（エンテロバクター）
- *Enterococcus* spp.（腸球菌）

これがポイント！

必ず，尿培養，血液培養のための検体を採取しましょう．腸内細菌科のグラム陰性桿菌をカバーできる抗菌薬を選択します．地域の感受性に注意し，腸球菌にはセフェム系抗菌薬に効かないことも忘れないようにしましょう．

抗菌薬例

- 症状が安定している場合の外来治療例
  - ➡ ST合剤
  - ➡ レボフロキサシン（LVFX），またはシプロフロキサシン（CPFX）
- 入院治療が必要な場合
  - ➡ セフォタキシム（CTX），またはセフトリアキソン（CTRX）±アミノグリコシド系抗菌薬（ゲンタマイシン（GM）など）*
  - ➡ レボフロキサシン，またはシプロフロキサシン（CPFX）±アミノグリコシド系抗菌薬*
  - ➡ ピペラシリン/タゾバクタム（PIPC/TAZ）±アミノグリコシド系抗菌薬*

*重症の場合，あるいは耐性菌が疑われる場合は感受性がわかるまで併用療法を検討します．

(2) 複雑性

尿道カテーテルが留置されている患者，導尿をしている患者の場合，解剖学的異常や機能的異常によって尿路閉塞が起こっている場合などに伴う感染を複雑性としています．

起炎菌

- *Escherichia coli*（大腸菌）
- *Klebsiella pneumoniae*（肺炎桿菌）
- *Proteus vulgaris*（プロテウス ブルーガリス）
- *Enterobacter cloacae*（エンテロバクター クロアカ）
- *Pseudomonas aeruginosa*（緑膿菌）
- *Serratia marcescens*（セラチア菌）
- *Enterococcus* spp.（腸球菌）
- MRSA →菌血症を伴っていないかを確認します（菌血症に伴って尿路感染を起こすことがあります）

  ※尿道カテーテル留置者の場合，培養から *Candida* spp.（カンジダ）が検出されることがありますが，実際に起炎菌になっていることは稀です．

これがポイント！

- 尿路閉塞がある場合にはまずはそれを治療します！

  留置型尿道カテーテルが使用されている場合は，本当に尿道カテーテルが必要か考えます．カテーテルの留置期間が長くなると，感染に関与していない菌が定着する（コロニー形成）ことがあるので，尿培養のための検体はできるだけ新しい尿道カテーテルを挿入した直後に採取しましょう．

- 入退院歴が多い，あるいは入院歴が長いほど，耐性菌に注意！
- SPACE は覚えていますか？

- SPACE ☞ p.102「COLUMN SPACE とは？ 誘導性染色体型 AmpC を持つ細菌たち」参照

🔸抗菌薬例

地域での感受性データや，患者に尿路感染の既往がある場合は過去の起炎菌と感受性も参考にします．

- 初発で入院期間が短い，抗菌薬使用歴がないなど，耐性菌の疑いが少ない場合
  - ➡単純性に準じた抗菌薬選択（同時に閉塞があれば解除）
- *Pseudomonas aeruginosa*（緑膿菌）や耐性グラム陰性桿菌の関与が考えられる場合や重症例
  - ➡ピペラシリン/タゾバクタム（PIPC/TAZ）
  - ➡セフタジジム（CAZ）もしくはセフェピム（CFPM）±トブラマイシン（TOB）
  - ➡カルバペネム系（イミペネム/シラスタチン；IPM/CS），メロペネム；MEPM）
- *Enterococcus* spp.（腸球菌，ペニシリン感受性）の関与が考えられる場合
  - ➡アンピシリン（ABPC）またはピペラシリン（PIPC）＋ゲンタマイシン（GM）
- MRSA（メチシリン耐性黄色ブドウ球菌），ペニシリン耐性腸球菌の関与が疑われる場合
  - ➡バンコマイシン（VCM）を併用

黄色ブドウ球菌が検出された場合は，菌血症を併発していないかを必ず確認！

(3) Renal abscess：腎膿瘍

〈腎盂腎炎に続発，併発した場合〉

腎盂腎炎の起炎菌と同様の菌を想定します．

一般に糖尿病患者に発症リスクが高いとされています．

可能なかぎり，ドレナージを考慮しましょう．

🔵 これがポイント！
腎盂腎炎に準じます．ニューキノロン系抗菌薬は膿瘍移行性が良好とされています．

🌐 抗菌薬例
○ 腎盂腎炎に準じます．

〈*Staphylococcus aureus*（黄色ブドウ球菌）の菌血症に続発した場合〉

黄色ブドウ球菌の菌血症はその後，続発して，さまざまな臓器で小さな膿瘍を形成することがあります．

🔵 これがポイント！
MSSA にはセファゾリン（CEZ）が第一選択！

🌐 抗菌薬例
○ 黄色ブドウ球菌の菌血症＊と同様の選択を行います．可能なかぎり膿瘍のドレナージを行います．

＊「⑨菌血症・敗血症」p.284 参照

❷ Prostatitis：前立腺炎

ほとんどの例で尿路感染に伴って発症します．尿道カテーテル留置，尿道狭窄，尿道感染（性感染症などによる）がリスクとなります[12]．

12) Lipsky BA, et al. Clin Infect Dis. 2010 Jun 15；50（12）：1641-1652．

(1) Acute prostatitis（急性前立腺炎）

急性発症の排尿困難，排尿時痛，発熱も伴います．直腸診で疼痛を認めることも診断の一助になります．

🔴 起炎菌
グラム陰性桿菌がほとんどです．
- *Escherichia coli*（大腸菌）
- *Klebsiella pneumoniae*（肺炎桿菌）
- *Proteus* spp.（プロテウス）
- *Enterococcus* spp.（腸球菌）
- *Pseudomonas aeruginosa*（緑膿菌）

※性感染症のリスクがある場合，あるいは既往がある場合は *Neisseria gonorrhoeae*（淋菌），*Chlamydia trachomatis*（クラミジア トラコマチス）などの可能性も考えましょう（次頁の「尿道炎，子宮頚管炎」の項参照）．

■これがポイント！

前立腺移行性の良好な抗菌薬はニューキノロン系抗菌薬です．ただし耐性菌への注意が必要です．一般に，ペニシリン系やセフェム系の抗菌薬は前立腺への移行性はあまりよくありません．

■抗菌薬例

- 耐性菌を考慮しなくてよい市中感染の場合
  - ➡ シプロフロキサシン（CPFX），レボフロキサシン（LVFX）などのニューキノロン系抗菌薬
- 地域でニューキノロン系耐性大腸菌が検出されている場合
  - ➡ セフォタキシム（CTX），またはセフトリアキソン（CTRX）＋アミノグリコシド系抗菌薬（ゲンタマイシン；GM，トブラマイシン；TOB）
- 入退院歴が多い，あるいは入院期間が長く，緑膿菌や耐性グラム陰性桿菌が疑われる場合
  - ➡ セフェピム（CFPM）
  - ➡ カルバペネム系
- *Enterococcus* spp.（腸球菌，非 VRE）の場合，
  - ➡ アンピシリン（ABPC）＋ゲンタマイシン（GM）

(2) Chronic prostatitis（慢性前立腺炎）

男性でのくり返す尿路感染症が疑う手がかりとなります．直腸診でも，ほとんど症状がありません．

治療は 4～6 週間と長期必要で，それでも完治しない場合もあります．長期の抗菌薬投与が必要となり，

臨床的に緊急性を要さないことがほとんどであるため，培養検査などできちんと診断をつけてから治療を開始しましょう．

■起炎菌
急性前立腺炎と同様の菌を想定します．

■抗菌薬例
急性前立腺炎同様，感受性があればニューキノロン系抗菌薬が第一選択です．

治療期間は通常4〜6週間と長期間です．

❸ Urethritis（尿道炎）/Cervictitis（子宮頸管炎）

男性の尿道炎は淋菌性・非淋菌性に分けられます．女性では子宮頸管炎として同様の起炎菌で感染が起こり，治療法も似ているため，ここでは一緒に扱います．

また，性交渉によって感染するため，パートナーの治療も考慮する必要があります．

一般に培養による検出は難しいため *Chlamydia trachomatis*（クラミジア トラコマチス），*Neisseria gonorrhoeae*（淋菌）の核酸増幅検査などを使用します．

■起炎菌
- *Chlamydia trachomatis*（クラミジア トラコマチス）
- *Mycoplasma genitalium*（マイコプラズマ ジェニタリウム）
- *Neisseria gonorrhoeae*（淋菌）
- *Trichomonas vaginalis*（膣トリコモナス）
- *Ureaplasma urealyticum*（ウレアプラズマ ウレアリチカム）
- ウイルス性（*Herpes simplex virus*：単純ヘルペスウイルス）

🔴 これがポイント！

- クラミジア，淋菌は同時に感染していることが多いので，一方が陽性であれば治療は両方に対して行うこともあります．
- パートナーのスクリーニングと治療も行います．
- 淋菌は耐性菌が増えているので，ニューキノロン系抗菌薬の投与は慎重に行いましょう．同様にセフェム系抗菌薬の耐性菌も報告されているので注意が必要です．

🔴 抗菌薬例

○ 淋菌の場合
➡ セフトリアキソン（CTRX）125 mg を 0.5% リドカインに溶解して筋注を 1 回．筋注できない場合は 1 g を 1 回静注[13]
➡ セフィキシム（CFIX）400 mg を経口 1 回

○ クラミジアの場合
➡ アジスロマイシン（AZM）1 g 経口 1 回
➡ ドキシサイクリン（DOXY）100 mg 経口 1 日 2 回を 1 週間
※パートナーの検査・治療を忘れずに

○ 膣トリコモナス
➡ メトロニダゾール 2 g 経口 1 回/あるいは 500 mg 1 日 2 回を 7 日間

○ 単純ヘルペスウイルス（特に子宮頚管炎の初発）
➡ アシクロビル（ACV）400 mg 1 日 3 回経口を 7 〜10 日

13）日本性感染症学会．性感染症診断・治療ガイドライン．2011．

📝 MEMO

耐性菌の問題で，CDC（米国疾病予防管理センター）のガイドラインでは経口のセフェムは推奨されなくなりました（CDC. MMWR Morb Mortal Wkly Reo. 2012 Aug 10；61（31）：590-594.）

❹ Pelvic inflammatory disease：PID（骨盤内炎症性疾患）

子宮内膜，卵管，付属器，などの女性生殖器の感染を主に指します．性感染症に伴う淋菌やクラミジアは

重要な起炎菌ですが，それ以外にも腟の常在菌で起こることもあります．

起炎菌
- B群溶連菌
- *Enterococcus* spp.（腸球菌）
- *Escherichia coli*（大腸菌）
- *Klebsiella pneumoniae*（肺炎桿菌）
- *Bacteroides fragilis*（バクテロイデス フラジリス）
- *Neisseria gonorrhoeae*（淋菌）
- *Chlamydia trachomatis*（クラミジア トラコマチス）

これがポイント！
性感染症との関連が強いので起炎菌が不明な場合は，淋菌，クラミジアのカバーを忘れないようにしましょう！ 耐性化が進み，淋菌の治療にニューキノロン系は用いることができなくなっています．

抗菌薬例
→ セフメタゾール（CMZ）＋ドキシサイクリン（DOXY）
→ クリンダマイシン（CLDM）＋ゲンタマイシン（GM）
→ アンピシリン/スルバクタム（ABPC/SBT）＋ドキシサイクリン（DOXY）

MEMO
CLDMとGMはそれぞれ単独ではクラミジアのカバーはできませんが，併用でシナジーが期待できることを示唆する報告があります（Pearlman MD, et al. Antimicrob Agents Chemother. 1990 Jul；34(7)：1399-1401）．骨盤内炎症性疾患（PID）の治療成績が他と遜色ないことから，クラミジアの関与が強く疑われる場合はDOXYを併用したほうがいいかもしれません．このことはCDCのガイドラインにも掲載されています（MMWR Morb Mortal Wkly Reo Recomm Rep. 2010 Dec 17；59(RR-12)：1-10．

7 皮膚・軟部組織
（丹毒，蜂窩織炎，軟部組織感染 etc，壊死性筋膜炎）

❶ Erysipelas（丹毒）

ほとんどが A 群溶連菌によります．リンパ管障害（浮腫や手術によるリンパ節除去など）がある場合に起こりやすく，顔面にみられることもあります．

蜂窩織炎よりも表層の感染のため，感染部位は鮮紅色で，非感染部位との境界が明瞭であることが多いとされています．

起炎菌
- A 群溶連菌（大部分）
- *Staphylococcus aureus*（黄色ブドウ球菌）毒素によって水疱を伴うことがある

これがポイント！

グラム陽性球菌，特に A 群溶連菌をターゲットとした抗菌薬を選択しましょう．

抗菌薬例
→ アモキシシリン（AMPC）経口
→ アモキシシリン/クラブラン酸（AMPC/CVA）経口
→ セファレキシン（CEX）経口
→ クリンダマイシン（CLDM）経口
→ ペニシリン G（PCG）静注
→ セファゾリン（CEZ）静注

❷ Cellulitis：蜂窩織炎

　皮膚の傷口やなんらかの皮膚病変が侵入門戸となって感染を起こすことが多いとされています．下肢の場合，水虫が原因となっていることもあるので，足の指間をチェックします（そして水虫があれば同時に治療を！）．

　丹毒より皮膚の深層に感染巣があるため，感染部位と非感染部位の境界が明瞭ではありませんが，腫脹，熱感，発赤，痛みなどを伴います．

起炎菌
- A群，B群，G群β溶連菌
- *Staphylococcus aureus*（黄色ブドウ球菌．市中型MRSA；メチシリン耐性黄色ブドウ球菌も含みます）

これがポイント！
　グラム陽性球菌を効果的にカバーする抗菌薬を選択しましょう．

　市中型MRSAのカバーを考える時には耐性菌に注意が必要です！*

　また，一般にST合剤やテトラサイクリン系抗菌薬（特にドキシサイクリン；DOXY）は溶連菌に対して効果は不十分です．

抗菌薬例
- ➡ セファレキシン（CEX）経口
- ➡ クリンダマイシン（CLDM）経口
- ➡ アモキシシリン/クラブラン酸（AMPC/CVA）経口
- ○ MRSAをカバーしたい場合（市中型）
  - ➡ クリンダマイシン（CLDM）経口
  - ➡ アモキシシリン（AMPC）+ST合剤，またはテト

*クリンダマイシンのDテスト ☛p.91「COLUMN Dテスト」参照

ラサイクリン系抗菌薬（ドキシサイクリン；DOXYなど）
→セファゾリン（CEZ）静注
→アンピシリン/スルバクタム（ABPC/SBT）静注
○MRSA（メチシリン耐性黄色ブドウ球菌）をカバーしたい時
→バンコマイシン（VCM）

❸ 循環障害を伴う皮膚, 軟部組織感染：Diabetic foot ulcer infection（糖尿病性足壊疽感染）, Decubitus wound infection（褥創感染）

　循環障害（動脈狭窄や閉塞などの理由で血流が乏しくなっている状態）を伴っている場合，抗菌薬を投与しても感染部位に届きにくく，治癒しにくい場合が多いです．しばしば創部のデブリドマンが必要となります．また，再発・増悪の防止のためにも原因の除去に努めることが必要です（糖尿病のコントロール，褥瘡の予防，栄養状態の改善など）．

　また，病変が骨にまで到達している場合は，骨髄炎に準じて治療する必要があります．

- 糖尿病性足壊疽感染において骨髄炎の可能性を疑う臨床所見としては：
  - 潰瘍の大きさ（$2\,cm^2$ 以上）
  - "probe-to-bone" テスト陽性（プローブと呼ばれる棒を傷口から挿入した際，骨まで届く．ゾンデのような金属棒では骨にあたると「コツ」という感触がある）
- 検査所見では：
  - ESR（赤血球沈降速度）＞70 mm/時以上
  - 単純X線検査，MRI検査所見上の異常

が参考になります[14]．

14）Butalia S, et al. JAMA. 2008 Feb 20；299（7）：806-813.

🌐 起炎菌

- A群，B群β溶連菌
- *Staphylococcus aureus*（黄色ブドウ球菌．MRSA：メチシリン耐性黄色ブドウ球菌も含む）
- *Escherichia coli*（大腸菌）
- *Klebsiella pneumoniae*（肺炎桿菌）
- *Proteus* spp.（プロテウス）
- *Enterobacter cloacae*（エンテロバクター クロアカ）
- *Pseudomonas aeruginosa*（緑膿菌）
- *Enterococcus faecalis*（腸球菌）
- 嫌気性菌（*Bacteroides fragilis*；バクテロイデス・フラジリス，*Peptococcus* spp., *Peptstreptoccus* spp.；ペプトストレプトコッカス，*Clostridium* spp. など）

   ※褥瘡感染は入院歴が長い，あるいは長期療養型施設滞在歴が長い，という場合が多いので，過去の培養検査歴，治療歴があれば参考にします．

🌐 これがポイント！

複数の細菌が関与し，培養検査ですべての細菌が検出されるわけではありません．そして，創部が本当に感染を起こしているのかを見極める必要があります（創部周囲の発赤，腫脹，膿性の浸出液，などを観察します）．**創部のぬぐい液で検出される菌は真の起炎菌でない**ことが多いので，できるだけ洗浄後，デブリドマン実施後の深部組織，あるいは生検した検体を培養に出すようにしましょう*．非感染部位の創部からのぬぐい液を検査に提出しても意味はありません．

🌐 抗菌薬例（糖尿病での感染を中心に）

- MRSA の疑いが低い場合（軽症，感染歴なし，地域の MRSA 検出率が低い，など）

*「基礎3 わからない相手をわかるようにするには？ 培養検査とその意義」参照

- 軽症〜中等症例
  ➡ 経口：アモキシシリン/クラブラン酸（AMPC/CVA），クリンダマイシン（CLDM），レボフロキサシン（LVFX）±クリンダマイシン（CLDM），など
  ➡ 静注：セフメタゾール（CMZ），アンピシリン/スルバクタム（ABPC/SBT），セフトリアキソン（CTRX）±クリンダマイシン（CLDM）
- 重症例（通常外科的処置も必要）
  ➡ ピペラシリン/タゾバクタム（PIPC/TAZ）
  ➡ セフタジジム（ＣＡＺ）+クリンダマイシン（CLDM），またはメトロニダゾール
  ➡ セフェピーム（CFPM）＋メトロニダゾール
  ➡ カルバペネム系抗菌薬（イミペネム/シラスタチン；IPM/CS，メロペネム；MEPM）
- MRSA が疑われる場合，下記を追加
  ➡ 経口薬では ST 合剤，テトラサイクリン系抗菌薬（ドキシサイクリン；DOXY，リネゾリド；LZD）
  ➡ 静注ではバンコマイシン（VCM）

❹ Necrotizing cellulitis（壊死性蜂窩織炎），Necrotizing fasciitis（壊死性筋膜炎）

感染症エマージェンシー！

疑ったら，必ずすぐに外科医を呼ぶこと！

急速に隣接する組織の破壊が進んでいき，放置すれば致死率も高いです．壊死性の感染症かどうか，また壊死性蜂窩織炎/筋膜炎の区別は外科的判断なので，少しでも可能性を考えたら外科医を呼ぶようにしましょう．

急速な進行，全身状態の悪化，激しい痛みなどが疑

うヒントとなります（特に壊死性筋膜炎のように深層の感染では，表層の皮膚所見はたいしたことがないこともあります）．

　四肢，特に下肢にみられることが多いですが，頭頚部，ならびに会陰部（Fournier's gangrene；フルニエ壊疽）にみられることもあります．

起炎菌

　※大きく分けて嫌気性菌を含む混合感染型と，A群溶連菌によるものとに分けられます．
- 混合感染型の起炎菌としては，
  - 腸内細菌科の菌（*Escherichia coli*；大腸菌，*Klebsiella pneumoniae*；肺炎桿菌，*Enterobacter cloacae*；エンテロバクター クロアカなど）
  - *Pseudomonas aeruginosa*（緑膿菌）

など．
- A群溶連菌以外のレンサ球菌としては，
  - 嫌気性菌（*Bacteroides fragilis*；バクテロイデス・フラジリス，*Peptococcus* spp., *Peptostreptococcus* spp.；ペプトストレップトコッカスなど）

など．
- そのほかの重要な起炎菌としては，
  - *Staphylococcus aureus*（黄色ブドウ球菌．特にHIVなど免疫不全者ではMRSA；メチシリン耐性黄色ブドウ球菌が起炎菌となることも）
  - *Vibrio vulnificus*：肝硬変，免疫不全の患者で海産魚介類の生食後にみられます．
  - *Aeromonas hydrophila*：湖水や汚染された院内の水から主に免疫不全者に感染．

など．

これがポイント！
- 疑ったら外科コール！　デブリドマンが行われたら，

検体組織を必ず培養に提出しましょう.
- 嫌気性菌も含む混合感染の可能性を忘れずに！
- 起炎菌がわかるまでのエンピリック治療は上記の可能性を考えながらもれなく広範に行います.
- A群溶連菌が起炎菌の場合は毒素産生抑制などを狙ってクリンダマイシン（CLMD）を併用します.

● クリンダマイシン ☞ p.193

🦠 抗菌薬例

➡ ピペラシリン/タゾバクタム（PIPC/TAZ）±バンコマイシン（VCM）
➡ セフトリアキソン（CTRX）＋メトロニダゾール±バンコマイシン（VCM）
➡ カルバペネム系抗菌薬（メロペネム；MEPM，イミペネム/シラスタチン；IPM/CS など）±バンコマイシン（VCM）
○ 劇症A群溶連菌感染症の場合
  ➡ ペニシリンG（PCG）大量投与（400万単位を4時間毎）＋クリンダマイシン（CLDM）
○ MRSAが培養陽性の場合
  ➡ 上記にバンコマイシン（VCM）を追加
○ *Vibrio vulnificus* が疑われる場合
  ➡ 第三世代セフェム系抗菌薬＋テトラサイクリン系抗菌薬
この組み合わせが，第三世代セフェム系抗菌薬単独よりも予後がよいという報告もあり，推奨されています[15].

15) Chen SC, et al. J Antimicrob Chemother. 2012 Feb；67（2）：488-493.

8 骨・筋組織（骨髄炎，化膿性関節炎，腸腰筋膿瘍）

❶ Osteomyelitis（骨髄炎）

一口に骨髄炎といっても……
1) 血行性（敗血症に伴うもの）
2) 局所性（局所から骨組織へ波及）
3) 人工物を伴う感染症
4) 糖尿病に伴うもの*
5) 椎体炎

など部位，原因，基礎疾患などに応じて病像や対応は変わります．

通常，長期間の治療が必要なため，デブリドマン，ドレナージ，骨生検などを通じて，できるだけ起炎菌検出に努めるようにしましょう．

*糖尿病に伴う骨髄炎 ☞ p.274「循環障害を伴う皮膚，軟部組織感染」を参照

起炎菌

- *Staphylococcus aureus*（黄色ブドウ球菌），CNS；コアグラーゼ陰性ブドウ球菌（特に人工物に伴う感染の場合）が多くみられます．
 その他，
- A 群，B 群 β 溶連菌
- *Enterococcus* spp.（腸球菌）
- *Escherichia coli*（大腸菌）
- *Klebsiella pneumoniae*（肺炎桿菌）
- *Pseudomonas aeruginosa*（緑膿菌）

など．

これがポイント！

骨への移行性はセフェム系抗菌薬，バンコマイシン（VCM）よりも，ニューキノロン系抗菌薬やリネゾリド（LZD）のほうが一般的によいですが，長期使用による副作用，耐性菌出現には注意が必要です．また，可能なかぎり，感染組織のデブリドマンや膿瘍のドレナージを行うようにしましょう．人工物があると治療に難渋するため，可能なかぎり除去しましょう．

➡早期に外科医に相談すること．

抗菌薬例

- MSSA（メチシリン感受性黄色ブドウ球菌）の場合
    - ➡セファゾリン（CEZ）
- MRSA（メチシリン耐性黄色ブドウ球菌）の場合
    - ➡バンコマイシン（VCM）±リファンピシン（RFP）
    - ➡リネゾリド（LZD）±リファンピシン（RFP）
- 大腸菌，肺炎桿菌の場合，感受性にもよりますが，
    - ➡セフォタキシム（CTX）
    - ➡セフトリアキソン（CTRX）
    - ➡シプロフロキサシン（CPFX）

など．

通常6〜8週間の長期の治療が必要です．

人工物があり，除去ができなかった場合は維持・抑制療法のために長期間抗菌薬の投与が必要な場合があります．

❷ Septic arthritis（化膿性関節炎）

高齢，糖尿病・腎臓病・肝臓病などの慢性疾患がある，あるいは関節リウマチのように関節病変があることなどがリスクとなります．可能なかぎり，関節の穿刺液を提出し，起炎菌の同定に努めましょう．

大きく非淋菌性と淋菌性に分けられ，非淋菌性の大部分は単関節炎．淋菌が疑われる場合は，粘膜部位（咽頭，子宮頚部，尿）などから淋菌の検査を行いましょう．

起炎菌

- *Staphylococcus aureus*（黄色ブドウ球菌）：一番多い
- CNS（コアグラーゼ陰性ブドウ球菌：特に，人工関節のある場合）
- *Streptococcus pneumoniae*（肺炎球菌）
- A群β溶連菌，その他レンサ球菌
- *Escherichia coli*（大腸菌）
- *Klebsiella pneumoniae*（肺炎桿菌）
- *Neisseria gonorrhoeae*（淋菌）：播種性淋菌感染症に伴うものは，咽頭や尿道，子宮頚部などの粘膜を通じて感染した淋菌が全身に播種して起こり，皮疹，腱鞘炎に伴って多発性非化膿性の感染を起こします．皮疹，腱鞘炎を伴わずに化膿性関節炎のみを起こすこともあります．その場合は単関節炎であることが多いとされます．

これがポイント！

抗菌薬と関節のドレナージ（穿刺，あるいは外科的ドレナージ）を併用します．股関節の感染で，適切な抗菌薬を使用しているにもかかわらず，治療反応が不良の場合には外科的ドレナージを行います．骨髄炎の場合と同様，人工物は極力除去するように努めましょう（整形外科医にコンサルテーション）．

抗菌薬例（骨髄炎の治療例も参照のこと）

- グラム陽性球菌が検出された場合
  ➡ バンコマイシン（VCM）
- グラム陰性球菌が検出，あるいは淋菌の疑いが強い

場合
　➡セフトリアキソン（CTRX）
○グラム陰性桿菌が検出された場合
　➡セフトリアキソン（CTRX）
○グラム陰性桿菌で緑膿菌の可能性も否定できない場合
　➡セフタジジム（CAZ），セフェピーム（CEPM），ニューキノロン系抗菌薬など．地域の緑膿菌の感受性を参考に選択．

　十分なドレナージができれば，通常治療期間は2週間程度です．
　黄色ブドウ球菌が起炎菌の場合では3〜4週間が推奨されています．

❸ Psoas abscess：腸腰筋膿瘍

　黄色ブドウ球菌の菌血症などによって血行性に生じることもありますが，大部分が隣接部位（椎体，股関節，腸管，大動脈，泌尿器系）からの感染が波及して生じます．

❷ 起炎菌
　血行性の場合は黄色ブドウ球菌（結核が多い地域で

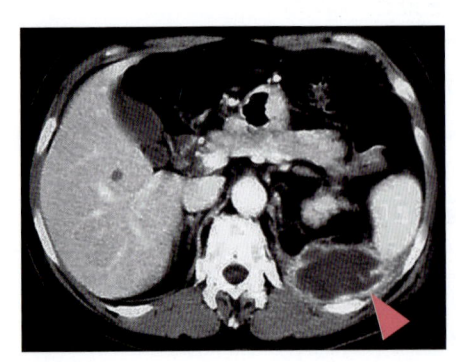

■ 腸腰筋膿瘍
腸腰筋に沿って膿瘍形成されている（矢印）．

は結核によるものがみられます），隣接部位からの波及による場合は混合感染が多いとされています．
- *Staphylococcus aureus*（黄色ブドウ球菌）：血行性
- *Escherichia coli*（大腸菌）
- *Klebsiella pneumoniae*（肺炎桿菌）
- *Streptococcus pneumoniae*（肺炎球菌）
- 嫌気性菌

🔎 これがポイント！

- ドレナージを併用し，培養検査を行いましょう．
- 起炎菌不明の場合は MRSA（メチシリン耐性黄色ブドウ球菌）を含む黄色ブドウ球菌，嫌気性菌，腸内細菌をカバーするような抗菌薬を選択しましょう．

💊 抗菌薬例

○ 黄色ブドウ球菌の菌血症を伴った場合，あるいは起炎菌がわかっている場合
　→ 黄色ブドウ球菌の菌血症に準じます
　　すなわち MSSA（メチシリン感受性黄色ブドウ球菌）ではセファゾリン（CEZ），MRSA ではバンコマイシン（VCM）
○ 隣接部位からの感染の波及による場合
　→ セフトリアキソン（CTRX）＋メトロニダゾール
　→ ピペラシリン/タゾバクタム（PIPC/TAZ）
○ 起炎菌が不明な場合
　→ 上記にバンコマイシン（VCM）の追加を検討しましょう

臨床1 戦う相手をよく知ろう！各感染症への基本的アプローチ

9 菌血症・敗血症（好中球減少時の発熱，グラム陰性菌，グラム陽性菌〈特に黄色ブドウ球菌〉，カンジダ）

❶ Sepsis（敗血症）

敗血症性ショックは感染症エマージェンシー！

通常，敗血症の原因となる感染症があるので，それに準じた管理，抗菌薬の選択となりますが，ここでは起炎菌不明の時点でのエンピリック治療，黄色ブドウ球菌の菌血症を中心に焦点をおきます．

● Sepsis（敗血症）の定義については☞p.6を参照

起炎菌
- CNS（コアグラーゼ陰性ブドウ球菌）*
- *Staphylococcus aureus*（黄色ブドウ球菌）
- *Streptococcus pneumoniae*（肺炎球菌）
- *Streptococcus* spp.（レンサ球菌）
- *Enterococcus* spp.（腸球菌）
- *Escherichia coli*（大腸菌）
- *Klebsiella pneumoniae*（肺炎桿菌）
- *Proteus mirabilis*（プロテウス ミラビリス）
- *Pseudomonas aeruginosa*（緑膿菌）
- *Bacteroides fragilis*（バクテロイデス フラジリス）
- *Candida* spp.（カンジダ）

＊CNSやグラム陽性桿菌が血液培養から検出された場合，臨床状態が落ち着いていれば，まずコンタミネーションの可能性がないかを考えるようにしましょう（☞p.58「血液培養でコンタミネーション（汚染）を疑う場合」を参照）．

これがポイント！
- 抗菌薬の投与前に必ず血液培養並びに，感染部位と想定される部位から培養に提出する検体を採取．
- 病歴と症状，身体所見などより感染部位，起炎菌を推定します．
- 血液培養の結果は待たず，すみやかに抗菌薬を投

与！
- 黄色ブドウ球菌が検出された場合は，心エコー検査を行い，感染性心内膜炎を合併していないことをチェックします．
- 過去に抗菌薬の投与がある場合，院内感染の場合は，MRSA や多剤耐性グラム陰性桿菌などの耐性菌を想定して抗菌薬を選択しましょう．

抗菌薬例
○ 市中感染で起炎菌がわからない場合
　➡ バンコマイシン（VCM）＋ピペラシリン/タゾバクタム（PIPC/TAZ）
○ 市中感染でグラム陽性球菌が検出された場合
　➡ バンコマイシン（VCM）
○ 市中感染でグラム陰性桿菌が検出された場合
　➡ セフトリアキソン（CTRX），ピペラシリン/タゾバクタム（PIPC/TAZ），カルバペネム系抗菌薬（メロペネム；MEPM，イミペネム/シラスタチン；IPM/CS，など）
○ 院内感染で起炎菌がわからない場合
　➡ ピペラシリン/タゾバクタム（PIPC/TAZ）＋バンコマイシン（VCM），またはリネゾリド（LZD）（すでにバンコマイシン；VCM を使用していた場合に敗血症が生じた場合など）
　➡ カルバペネム系抗菌薬＋バンコマイシン（VCM），またはリネゾリド（LZD）
　※ カンジダ菌血症のリスクが高い場合（高カロリー輸液使用，広域スペクトラムの抗菌薬使用，腹腔内手術歴，消化管穿孔や縫合不全などによる「漏れ」がある場合など）はフルコナゾール（FLCZ）またはミカファンギン（MCFG）の併用を検討します．

> **MEMO**
> 10～15%に合併するとされています（Chang FY, et al. Medicine (Baltimore). 2003 Sep；82(5)：322-332.）

- 院内感染でグラム陽性球菌が検出された場合
  - ➡ バンコマイシン（VCM）
  - ➡ VRE（バンコマイシン耐性腸球菌）が疑われる場合（バンコマイシン（VCM）投与時の菌血症，VRE感染歴がある，など）はリネゾリド（LZD）など
- 院内感染でグラム陰性桿菌を検出した場合
  - 地域の耐性菌や感受性のパターンを参考に抗菌薬を決定します．
  - ➡ ピペラシリン/タゾバクタム（PIPC/TAZ）
  - ➡ セフェピム（CFPM）
  - ➡ カルバペネム系抗菌薬（メロペネム；MEPM，イミペネム/シラスタチン；IPM/CS など）
- カンジダが検出された場合
  - 重症，また過去にフルコナゾール使用歴がある場合
  - ➡ ミカファンギン（MCFG）
  - 比較的状態が安定しており，過去にフルコナゾール使用歴がない（かつ免疫不全がない）
  - ➡ フルコナゾール（FLCZ）

MEMO
眼内炎を合併すると失明にもつながり得るため，フォローの血液培養で陰性化を確認するとともに，治療開始後1週間程度の時点で眼内炎のチェックを行います．

❷ Neutropenic fever：好中球減少者の発熱

免疫能の低下した好中球減少者の発熱は感染症エマージェンシー！
疑ったら喀痰・尿・血液など各種培養の検体採取後，即抗菌薬を開始しましょう！[16]

🔥 起炎菌

〈グラム陽性球菌〉
- CNS（コアグラーゼ陰性ブドウ球菌）
- *Staphylococcus aureus*（MRSAを含む黄色ブ

16) IDSA（米国感染症学会）のガイドライン（IDSA. Clinical Infectious Diseases 2011；52 (4)：e56 薬投与．）

ウ球菌）
- *Enterococcus* spp.（VRE を含む腸球菌）
- Viridans streptococci（緑色レンサ球菌）
- *Streptococcus pneumoniae*（肺炎球菌）
- *Streptococcus pyogenes*（A 群 β 溶連菌で）

〈グラム陰性桿菌〉
- *Escherchia coli*（大腸菌）
- *Klebsiella pneumoniae*（肺炎桿菌）
- *Proteus mirabilis*（プロテウス ミラビリス）
- SPACE の菌（*Enterobacter cloacae*, *Serratia marcescens*（セラチア菌；霊菌）, *Pseudomonas aeruginosa*（緑膿菌）, *Citrobacter* spp.）

〈嫌気性菌〉
- *Bacteroides fragilis*（バクテロイデス　フラジリス）
- *Clostridium* spp.（クロストリジウム）

〈真菌〉
- *Candida* spp.（カンジダ）
- *Aspergillus* spp.（*Aspergillus fumigatus* は代表的アスペルギルス）

🔴 これがポイント！

- 好中球減少者の発熱では起炎菌，感染巣がわからないことが多いですが，探す努力は怠らないようにしましょう！ 全身くまなく感染源を探すことです！
- エンピリック治療には緑膿菌をカバーする抗菌薬を選ぶようにしましょう．
- バンコマイシン（VCM）の併用は，カテーテル感染，皮膚・軟部組織感染，肺炎，循環動態が不安定な場合以外は，初めから投与する必要は必ずしもありません．

🔴 抗菌薬例

- ➡ ピペラシリン/タゾバクタム（PIPC/TAZ）
- ➡ セフェピム（CFPM）
- ➡ カルバペネム系抗菌薬（イミペネム/シラスタチン；IPM/CS，メロペネム；MEPM など）
- ○ 循環動態不安定，あるいは耐性緑膿菌，グラム陰性桿菌が疑われる場合
  - ➡ アミノグリコシド系（トブラマイシン；TOB など）の併用
- ○ 上記抗菌薬で反応不十分な場合，あるいは前述のバンコマイシンの適応を満たす状況の場合
  - ➡ バンコマイシン（VCM）の追加
- ○ 下痢があるなど，*Clostridium difficile* 感染が疑われる場合
  - ➡ メトロニダゾール追加
- ○ さらに状態改善がない場合
  - ➡→抗真菌薬（ミカファンギン；MCFG，ボリコナゾール；VRCZ，アムホテリシン B；AMPH-B など）の追加．画像検査なども併用して感染源の検出に努めます

> **MEMO**
> セフタジジム（CAZ）は，グラム陽性球菌への抗菌力の弱さや，グラム陰性桿菌へ十分な抗菌力を失いつつあることから，単剤での使用は推奨されなくなってきています．

10 カテーテル関連感染症
Intravascular catheter infection；血管内カテーテル感染／Septic thrombophlebitis；敗血症性血栓性静脈炎

抗菌薬治療だけに頼らず，まずはカテーテルの抜去ができないか，留置の必要性を再検討しましょう[17]．

起炎菌

- MRSA を含む *Staphylococcus aureus*（黄色ブドウ球菌）
- CNS（コアグラーゼ陰性ブドウ球菌）
- *Escherichia coli*（大腸菌）
- *Klebsiella pneumoniae*（肺炎桿菌）
- *Enterobacter cloacae*（エンテロバクター クロアカ）
- *Pseudomonas aeruginosa*（緑膿菌）
- *Enterococcus* spp.（腸球菌）
- *Candida* spp.（カンジダ）

これがポイント！

抗菌薬の選択は基本的にそれぞれの菌血症に準じます．

黄色ブドウ球菌，緑膿菌，カンジダ，抗酸菌が検出された場合は，必ずカテーテルを抜去するようにしましょう．

抗菌薬例

○ 起炎菌がわからない場合
　➡ バンコマイシン（VCM）
　※全身状態が不良，鼠径部のカテーテル感染が疑われている，免疫抑制がある，といった場合にはカテーテルを抜去したうえでグラム陰性菌もカバー

17) IDSA（米国感染症学会）のガイドライン（Wermel LA, et al. Clin Infect Dis. 2009 Jun 1；49（1）：1-45）

します.
- グラム陽性球菌が検出された場合
  ➡ バンコマイシン（VCM）
- グラム陰性桿菌が検出された場合（地域の耐性菌の感受性パターンを参考に！）
  ➡ セフタジジム（CAZ），ピペラシリン/タゾバクタム（PIPC/TAZ），セフェピム（CFPM）など.
- *Candida* spp. が陽性，あるいはリスクが高い場合（高カロリー輸液の使用，広域スペクトラムの抗菌薬の長期使用，血液がん，移植術後，鼠径部カテーテルの使用，体の他の部位から *Candida* spp. が検出されている，など）は極力カテーテルを抜去し，以下の抗菌薬を考慮.
  ➡ ミカファンギン（MCFG）

過去3か月以内にフルコナゾール（VRCZ）使用歴がなく，*Candida kruzei*，*Candida glabrata* の検出率が少ない施設ではフルコナゾールも投与可能.

11 Infective endocarditis：感染性心内膜炎

診断基準として有名な Duke criteria[18] を示します。

病理学的診断基準と臨床的診断基準に分かれますが，臨床的には後者が実用的です。

大基準2つ，大基準1つ＋小基準3つ，または小基準5つで臨床的基準を満たします（表）.

18) IDSA. Circulation. 2005 Jun 14；111（23）：e394-434.

■ Duke 臨床的診断基準

大基準	1）感染性心内膜炎に関する培養検査結果が陽性（感染性心内膜炎に典型的な菌が血液培養2セットから陽性，など）
	2）特定の心内膜浸潤の所見がある（エコー上，弁に疣贅がみられる，など）
小基準	1）素因があること（素因となる心疾患，静注薬物常用）
	2）38度を超える発熱
	3）動脈性の塞栓症，敗血症性塞栓症，感染性動脈瘤（下図），Janeway 発疹（通常手掌や足底にみられる無痛性紅斑）など血管現象 ■ 感染性心内膜炎に合併した感染性動脈瘤 左）左側頭葉の出血性脳梗塞症（矢印部分），右）感染性動脈瘤（矢印部分）の血管造影写真
	4）糸球体腎炎，Osler 結節（指の腹にみられる有痛性の丘疹），Roth 斑（眼底にみられる所見）などの免疫学的現象
	5）血液培養が陽性だが大基準は満たさない，または血清学的検査が陽性などの微生物学的所見がみられる。

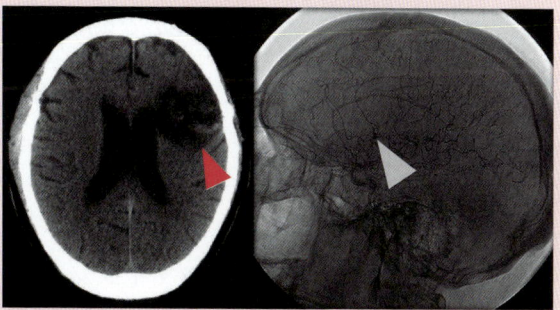

❶ Native valve（自己弁）

■ 起炎菌
○ 感染性心内膜に典型的な菌とは
- Viridans streptococci（緑色レンサ球菌）
- *Staphylococcus aureus*（黄色ブドウ球菌）
- *Enterococcus* spp.（腸球菌）（他に感染巣がなく，市中感染の場合）
- *Streptococcus bovis*🔖：大腸がんとの関連性が示唆されているので，心内膜炎の場合，大腸がんのチェックが必要
- HACEK group🔖

■ これがポイント！
　培養陰性の一番の原因は，培養採取前の抗菌薬の投与によるものとされています．

　疑ったら抗菌薬投与前に，必ず血液培養を3セット以上異なる部位から採取しましょう．

　状態さえ安定していれば，抗菌薬投与は起炎菌がわかってからでもよいとされています（少なくとも，血液培養のグラム染色の結果は参考にしたいものです）．

■ 抗菌薬例
○ 起炎菌不明の場合
　→ バンコマイシン（VCM）±セフトリアキソン（CTRX）
　- グラム陽性球菌が検出された場合
　　→ バンコマイシン（VCM）±ゲンタマイシン（GM）
　- グラム陰性桿菌が検出された場合
　　→ セフトリアキソン（CTRX）
○ 起炎菌判明後の場合
　- 緑色レンサ球菌が検出された場合

> **MEMO**
> *Streptococcus bovis* の中でも特にbiotype Iです．これらは *Streptococcus gallolyticus* と命名されています．

> **MEMO**
> HACEK group：*Haemophilus*, *Actinobacillus*, *Cardiobacterium*, *Eikenella*, *Kingella* の頭文字をとってHACEK groupといいます．

➡ 基本はペニシリンG（PCG），またはセフトリアキソン（CTRX）±アミノグリコシド系抗菌薬．一般に治療後の予後は良好ですが，ペニシリンGへの感受性に応じ，アミノグリコシド系抗菌薬の使い方や治療期間が変わります．

● 腸球菌が検出された場合

緑色レンサ球菌のようにペニシリンG単剤で殺菌作用が期待できるわけではないので，「シナジー効果」を期待してアミノグリコシド系を使用します．ペニシリンGとアミノグリコシド系抗菌薬への感受性が最大のポイントです！

● シナジー効果 ➡ p.295 「COLUMN　シナジー効果とは？」参照

● 黄色ブドウ球菌が検出された場合

黄色ブドウ球菌には特に注意が必要です！　さまざまな組織や人工物に「くっつきやすい」菌として知られています．一般にアミノグリコシド系抗菌薬の併用（3〜5日）が推奨されていますが，予後を改善するというエビデンスが確立していないため，昨今では推奨されなくなってきています．また，病勢が急速に進行するため厳重な観察が必要です．

1) MSSA（メチシリン感受性黄色ブドウ球菌）
➡ セファゾリン（CEZ）×6週間±ゲンタマイシン（GM）3〜5日

● 黄色ブドウ球菌用ペニシリンを使用する方法として
➡ アンピシリン/クロキサシリン（ABPC/MCIPC）を用いる選択肢もあります．

2) MRSA（メチシリン耐性黄色ブドウ球菌）
➡ バンコマイシン（VCM）

○ HACEK groupの場合
➡ セフトリアキソン（CTRX）

❷ Prosthetic valve：人工弁

人工弁の新たな機能不全も心内膜炎を疑うきっかけであることを頭に入れておきましょう．

起炎菌

- *Staphylococcus aureus*（黄色ブドウ球菌）：高頻度で最も重要！
- *Staphylococcus epidermidis*（表皮ブドウ球菌）
- Viridans streptococci（緑色レンサ球菌）
- *Enterococcus* spp.（腸球菌）

これがポイント！

黄色ブドウ球菌などは急速に病状が悪化するため，疑ったら抗菌薬投与と同時に心臓外科医にすみやかにコンサルトしましょう

抗菌薬例

人工弁の場合，抗菌薬のみによる治療は自己弁の時と比較して一般に困難です．

そのため，疑ったらすみやかに専門家のコンサルテーションを受けましょう．

以下にブドウ球菌による心内膜炎の治療例を挙げます．

- 基本（黄色ブドウ球菌の場合も表皮ブドウ球菌の場合も）
  ➡ バンコマイシン（VCM）＋リファンピシン（6週間以上）＋ゲンタマイシン（GM）×2週間
- MSSAの場合
  ➡ セファゾリン（CEZ）*＋リファンピシン（REP）（6週間以上）＋ゲンタマイシン（GM）×2週間

*セファゾリンの代わりにアンピシリン／クロキサシリンを用いる選択肢もあります．

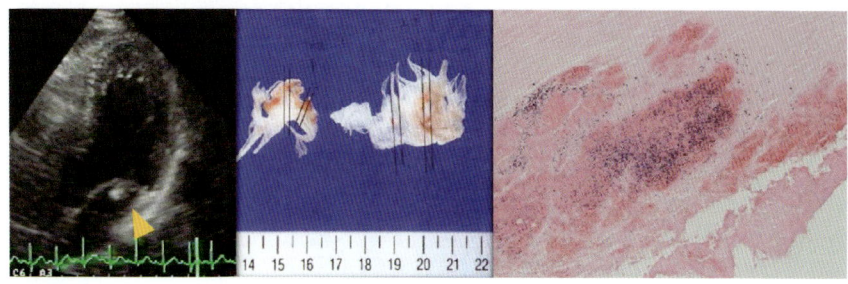

■ 感染性心内膜炎　僧帽弁（自己弁）での心内膜炎例
左）超音波検査で僧帽弁に疣贅（黄色矢印）を認める．
中）切除弁のマクロ像．
右）切除弁の病理組織像．グラム陽性球菌が多数浸潤していることがわかる．

COLUMN

シナジー効果とは？

　ある抗菌薬を組み合わせて用いた時の効果が，それぞれを単独で用いた時の効果を足し合わせた時（相加効果）以上の抗菌効果を発揮する場合をいいます．通常，アミノグリコシド系とβラクタム系のような作用機序の異なる抗菌薬の組み合わせをいい，腸球菌の感染性心内膜炎の治療の際のペニシリン（またはアンピシリン）＋アミノグリコシド系抗菌薬の例が有名です．腸球菌には，βラクタム系抗菌薬単独では十分な殺菌効果を発揮しませんし，アミノグリコシド系抗菌薬のみでは腸球菌の細胞壁を越えてその抗菌効果を発揮するには不十分です．しかし，両者を併用すると，βラクタム系抗菌薬によって細胞壁が破壊されることによってアミノグリコシド系抗菌薬が細胞内に入り込み，その抗菌効果を発揮できます（各抗菌薬の作用機序は「基礎5 手に持っている武器はどんな武器？ 抗菌薬の基礎知識」参照）．

臨床1　戦う相手をよく知ろう！　各感染症への基本的アプローチ

12 ウイルス感染症（単純ヘルペスウイルス, 帯状疱疹ウイルス, インフルエンザウイルス）

➡「基礎5　⑯抗ウイルス薬」参照

13 感染症エマージェンシー

　"即座に対応しないと致死的になり得る感染症"は，緊急ではありますが，くれぐれも抗菌薬投与前に採取し培養検査を行うことを忘れずに！

- **細菌性髄膜炎**：腰椎穿刺ができない場合は最低でも血液培養を採ってから即抗菌薬の投与をします．
- **好中球減少者の発熱**：免疫予備能がない患者さんの感染は急速に進行します！
- **敗血症性ショック**：各種培養検査，抗菌薬開始とともに，補液などによる全身管理も忘れずにしましょう．感染源コントロールは積極的に努めましょう（膿瘍のドレナージ，胆道や尿管の閉塞の解除，感染した人工物の除去など）．
- **壊死性筋膜炎**：疑ったら培養検査．抗菌薬投与とともに，即外科コール！
- **熱帯熱マラリア**：該当地域からの旅行者の発熱の鑑別に必ず入れるように！

- 熱帯熱マラリア ➡ p.391「応用4　③マラリアの予防」参照

14 外科コールが必要な時

　感染症の治療は抗菌薬だけではありません！感染源コントロールのため，しばしば他科との協力が必要です．ここでは外科（場合によっては消化器内科や放射線科）コールが必要な場合を挙げます．

- **穿孔，外傷などによって感染が起こっている場合**：二次性腹膜炎，外傷時．
- **閉塞が原因で感染が起こっている場合**：胆嚢炎，化膿性閉塞性胆管炎，複雑性尿路感染症など．
- **外科的に感染巣を除去しないと改善しない場合**：膿瘍，壊死性筋膜炎，気腫性腎盂腎炎，循環障害を伴う皮膚・軟部組織感染（糖尿病性足壊疽，褥瘡感染など）など．
- **体内の異物が原因で感染を起こしている場合**：ペースメーカー感染，人工関節感染症など．

挑戦!! シナリオトレーニングと知識整理

問題①

細菌性髄膜炎を疑われる患者が救急外来に来院しました．腰椎穿刺を何回か試みたが，なかなか髄液を採取できない．起炎菌がわからなくなるので，抗菌薬投与はまだ待つべき？

問題②

入院歴，基礎疾患のない54歳，女性．敗血症性ショックを起こして入院し，血液培養からはグラム陰性桿菌が検出された．さて，どのようにアプローチをするか？

問題③

黄色ブドウ球菌が血液培養から検出された患者がいます．どうやら長期間中心静脈カテーテルが留置されており，感染巣として疑わしい．さて，治療はどうアプローチしたらよいか？

解説①

細菌性髄膜炎は，感染症エマージェンシー！髄液がすぐに採れない場合は，少なくとも血液培養の検体を2セット採取してから抗菌薬投与を開始します．抗菌薬を投与してから再度髄液の採取を試みても，投与から時間が経過していなければ起炎菌が検出されることが多いのです．

解説②

本文中の敗血症の項参照（→p.284）．
特に入院歴，基礎疾患のない女性だったので，市中感染とみなし，セフトリアキソン（CTRX）の投与を開始しました（限局的にならないように）．グラム陰性桿菌が血液培養から陽性だったことから，胆道系，泌尿器系の感染巣を疑い，検査を行います．

解説③

黄色ブドウ球菌は「くっつきやすい菌」であることを忘れずに！黄色ブドウ球菌によるカテーテル感染が疑われる場合，必ずカテーテルを抜去します．抗菌薬は本文参照．また，心内膜炎を合併することがあるため，心エコー検査も行います（可能であれば，経食道心エコー）．

臨床 2

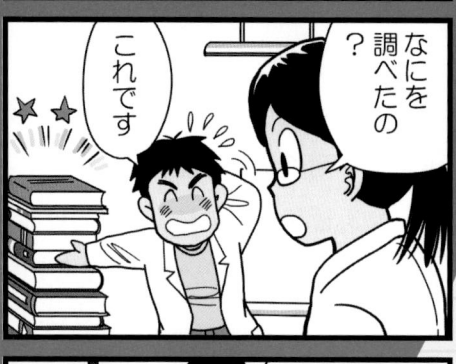

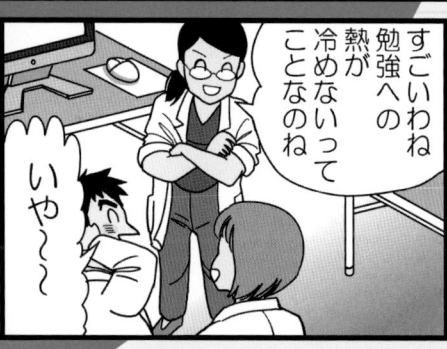

熱が下がらない……？
そんな時にはこう考える！

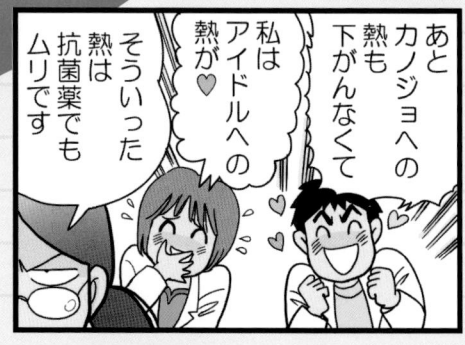

これが基本!

1. 初めに立てた仮説を再検証(「基礎1 それは本当に感染症? 感染症を疑った時のアプローチ」参照)
   (1) 患者さんの状態は?
   (2) 熱源はどこか?
   (3) 想定される菌は何か?
   (4) 治療にふさわしい抗菌薬の種類と量は?
2. 除去・ドレナージすべき感染巣はないか?
3. 見逃している感染巣はないか?
4. 耐性菌の可能性は?
5. 感染症以外による熱の可能性は?
6. うっかり?……にご注意!

❶ 初めに立てた仮説を再検証

(1) 患者さんの状態は？

治療開始後から患者さんの状態に変化はありますか？ 熱以外の全身状態や臨床状態はどうでしょうか？

(2) 熱源はどこか？

新たに行われた培養検査や画像検査などの結果はどうですか？
当初想定した熱源で正しかったでしょうか？

(3) 想定される菌は何か？

治療初期に想定した起炎菌はすべてカバーされていますか？（エンピリック治療）
患者さんの基礎疾患，渡航歴，入院歴などを再度考慮して漏れのある起炎菌はありませんか？

(4) 治療にふさわしい抗菌薬の種類と量は？

抗菌薬はきちんと投与されていますか？
感染巣への移行性が十分に期待できる抗菌薬の選択ですか？
想定される起炎菌に対して十分に抗菌力を発揮する抗菌薬ですか？
想定した感染源や患者の体格を考慮している，適切な投与量ですか？
薬剤血中濃度は適切ですか？

● 「基礎5 手に持っている武器はどんな武器？ 抗菌薬の基礎知識」を復習

❷ 除去・ドレナージすべき感染巣はないか？

　抗菌薬は血流のない部分の感染には抗菌効果を発揮できないと考えましょう．血流のない人工物や膿瘍がある場合，可能なかぎり除去やドレナージを検討します．

　また，胆石，尿路結石，腫瘍などによる閉塞がある場合も感染は改善しません．そのため，胆嚢摘出，ドレナージ，ステント留置などによって閉塞を解除することが必要になります．

❸ 見逃している感染巣はないか？

　人工物，留置カテーテルなどによる感染を見落としていませんか？
　二次的に膿瘍を形成してはいないでしょうか？
　当初想定していたのと異なる部位に感染巣はありませんか？

❹ 耐性菌の可能性は？

　院内感染の場合，特に多剤耐性菌の可能性はありませんか？
　感受性検査の結果や，院内の感受性データが入手できる場合は参考にしましょう．

　ここまで考えたうえで，原因がわからなければ……

❺ 感染症以外による熱の可能性は？

　感染症以外で熱源となり得るものとしては「基礎1

それは本当に感染症？ 感染症を疑った時のアプローチ」参照.

❻ うっかり？……にご注意！

　筆者が感染症のフェローの時に，黄色ブドウ球菌による硬膜外膿瘍の患者をフォローしていたことがありました．ドレナージ手術も行われ，適切な抗菌薬も開始され，そのまま主治医のフォローとなったはずでしたが……．

　なぜか臨床症状が悪化．よくよく調べてみると，オーダーされているはずの抗菌薬がきちんと投与されていなかったことが判明．

　あいにく再手術となってしまったことを経験したことがあります．

　「耐性菌」「薬剤アレルギー」などを考える前に，まず基本事項として，適切な抗菌薬が適切量，適切に投与されているかをきちんと確認しましょう．

臨床2 熱が下がらない……？ そんな時にはこう考える！

挑戦!! シナリオトレーニングと知識整理

問題①

腎盂腎炎による敗血症の治療を開始した患者．一度解熱したと思ったら再度発熱．これって薬剤アレルギー？

問題②

黄色ブドウ球菌の菌血症の患者．治療を開始してもなかなか熱が下がらない……これって耐性菌？

解説①

診療録で病歴を振り返ると，患者は大腿骨骨折の既往があり，左大腿にプレートが留置されていました．あらためて診察をすると左大腿は腫脹しており，画像検査を行うと，左大腿のプレート周囲に膿瘍が形成されていた．菌血症から菌がプレートに播種したことを疑い，膿瘍ドレナージが急遽行われ，膿瘍からは血液培養と同じ菌が検出されました．

解説②

患者の話をよくよく聞いてみると，どうも右肩が痛いとのことでした．診察をしてみると，右肩の発赤・腫脹を認めました．MRI検査の結果，右肩の関節炎が疑われたため，急遽外科的ドレナージを依頼することになりました．

黄色ブドウ球菌は，特に各種臓器に「くっつきやすい」菌なので，要注意です!!

臨床 3

よりよい抗菌薬の選択のために
感受性試験の解釈

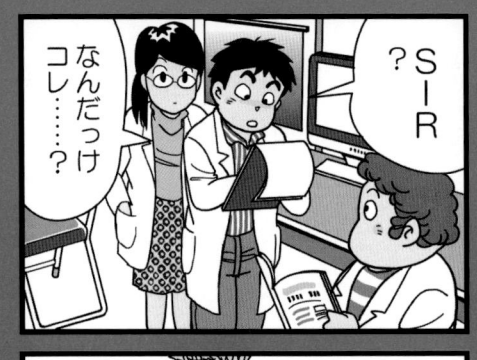

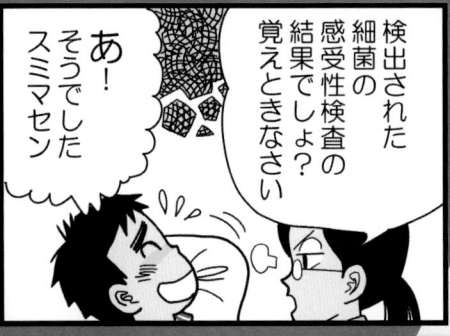

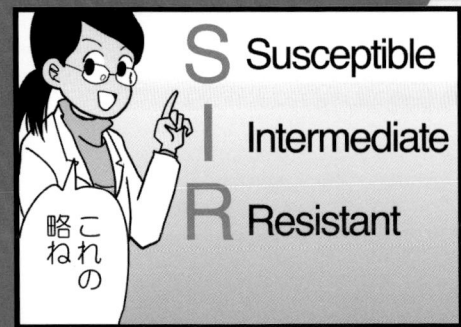

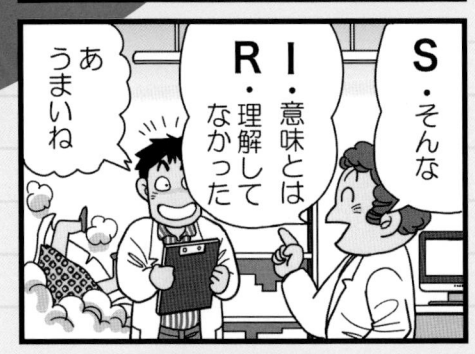

これが基本!

- 「感受性のある抗菌薬」であったら何を選んでもよいわけではありません!
- 可能なかぎり起炎菌のターゲットを絞ったもの，感染臓器の治療にふさわしいものを選ぶようにしましょう．
  → 「基礎5 手に持っている武器はどんな武器? 抗菌薬の基礎知識」で抗菌薬の復習をしましょう．
- 異なる系統の抗菌薬どうしのMICの絶対値は比較できません!

培養検査のために検体を提出し，菌が検出され，また，薬剤感受性検査の結果も戻ってきました．
「感受性あり!!」とされた抗菌薬に変更すれば問題なし！
と思う前に，いくつかチェックするポイントがあります．それは何でしょうか？

❶ その菌は本当に起炎菌？

血液や髄液など，本来は無菌である場所から検出された菌の場合，通常起炎菌ですが，血液培養でも適切な方法で検体採取されなかった場合は，コンタミネーション（汚染）により菌が混入することもあります．

また，喀痰や便など通常でも菌が存在する場合では，陽性となった菌が起炎菌とはかぎりません（検査室によっては常在菌はルーチンに報告しない場合もあるので注意しましょう）．

●コンタミネーション ☞p.58
「血液培養でコンタミネーション（汚染）を疑う場合」参照

❷「感受性（Susceptible）」とある抗菌薬はどれを選んでもいい？

◎できるかぎり起炎菌にターゲットを絞った抗菌スペクトラムのもので，かつ副作用のリスクが少ないものを選びましょう！

> 例 アンピシリン感受性の大腸菌に対し，感受性があるからといってカルバペネム系抗菌薬は使わない

◎抗菌薬には組織移行性，殺菌性/静菌性の違いや，菌そのものの性質などから，同じ起炎菌であっても感染部位によっては抗菌薬が十分に効果を発揮しない場合があります．

臨床3 よりよい抗菌薬の選択のために 感受性試験の解釈

> **例**「殺菌性」抗菌薬が重要となる感染症の治療（感染性心内膜炎，黄色ブドウ球菌の菌血症，細菌性髄膜炎など）
> →黄色ブドウ球菌が「クリンダマイシンに感受性」を示していても，静菌的な効果しか示さないクリンダマイシンを菌血症の治療には使わない！

> **例** 抗菌薬の性質のため，感染部位によっては使用しないほうがいいものもある
> →ダプトマイシンに感受性の耐性グラム陽性球菌であっても，肺サーファクタントの影響で不活化するため肺炎には使用しない！

● ダプトマイシン☞p.207

> **例** 菌そのものの性質から，使用を注意すべき抗菌薬が存在
> → *Citrobacter freundii* の菌血症では第三世代セフェム系抗菌薬には感受性があっても，誘導性染色体型の AmpC によって，治療中に耐性獲得することがあるため，ペニシリン系・セフェム系抗菌薬の使用には注意が必要です．

● SPACE☞p.102「COLUMN SPACE とは？ 誘導性染色体型 AmpC を持つ細菌たち」参照

◎MIC*とブレークポイント

感受性検査の結果，感受性の有無を示す S（susceptible；感受性あり），I（intermediate；中間），R（resistance；耐性），そして場合によっては MIC 値が併記されているのをみたことがあると思います．

ポイント1：「MIC が低い」，ということは，より低濃度の抗菌薬で細菌の発育を阻止できる，ということですが，ここで注意しなくてはいけないのは「**異なる抗菌薬の MIC の絶対値を比較することはできない！**」

＊ MIC：minimum inhibitory concentration（最小発育阻止濃度）とは検査室で可視可能な細菌の増殖を抑制する最小の抗菌薬の濃度のこと（☞p.148 も参照）

ということです.

> **例** 腸球菌に対してバンコマイシンの MIC 値が 1 μg/mL,アンピシリンの MIC 値が 2 μg/mL であった→バンコマイシンのほうが腸球菌に対する抗菌効果が強いというわけではありません.

これは,抗菌薬によって,**通常の投与量で到達し得る濃度が異なり,また,濃度依存性や時間依存性などの作用機序が異なる**ためです.

● 濃度依存性や時間依存性
☞ p.148 参照

そこで,それぞれの菌ごとに,それぞれの抗菌薬の通常の使用量で到達できる薬剤濃度や,薬物動態などを考慮して定められた感受性判定の基準値が,ブレークポイントです.

感染部位によって異なるブレークポイントが設けられている菌もあります.

MEMO
このブレークポイントは,日本化学療法学会,アメリカの Clinical and Laboratory Standards Institute (CLSI,米国臨床・検査基準委員会),ヨーロッパの European Committee on Antimicrobial Susceptibility Testing (EUCAST,欧州抗菌薬感受性試験検討委員会) などが提唱しています.

> **例** 肺炎球菌のペニシリン G に対するブレークポイント (CLSI)
> ①髄膜炎,静注ペニシリン
>   ≦ 0.06 μg/mL:S
>   ≧ 0.12 μg/mL:R
> ②非髄膜炎,静注ペニシリン
>   ≦ 2 μg/mL:S
>   4 μg/mL:I
>   ≧ 8 μg/mL:R
> ③非髄膜炎,経口ペニシリン
>   ≦ 0.06 μg/mL:S
>   0.12〜1 μg/mL:I
>   ≧ 2 μg/mL:R.

ポイント 2：日本でも CLSI（米国臨床・検査基準委員会）の設けたブレークポイントが用いられることが多いですが，その場合ブレークポイントは米国での投与量が基準となっていることに注意が必要です[1]．

> **例** CLSI は 2011 年に腸内細菌科の菌に対するセファゾリンのブレークポイントを変更しましたが，これは，米国での投与量である 2g 8 時間毎を基にしています．
> 本邦の保険適応の 1 日最大使用量は 5g なので，腸内細菌科の治療時に日本の通常の使用量では，CLSI のブレークポイントを使って臨床的有用性を予測できない，ということになってしまいます．

1) 石井良和：薬剤感受性検査とブレイクポイント，その問題点と今後の展望．日本化学療法学会雑誌 59（5）：454-459，2011．

MEMO

MBC：minimum bactericidal concentration（最小殺菌濃度）
細菌のコロニーの 99.9％ を殺菌するのに必要な最小限の抗菌薬の濃度を示します．
最小殺菌濃度である MBC はあまり使われていませんが，それは **MIC よりもさまざまな要因に左右されやすい**ことがあります．

COLUMN

MIC と MBC の関係性

抗菌薬への感受性はあるのに，一部の細菌は殺菌されないまま残ることがあります（βラクタム系抗菌薬のように細胞壁合成阻害が作用機序の場合，抗菌効果を発揮するには細菌が活発に分裂している必要があります．休眠期に入っている細菌には理論上，効果がありません）．

通常，MIC と MBC の値は，ほぼ同じですが，時に殺菌性に作用するとされる抗菌薬の中で，MIC に比べて MBC が著しく大きい場合があります．この状態を tolerance といい，例えば，感染性心内膜炎の治療でペニシリン系抗菌薬が一部のレンサ球菌に対して tolerance を示すことが知られています．

しかし，実際には tolerance を示す菌とそうでない菌の治療効果の違いなどはよくわかっていません．殺菌性抗菌薬が必要な場合で適切な量の抗菌薬を投与しているにもかかわらず，治療がうまくいかなかった場合には，可能性として考えるべきとされています．

参考文献

- Mandell GL, Bennett JE, Dolin R: Mandell, Douglas, and Bennett's Principles and Practice of Infectious Diseases, 7th ed. Churchill Livingstone, 2010.
- McPherson RA, Pincus MR: Henry's Clinical Diagnosis and Management by Laboratory Methods, 22nd ed. Saunders, 2011.

（上記以外は文中に表記）

挑戦!! シナリオトレーニングと知識整理

臨床3 よりよい抗菌薬の選択のために **感受性試験の解釈**

問題①

カテーテル感染症を起こし，静注のバンコマイシンで治療されている患者をあなたは担当しています．血液培養からはグラム陽性球菌が検出されましたが，本日になってメチシリン感受性の黄色ブドウ球菌であることが判明しました．現在投与されているバンコマイシンはもちろん，セファゾリン，クリンダマイシン，ST合剤，リネゾリドにも感受性がありそうです．「お，これだったら経口薬に変えられるんじゃない？」と言うあなたの同僚．「バンコマイシンが効いているんだから，そのままにしておこうよ」という声も聞こえてきます．さて，あなただったらどうしますか？

問題②

腸球菌の菌血症を起こしている患者をあなたは担当しています．現在バンコマイシンで治療をしていますが，感受性検査の結果，以下のようになっていました．

アンピシリン　MIC 2 μg/mL：S（感受性）
バンコマイシン　MIC 1 μg/mL：S（感受性）

あなたの同僚は「バンコマイシンのほうがアンピシリンよりも MIC が低いし，そのまま継続していいね」と言います．
あなたはどう思いますか？

解説①

起炎菌と感受性のパターンがわかったら，選択肢の中で一番適切な抗菌薬に変更しましょう（本文参照）．くれぐれも「使ってる抗菌薬そのままでいいや」「経口薬に変更して静注薬は中止しよう」などと安易に考えないことです．
ここでのポイントは，

- メチシリン感受性黄色ブドウ球菌（MSSA）が起炎菌
- 血流感染を起こしている

というところ．詳細は「基礎4」の黄色ブドウ球菌の項目にも書いてありますが，メチシリン感受性の黄色ブドウ球菌（MSSA）であれば，バンコマイシンよりもセファゾリンのほうが抗菌効果が期待できます．また，黄色ブドウ球菌は体内に「くっつきやすい」菌であり，血流感染の時は原則として黄色ブドウ球菌へ殺菌性に作用するものを静注で投与しましょう．よって，ここではセファゾリンへ変更しましょう．

解説②

MIC とは何かについて本文を振り返って復習しましょう．まず，作用機序が異なる抗菌薬どうしのMIC を比較することはできません！また，「基礎4」腸球菌の箇所にも解説していますが，アンピシリンに感受性がある場合，第一選択となります．よって，アンピシリンが使用できないのでなければ，バンコマイシンからアンピシリンに変更しましょう．

臨床 4 それって本当にアレルギー？ 抗菌薬アレルギーへの対処

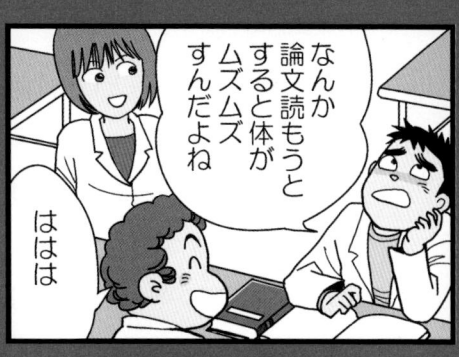

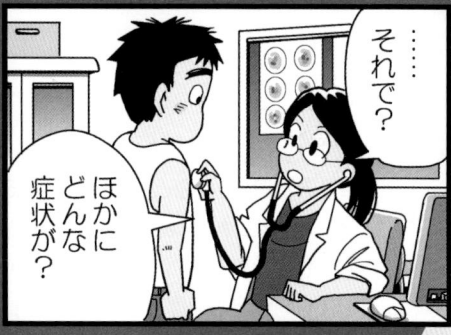

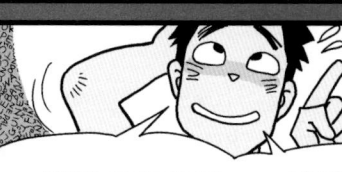

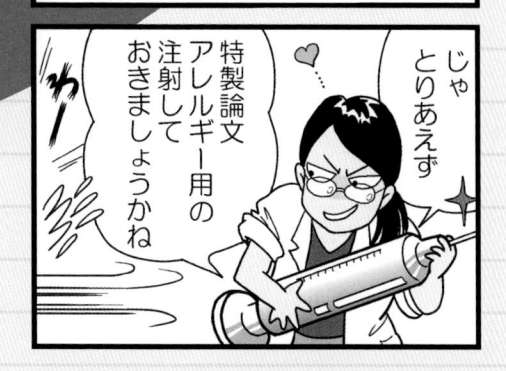

これが基本！

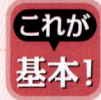

- 抗菌薬アレルギーとは，抗菌薬を抗原とする体の免疫反応です．
- 抗菌薬アレルギーはβラクタム系抗菌薬やST合剤に多いとされています．
- 抗菌薬アレルギーは大きくIgEによる即時型と，そうでないもの（遅延型）に分けられます．

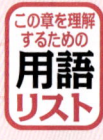

この章を理解するための用語リスト

◎ 抗原抗体反応
名前のとおり，抗原と抗体間で起こる反応のこと．アレルギーでは抗原はアレルゲンであり，抗体は主にIgEになります．

◎ 肥満細胞
マスト細胞とも呼ばれ，主にⅠ型アレルギーに関係し，ヒスタミンなどの伝達物質を放出します．

◎ IgE
免疫グロブリンの一種．肥満細胞などを介して，ヒスタミンの放出を促します．主にアレルギー反応に関与する抗体とされています．
Ig → Immuno-globulin（免疫グロブリン）

◎ 交叉反応
一つの抗菌薬にアレルギー反応を呈する場合，同系列の他の抗菌薬にもアレルギー反応を起こすこと．一般にはペニシリンアレルギーがある場合，セフェム系など他のβラクタム薬へのアレルギー反応を生じることをいいます．

❶ それって本当にアレルギー？

- 皆さんがアレルギーだと思っているものは，真のアレルギー反応ですか？
そうでないものも「アレルギー」と判定されている可能性もあるので注意が必要です．

> **例** バンコマイシンによる red man syndrome
> バンコマイシン静注の急速投与により，肥満細胞を直接刺激し，血管拡張作用のあるヒスタミンなどを放出することでみられる反応をいいます．

> **例** 梅毒をペニシリンGで治療した際の Jarish-Herxheimer Reaction
> 梅毒をペニシリンGのような効果的な抗菌薬で治療すると，菌から放出される蛋白の影響で，突発性の熱，悪寒，筋肉痛，頻脈，など，敗血症様の症状を呈することがあります．通常自然に治まりますが，重症化することもあります．第二期梅毒のように菌量が多い時に生じやすいです．

- アレルギーといえば，連想されるのは，薬疹や薬剤熱，アナフィラキシーなどかもしれませんが，他に血小板減少，間質性腎炎などさまざまな臓器に影響を及ぼすことがあります．
- 抗菌薬アレルギーの種類と症状
ペニシリンアレルギーの対応法にもつながるので，簡単にアレルギーの機序に関して復習しましょう（次表参照）．
- ここでは遭遇頻度が高いアレルギーとしてのβラクタム系抗菌薬アレルギーと，緊急性の高い，

臨床4　それって本当にアレルギー？　抗菌薬アレルギーへの対処

種類	機序	典型的な症状
Ⅰ型 （即時型）	IgEを介し，抗原（抗菌薬）に接触後，1時間以内に症状が出る	蕁麻疹 血管性浮腫 気管支痙攣 アナフィラキシー
Ⅱ型 （細胞傷害型）	抗原（抗菌薬）の付着した臓器に抗体が反応することで生じる（高用量のβラクタム系抗菌薬の使用で生じやすい）	溶血性貧血 血小板減少 白血球減少 間質性腎炎
Ⅲ型 （免疫複合体型）	形成された免疫複合体の沈着による	血管炎 血清病様症状（発熱，発疹，関節痛など）
Ⅳ型 （遅延型）	T細胞の関与による	接触性皮膚炎 Stevens-Johnson症候群（SJS） 中毒性表皮壊死症型薬疹（TEN）

- Ⅰ型のアナフィラキシーショック
- Stevens-Johnson症候群（SJS）
- 中毒性表皮壊死症型薬疹（TEN：toxic epidermal necrolysis）

について考えましょう．

❷「ペニシリンアレルギー」といわれたら，βラクタム系薬はすべてダメなの？

　かしこいあなたはペニシリンにアレルギーがあると，交叉反応によって，βラクタム環を有する他のβラクタム系抗菌薬（セフェム系，カルバペネム系，モノバクタム系）にもアレルギーを起こす可能性がある，と聞いたことがあるかもしれません．

　確かにこれらはすべてβラクタム環を持っていますが，側鎖の違いによって，免疫学的な反応も異なってきます．

　文献の報告による違いはありますが…

- βラクタム環　p.154

- セフェム系：第一世代は第二・第三世代以降のセフェム系抗菌薬と比べて交叉耐性を起こす率が高く（セフェム系全体では 4～10%，第二世代以降では 1% 程度との報告あり）．また，ペニシリンで I 型の即時型アレルギーがあった人では交叉反応は 10% でみられるとの報告があります．
- カルバペネム系：こちらも報告によるばらつきが大きいですが，交叉反応は 1～10% 程度とされています．
- モノバクタム系：こちらは同じ β ラクタム系抗菌薬でもペニシリン系，セフェム系，カルバペネム系と構造が異なるため，交叉反応はほとんどないとされています．

そのため，**アナフィラキシー（I 型の即時型アレルギー）など重篤なアレルギー反応があった患者でなければ第二世代以降のセフェム系，カルバペネム系の抗菌薬は比較的安全に使用でき，モノバクタム系抗菌薬との交叉反応は，ほぼないと考えてよい**，といえます．

また，ペニシリンアレルギーのある人はもともと他の薬剤にもアレルギー反応を起こしやすいといわれていますので，β ラクタム系以外であれば絶対アレルギーを起こさない，というわけではないことに注意が必要です．

❸ 患者は「ペニシリンアレルギー」といっているけど，はっきりしないんだよねえ……

自己申告による「ペニシリンアレルギー」が本当にアレルギーの症状であったのかどうか，あるいは，そもそもペニシリンによるアレルギーがあったかはっきりしない場合があります．

臨床4 それって本当にアレルギー？ 抗菌薬アレルギーへの対処

患者の自己申告とペニシリンの皮内反応を比較した結果，アレルギーを自己申告した患者の10～20%しか皮内反応は陽性でなかったといわれています[1]（COLUMN参照）．

1) Salkind AR, et al. JAMA. 2001 May 6；285（19）：2498-2505

◎アレルギー反応の自己申告があった時

1) まず問診！ どのような反応？ 何年前？ 抗菌薬を使用してから反応がみられるまでの時間は？
   → アレルギー反応はアナフィラキシーであったか？ 臓器障害を伴うものや，Stevens-Johnson症候群（SJS）や中毒性表皮壊死症型薬疹（TEN）（後述）のような重篤な反応が疑われる状況だったでしょうか？

2) 1)で「はい」であれば，βラクタム系抗菌薬の使用を避けましょう．症状が軽度で発疹程度であった場合は，状況に応じ第二世代以降のセフェム系，カルバペネム系などの抗菌薬の使用を検討しましょう．不明の場合は，最近βラクタム薬を内服した記憶があるかもたずねてみるようにしましょう．

COLUMN
皮内反応の意義とは？

皮内テストには以下のような避けがたいいくつかの問題点があります．

1) ペニシリン以外の抗菌薬では，どの代謝産物がアレルギー反応の抗原となっているか不明である．
   → 投与する抗菌薬をそのまま皮内反応に使っても意味がありません．陰性でもアナフィラキシーショックが起こらないとは限りません．

2) どの代謝産物が抗原となっているかわかっているペニシリンであっても（major determinants, minor determinantsといわれている），これらを使った皮内反応はIgEを介したアレルギー反応の判定にしかならない
   → それ以外（Ⅱ，Ⅲ，Ⅳ型など）のアレルギー反応の予測にはならない

3) 皮内反応そのものでアナフィラキシーを起こすこともある．

患者には（「βラクタム系」とはいわず，商品名の例を挙げてみましょう）．
3) どうしてもペニシリンを使わなくてはいけない場合（神経梅毒，妊婦の梅毒の治療など）には脱感作（COLUMN 参照）を検討しましょう．

COLUMN

脱感作とは？

　脱感作とは，対象となる薬剤の投与を免疫学的反応を生じないごく微量から開始し，時間をかけて治療で用いる投与量にまで少しずつ増量していくことです．つまり対象薬剤に体を「慣れさせる」方法ですが，増量中にアナフィラキシー反応を起こすこともあるので，定められたプロトコールで，きちんとモニタリングできる環境で行うようにしましょう．

　なお，脱感作による効果は恒久的なものではないので，脱感作後はそのまま間を空けずに，その抗菌薬による治療を継続する必要があります．

　つまり，脱感作によってその薬剤のアレルギーを克服できたわけではないことに注意が必要です．

❹ これが疑われたら即薬剤を中止して専門医をコール！ Stevens-Johnson 症候群（SJS）と TEN

- Stevens-Johnson 症候群（SJS）と中毒性表皮壊死症型薬疹（TEN）の発生頻度は 1 万人に 1 人程度と稀ですが，適切な処置が行われなければ，致死率の高い重篤な皮膚粘膜傷害です．
両者は傷害されている粘膜・表皮面の割合に応じて分類されています（SJS は 10％ 未満，TEN は 30％ 以上）．
- HIV 感染などの免疫抑制のある場合にはリスクが高いとされています．
- 薬剤によって起こるものが大半で，抗痙攣薬，

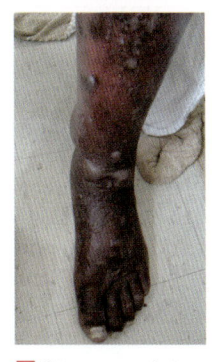

■ Stevens-Johnson 症候群

NSAIDs，アロプリノールなど，抗菌薬以外でも関連が知られています．

抗菌薬では，ペニシリン系，ニューキノロン系の抗菌薬，ST合剤などの関連が知られています．

- 粘膜症状，発熱を伴う皮疹，見た目以上に痛みの伴う皮疹，水疱形成がみられる場合には本症を疑いましょう！

- まず発熱，眼痛，嚥下時痛など全身症状や粘膜面の症状が現れ，その後，皮膚病変，粘膜病変がみられます．皮膚病変の初期は紅斑のようなものだけであっても，見た目以上に激しい痛みを伴うことがあります．弛緩性水疱がみられ，わずかな圧を加えるだけで簡単に表皮剥離してしまうNikolsky's signを示します．粘膜面（結膜，口腔内，陰部など）はただれ，潰瘍形成などがみられます．

- 致死率はSJSでは1～5％，TENでは30～40％といわれるため，疑ったら直ちに薬剤の投与を中止し，専門医をコールしましょう！

- 原因となった薬剤が判明したら，再度の使用は決して行わないことが重要です！！

参考文献

- Frumin J, Gallagher JC. Allergic cross-sensitivity between penicillin, carbapenem, and monobactam antibiotics: what are the chances? Ann Pharmacother. 2009 Feb；43：304-315.
- Gruchalla RS, Pirmohamed M. Clinical practice. Antibiotic allergy. N Engl J Med. 2006 Feb 9；354（6）：601-609.
- Schnyder B. Approach to the patient with drug allergy. Immunol Allergy Clin N Am 29. 2009 Aug；405-418.
- Habif TP: Clinical Dermatology, 5th ed. Elsevier, 2010.
- Mandell GL, Bennett JE, Dolin, R: Mandell, Mosby, and Bennett's Principles and Practice of Infectious Diseases, 7th ed. Churchill Livingstone, 2009.
- Torres MJ, Blanca M. The complex clinical picture of β-lactam hypersensitivity: penicillins, cephalosporins, monobactams, carbapenems, and clavams. Med Clin North Am. 2010 Jul；94（4）：805-820.

挑戦!! シナリオトレーニングと知識整理

問題①

　あなたはカテーテル感染から菌血症を起こした患者さんを担当している．本日になって起炎菌がメチシリン感受性の黄色ブドウ球菌であることが判明した．かしこいあなたは「抗菌薬はバンコマイシンからセファゾリンに変更しようと思ったが，カルテをみると「ペニシリンアレルギー」と書いてある．「あれ，セファゾリンってβラクタム系抗菌薬だから，ペニシリンと交叉反応があるんじゃなかったっけ？」．できればセファゾリンに変更したいあなた．さて，どうする？

解説①

　まずは「アレルギー」について患者により詳しくたずねてみます．いつ起こったものか，反応はどのようなものであったか，抗菌薬を使用してからどのくらいの時間が経過して反応がみられたか，など．この症例は「小さい頃薬を使ったら体がかゆくなった気がする」とのことなので，アナフィラキシーではなさそうです．また，同系列の抗菌薬を以前に使ったことがあるかをたずねてみるのもよいですね．この症例では「最近ケガをしたときにケフレックス®（セファレキシン）っていう薬を出されたなあ」とのこと．よって，即時型ペニシリンアレルギーは起こしていなさそうであること，また最近同系列の抗菌薬を使用しても問題なかったことから，セファゾリンの使用も問題なさそうです．この場合，しっかり問診事項を記載しておくことが必要です．

臨床4　それって本当にアレルギー？　抗菌薬アレルギーへの対処

問題②

あなたはニューモシスチス肺炎で入院した HIV 陽性の患者さんを担当している．抗菌薬（ST 合剤）の投与を開始して経過は良好に思えたが，投与開始後 5 日くらい経過した頃から新たに感冒様症状（微熱，咽頭痛）がみられるようになった．「先生，目がごろごろします」という訴えもある．「風邪かな」と思っていたところ，翌日から紅斑がみられるようになり，ところどころ水疱も形成している（写真）．紅斑は見た目以上に痛みを伴うようで，ところどころ表皮剥離もみられる．

あなたはどうする？

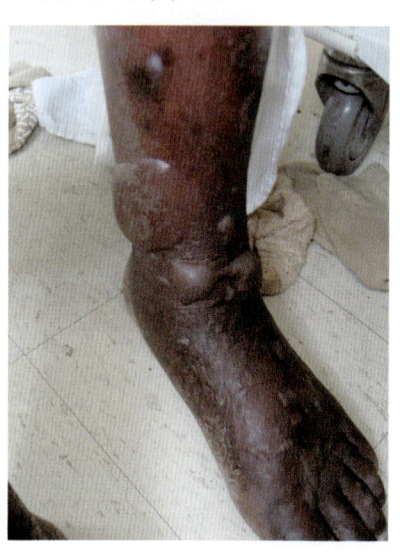

解説②

前駆症状としての感冒様症状，粘膜病変，痛みを伴う紅斑，水疱形成，表皮剥離などより，Stevens-Johnson 症候群が疑われます．ニューモシスチス肺炎のために ST 合剤が開始されていることから，それを即中止し，皮膚科コール！　放置すると予後が悪いためエマージェンシーです．

臨床 5

多けりゃいい？というものではない
抗菌薬併用療法の意義

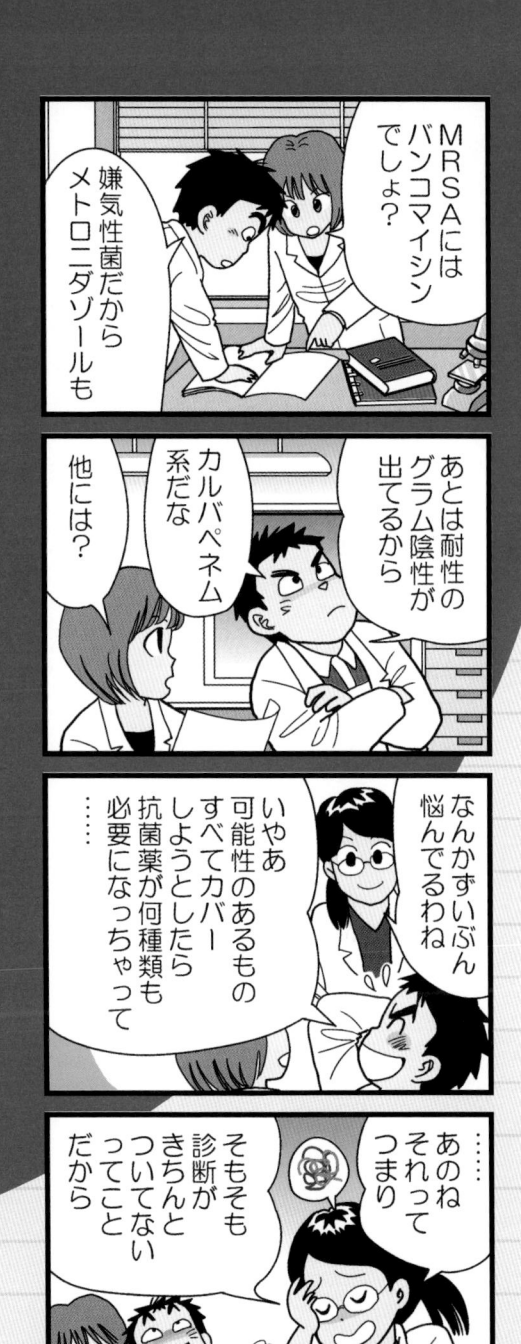

これが基本!

　抗菌薬の併用は大きく分けると主に次の①〜③の目的で行われます．
　①想定される起炎菌を単剤でカバーできない場合
　②異なる作用機序の抗菌薬を組み合わせて抗菌効果の増強（相乗・相加効果）をねらうため
　③菌の耐性化を防ぐため
　ただし，抗菌薬併用の欠点もあります．そのため，やみくもに抗菌薬を併用するのではなく，なぜ単剤ではなく，複数の抗菌薬投与が必要なのかを必ず考えるようにしましょう．

❶ 想定される起炎菌を単剤でカバーできない場合

想定される起炎菌をカバーするため，複数の抗菌薬を用いることがあります．

① **重症市中肺炎**
  - ➡例 第三世代セフェム＋マクロライド系やニューキノロン系の抗菌薬

  これで細菌性肺炎と異型肺炎の起炎菌を広くカバーします．

② **細菌性髄膜炎（高齢者や免疫抑制のある場合）**
  - ➡例 セフトリアキソン（CTRX）＋バンコマイシン（VCM）＋アンピシリン（ABPC）

  ● 髄膜炎 ➡p.239

  これは，ペニシリン耐性肺炎球菌対策としてバンコマイシン（VCM）が加えられ，アンピシリン（AMPC）は *Listeria monocytogenes*（リステリア菌）対策として併用されます．

③ **腹膜透析患者（CAPD）の腹膜炎**
  - ➡例 バンコマイシン（VCM）とトブラマイシン（TOB）の併用
  - ➡例 バンコマイシン（VCM）とセフタジジム（CAZ）の併用

  これは，グラム陽性球菌とグラム陰性桿菌両方のカバーをします．

④ **腹腔内感染（腹膜炎・腹腔内膿瘍・肝膿瘍）**

  大腸内には，腸内細菌科のグラム陰性桿菌，嫌気性菌，腸球菌など多種の細菌が多く存在し，これらをカバーするために併用療法を用いることがあります．
  - ➡例 セフトリアキソン（CTRX）とメトロニダゾールの併用

❷ 異なる作用機序の抗菌薬を組み合わせて抗菌効果の増強（相乗・相加効果）をねらう場合

　緑膿菌感染では，併用療法を行うことも多いと思いますが，好中球減少者の発熱の場合も含め，併用療法によって治療転帰が良好かどうかのエビデンスは確立していません．

　一般に，単一の起炎菌による感染症に対し，併用療法が有効であるというエビデンスが確立しているものはあまりありません．以下に例を示します．

① ***Enterococcus* spp.（腸球菌）感染．特に感染性心内膜炎の治療の場合**
　➡例 アンピシリン（ABPC）とゲンタマイシン（GM）の併用でシナジー効果をねらう

　ペニシリンG（PCG）またはアンピシリン（ABPC）単独では腸球菌に対して静菌的ですが，これらペニシリン系抗菌薬にアミノグリコシド系抗菌薬（ゲンタマイシン；GMなど）を併用すると抗菌効果が増します．

● シナジー効果 ☞p.295「COLUMN　シナジー効果とは？」参照

② **クリプトコッカス髄膜炎**
　➡例 アムホテリシンB（AMPH-B）と5-FCの併用で相乗効果が期待できます．

③ **A群溶連菌による壊死性筋膜炎**
　➡例 ペニシリンG（PCG）＋クリンダマイシン（CLDM）

　A群溶連菌の壊死性筋膜炎に**クリンダマイシンを併用する理由**として
　1）分裂期にない細菌をねらうため
　2）毒素産生抑制のため
というのが大きな理由です．そしてくれぐれも外科コールを忘れずに！

❸ 菌の耐性化を防ぐ目的

単剤治療では耐性獲得しやすい細菌に対して複数の薬剤を併用することによって，耐性獲得を防ぐことを目的としています．この場合，特に長期服薬が必要な疾患が多いです．

① *Mycobacterium tuberculosis*（結核菌）
- **結核の治療は決して単剤では行わない**こと！
- 治療初期はイソニアシド（INH）＋リファンピシン（REP）＋ピラジナミド（PZA）＋エタンブトール（EB）の4剤を併用するのが一般的です．

② HIV
- HIV も非常に耐性を獲得しやすいウイルスです．
  通常，作用機序の異なる最低3つの薬剤を併用して治療を開始します．

● HIV ☞「応用1 HIV, これだけは理解する　疑った時にどうするか？」参照

❹ 抗菌薬併用の欠点

◎ 投与薬剤が多くなる
静注薬の場合は治療を受ける患者や投与する看護師の負担になります．
経口薬では服用錠数が多くなります．

◎ 合併症や副作用のリスクが高まる
抗菌薬は決して無害ではなく，投与量が多い場合*や使用期間が長期であるほど，合併症のリスクは高まります．
また，広域スペクトラムを有する抗菌薬の使用によって偽膜性腸炎やカンジダによる感染症など，他の感染症のリスクが高まることもあります．

◎ 多剤耐性菌の発生リスク
多剤耐性グラム陰性桿菌などによる院内感染を防ぐためにも，広域抗菌薬の使用は必要最低限にすべきです．

＊副作用を恐れ，適切な使用量以下に減らすことは本末転倒です．

臨床5 多けりゃいい？というものではない 抗菌薬併用療法の意義

挑戦!! シナリオトレーニングと知識整理

問題①

抗菌薬併用を行う理由を3つ挙げてください．

解説①
① 想定される起炎菌を単剤でカバーできない場合
② 異なる作用機序の抗菌薬を組み合わせて抗菌効果の増強（相乗・相加効果）をねらうため
③ 菌の耐性化を防ぐため
（本文参照）

問題②

抗菌効果の増強を期待して抗菌薬を併用して治療する例を3つ挙げてください．

解説②
① 腸球菌感染，特に感染性心内膜炎の治療の場合（ペニシリン系抗菌薬＋アミノグリコシド系抗菌薬）
② クリプトコッカス髄膜炎（アムホテリシンB＋5-FC）
③ A群溶連菌による壊死性筋膜炎（ペニシリンG＋クリンダマイシン）
などが代表例である．
（本文参照）

参考文献
- Fong IW. Emerging issues and controversies in infectious disease. Springer, 2009.

臨床 **6**

過ぎたるは及ばざるがごとし
抗菌薬の調整が必要な時（腎機能障害時）とは？

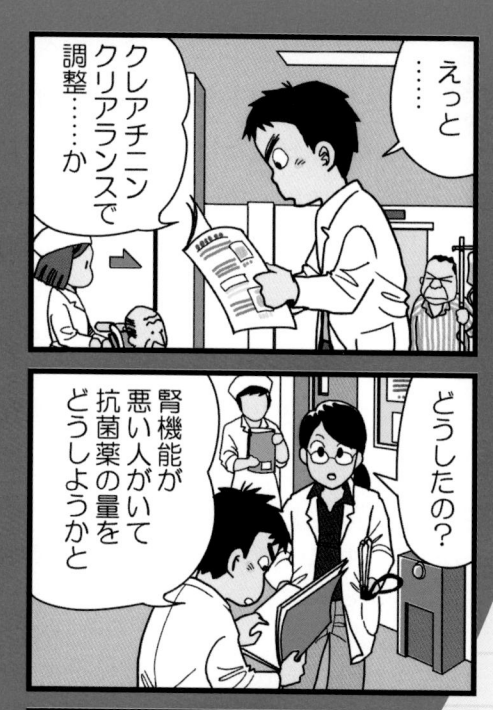

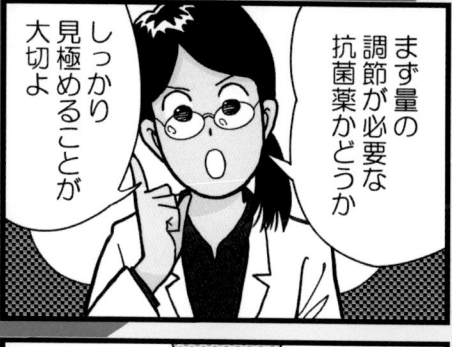

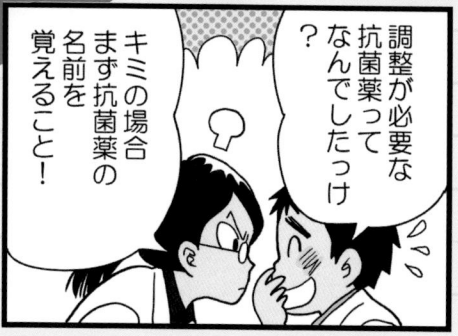

これが基本！

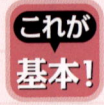

- 抗菌薬の主な排出経路は腎臓と肝胆道系で，腎臓を主な排出経路としている抗菌薬は腎機能障害の程度，あるいは透析の種類に応じて投与量を変更する必要があります．
- 腎機能評価の目安として，一般的にはクレアチニンクリアランス（CCr）を用います．
- アミノグリコシドやバンコマイシンを使用する場合には薬剤濃度を測定し，投与量を適宜調節します．

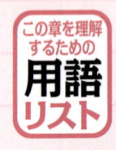

この章を理解するための用語リスト

◎ クレアチニンクリアランス
血中クレアチンの腎臓からの排出能力を計算し，糸球体濾過値を概算したものです．

◎ eGFR
腎臓のGFR（糸球体濾過値）を計算式で推定したものです．血中クレアチニン値，体重，年齢，性別などを用います．クレアチニンクリアランスはGFRを過大評価しがちなので，慢性腎臓病の病期分類にはeGFRが用いられます．eGFRの例として，MORDやCKD-EPIなどがあります．
eGFR → estimated Glomerular Filtration Rate

❶ 腎機能による投与量の変更が必要ない抗菌薬

代表的な抗菌薬は以下のとおり：
　セフトリアキソン（CTRX），モキシフロキサシン（MFLX），クリンダマイシン（CLDM），リネゾリド（LZD），アジスロマイシン（AZM），ドキシサイクリン（DOXY），チゲサイクリン（TGC），ミカファンギン（MCFG），アムホテリシン B（AMBH-B）

❷ 腎機能による投与量の調整方法

抗菌薬の特性に応じ，以下に分けられます．
1) 投与量を減らすもの
2) 投与間隔をあけるもの
3) 1），2）の組み合わせ

❸ 腎機能の評価

　腎機能の評価にはさまざまな方法がありますが，一般的によく用いられているのは Cockcroft-Gault によるクレアチニンクリアランス（CCr）の計算式です．
　なお，肥満者（BMI30 以上）でないかぎり，原則として

- **CCr の計算には理想体重（Ideal Body Weight, IBW）を用いる**
- **体重に応じて抗菌薬の投与量の計算を行う場合は実際の体重を用いる**
  （例：アミノグリコシド系，バンコマイシン；VCM，ダプトマイシン；DAP）

> **MEMO**
> 肥満者（BMI30 以上）の場合は別の IBW の計算方法を用いる方法と，別の CCr の計算式を用いる方法とがあります．肥満者で，体重に応じて抗菌薬の投与量を決める際に用いる体重は，
> **アミノグリコシド系：IBW＋0.4×（実体重 IBW）**
> **バンコマイシン（VCM）：実体重をそのまま用いる**
> とされています．

臨床6 過ぎたるは及ばざるがごとし 抗菌薬の調整が必要な時(腎機能障害時)とは？

◎Cockcroft-GaultによるCCrの計算

男性：{IBW (kg)×(140－age)}/{72×クレアチニン (mg/dL)}

女性は上記の値に0.85を掛けクリアランス値とします．

この式は安定した腎機能障害の患者に対して用いられるものですので，無尿や乏尿の患者はCCr 10 mL/分以下として投与します．

◎クレアチニンクリアランス (CCr) の注意点

以下のケースなど，クレアチニン値の変動によりCCrで正確に腎機能を評価できない可能性があるので注意が必要です．

- ボディビルダーのような筋肉質体型：通常よりもクレアチニン値が高めになりやすい
- 菜食主義者，神経筋疾患など：通常よりもクレアチニン値が低くなりやすい
- 妊婦：一般に腎機能が亢進している
- 重度の肥満，肢体切断：腎機能を体重から予測するのが困難な場合

もともと，以上のようなケースはCCrの式を算出する研究からは除外されているため，Cockcroft-Gautの計算式では腎機能を正確に評価できない可能性があります．

Ideal Body Weight (IBW，理想体重) の計算は以下のとおり (肥満者でない場合) です
男性のIBW：50 kg＋身長60 inch (約152 cm) を超す場合，1 inchごとに2.3 kg/inch (約0.9 kg/cm) 加算
女性のIBW：45.5 kg＋身長60 inch (約152 cm) を超す場合，1 inchごとに2.3 kg/inch (約0.9 kg/cm) 加算

MEMO

腎機能評価にはMDRD (Modification of Diet in Renal Disease) の式もありますが，こちらはCCrではなく，糸球体濾過率 (GFR) の推定式です．ほとんどのガイドラインや参考書はCCrに基づく抗菌薬投与量を表示していることから，通常はCCrによる式を参考にします．

❹ 血中濃度を測定し投与量を調整する抗菌薬

　血中濃度を測定し投与量を調整する抗菌薬として代表的なものが，バンコマイシン（VCM）とアミノグリコシド系抗菌薬です．

◎ ピーク値（peak）：最高血中濃度

- アミノグリコシド系抗菌薬：抗菌薬の初回投与時，抗菌薬投与開始から60分後に採取（30分かけて投与した場合は終了から30分後に採取）
- バンコマイシン（VCM）：推奨されていませんが，採取する場合は投与終了後，60分後

◎ トラフ値（trough）：最低血中濃度

- アミノグリコシド系抗菌薬：採取のタイミングはバンコマイシン（VCM）のように確立していませんが，ノモグラムの使用（1日1回投与の場合）により投与量・間隔が定まった段階（1日1回投与では3日目）で，投与30分前に採取するようにします．
- バンコマイシン：定常状態（steady state）に達したタイミングで，投与開始30分前に採取します．通常，腎機能が正常な場合には4〜5回目の投与開始の30分前になります．

　そのほか，腎機能障害時の抗菌薬の投与量については付表1（巻末）を参照してください．

- アミノグリコシド系抗菌薬 ☞ p.178参照
- バンコマイシン ☞ p.199参照

MEMO

日本化学療法学会が抗菌薬TDM（Therapeutic Drug Monitoring）ガイドラインを出しており，抗菌薬ごとの記載が掲載されています（http://www.chemotherapy.or.jp/guideline/tdm_executive-summary.pdf）．

MEMO

アミノグリコシド系ですべての場合に1日1回の投与法でよいというわけではない．
1日1回の投与法が当てはまらない場合とは
- 腎機能障害がある場合（投与間隔が長くなる）
- 腸球菌の感染性心内膜炎でシナジー効果を期待して投与する場合（分割投与を行い，ピーク値，トラフ値を測定して適切な投与量を調整する）
- 妊婦（アミノグリコシドの投与は慎重を要す），熱傷患者，浮腫がある場合などのようにVolume of Distribution（分布容積）が著しく変化する場合

臨床6　過ぎたるは及ばざるがごとし　抗菌薬の調整が必要な時（腎機能障害時）とは？

挑戦!! シナリオトレーニングと知識整理

問題

以下の抗菌薬の中から，①原則として腎機能に応じた投与量の調整が必要ないもの，②長期間投与する場合，血中濃度のモニタリングが必要なもの，を選ぼう．

　バンコマイシン（VCM）
　アンピシリン（AMPC）
　シプロフロキサシン（CPFX）
　セフトリアキソン（CTRX）
　ゲンタマイシン（GM）
　クリンダマイシン（CLDM）
　セファゾリン（CEZ）

解説

① 腎機能に応じた投与量調整が必要ないもの：セフトリアキソン（CTRX），クリンダマイシン（CLDM）
② 血中濃度のモニタリングが必要なもの：バンコマイシン（VCM），ゲンタマイシン（GM）

参考文献

- Sanford Guide Web Edition 2. Retrieved from http://webedition.sanford-guide.com/（2013年7月23日閲覧）
- Freeman CD, Nicolau DP, Belliveau PP, Nightingale CH: Once-daily dosing of aminoglycosides: review and recommendations for clinical practice. J Antimicrob Chemother.1997 Jun；677-689.
- Gilbert B, Robbins P, Livornese LL Jr: Use of antibacterial agents in renal failure. Med Clin North Am. 2011 Jul；95（4）：677-702.
- Mandell GL, Bennett JE, Dolin R: Mandell, Douglas, and Bennett's Principles and Practice of Infectious Diseases, 7th ed. Churchill Livingstone, 2010.
- Stevens LA, Coresh J, Greene T, Levey AS: Assessing kidney function：measured and estimated glomerular filtration rate. New Engl J Med. 2006 Jun 8；354（23）：2473-2483.

応用編

応用 1

HIV, これだけは理解する 疑った時にどうするか?

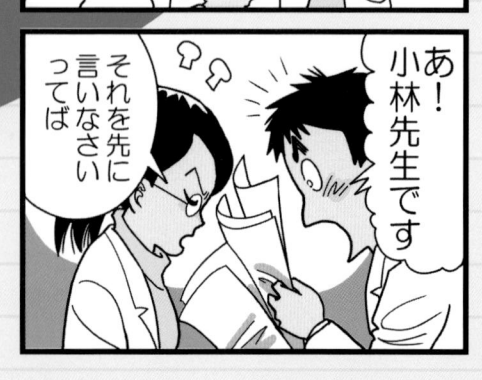

これが基本!

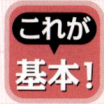

- ●HIV診断の機会を逃さないようにしよう
- ●HIVの診断がついたら,合併症や日和見感染症の予防をします.予後改善のため,すみやかに専門医に紹介しよう
- ●HIVの診断がついている患者の診療を行う際のポイントを把握しよう
- ●抗HIV薬の基本事項を確認しよう
  特に副作用,薬剤相互作用に注意が必要です

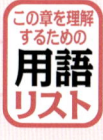

この章を理解するための用語リスト

◎**核酸増幅検査法**
遺伝子を構成する核酸を検出して,病原微生物の存在を検査します.

◎**CD4陽性リンパ球**
CDとはcluster of differentiationの略で,免疫系細胞を詳細に区別するために細胞表面に発現した表面抗原を分類したものです.その中で,CD4はT細胞の中で免疫系の司令塔ともいえるヘルパーT細胞に発現する表面マーカーをいいます.

◎**日和見感染**
感染はヒトの免疫力と病原体の感染力とのバランスが崩れることで起こります.その中で,日和見感染とは,免疫力が低下することで,通常の免疫力では感染し得ないような病原体に感染することをいいます.ニューモシスチス肺炎などはその典型例です.

◎**ウエスタンブロット法**
電気泳動で蛋白質を分離し,目的とする蛋白質の抗体を用いて,蛋白質を検出する方法.ちなみに,サザンブロット法はDNAを,またノーザンブロット法はRNAを検出する方法です.

◎**塩基配列**
遺伝子DNAやRNAのヌクレオシドの並び方をその塩基(A/T/G/C/U)に注目して表現したもの.A→アデニン　T→チミン　G→グアニン　C→シトシン　U→ウラシル

◎**転写**
DNAからRNAが合成される過程をいいます.また,細胞では転写情報を基に蛋白質の合成が行われます.

❶ HIV（ヒト免疫不全ウイルス）とは？

HIV（Human Immunodeficiency Virus）とはヒト免疫不全ウイルスのことで，主にCD4陽性リンパ球などの免疫担当細胞に感染し，破壊していくため，治療を行わなければ徐々に免疫力が低下する進行性疾患です．

免疫力が低下するにつれ，通常の免疫能がある場合にはかからないような日和見感染症にかかりやすくなり，AIDS（後天性免疫不全症候群 Acquired Immuno-Deficiency Syndrome）の発症に至ります．

HIVとAIDSは定義上，異なる意味なので注意しましょう．

HIVにはHIV-1とHIV-2の2種類ありますが（**COLUMN**参照），後者は西アフリカなどの地域性があり，日本のHIV患者のほとんどはHIV-1感染者です．

❷ HIVの感染経路

HIVは感染者の血液，精液，腟分泌液，母乳を介して感染します．

主な感染経路は…
- 性行為
- 注射薬のまわしうち（薬剤乱用者など）
- 母子感染

血液製剤のHIV検査が徹底されていなかった時代には，血液製剤を介しての感染もありました（薬害エイズ）．

なお，通常の日常生活（食器やタオル，あるいは便器や浴室の共有など）で感染することはまずありません．

COLUMN

HIV-2って何？

　HIV-2とは主に西アフリカ地域でみられるHIVの種類であり，アンゴラ，ブラジル，モザンビークといった，旧オランダの植民地であった国々でもみられます．感染経路はほぼHIV-1と同じで（本文参照），感染力はHIV-1よりも低いとされます．また，一般にHIV感染者の免疫能の指標となるCD4数はHIV-1感染者よりも高く，ウイルス量は少ないとされます．
　一方で死亡率はHIV-2感染者のほうが高いとされています．
　HIVのスクリーニング検査では，HIV1/2双方をスクリーニングできるものがほとんどですが，確定検査として行われる核酸増幅検査法やウエスタンブロット法などはHIV-1のみをターゲットとしているので注意が必要です．そのため，出身地や渡航歴などからHIV-2感染の可能性が考えられ，スクリーニング検査で陽性だが，確定検査では陽性とならなかった場合，別途HIV-2のための確定検査を行う必要があります．
　余談ですが，日本人で初めてHIV-2感染が確認されたのは，35年前にセネガルで交通事故のために手術・輸血を受けた70歳代男性だそうです（国立感染症研究所感染症情報センター病原微生物検出情報，http://idsc.nih.go.jp/iasr/27/322/kj3223.html，2013年12月25日閲覧）．

❸ HIVをモニターするパラメーター

　HIVの進行度やコントロールの程度を測るパラメーターは以下の2つです（次頁図参照）．

- **CD4数**：主にCD4陽性リンパ球がHIVのターゲットとなって破壊されていくため，CD4数は免疫能の指標となります．健常者のCD4数は500〜1000/μLであり，CD4数が200/μLを下回るころからニューモシスチス肺炎など日和見感染のリスクが高まり，AIDSの発症に至ります．
- **HIV RNA量**：体内にどの程度の量のHIVウイルスが存在するかを測定するもので，主に抗HIV

薬の治療効果の判定に用います．ウイルスを完全に体内から排除するのが現在のところできないため，抗ウイルス薬の治療ではウイルスを検出感度以下に抑えることでHIVの進行を抑え，CD4数を回復させることを目的としています．そのため，治療を開始して一定期間経過してもウイルス量が検出感度以下に達していなければ，抗HIV薬を適切に内服していない，あるいは耐性ウイルスの存在などによって現在の抗HIV薬は効果的でないなどが疑われます．

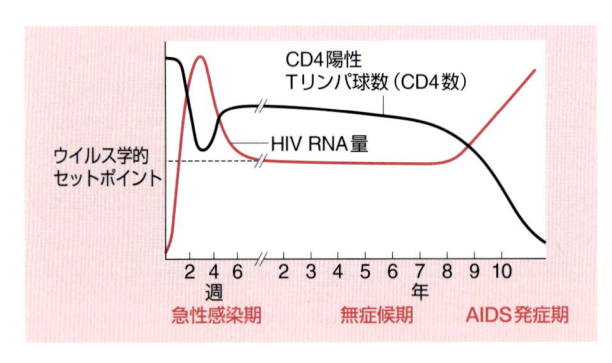

■ HIV感染症の臨床経過
『抗HIV治療ガイドライン』
http://www.haart-support.jp/pdf/guideline2013.pdf より引用

❹ HIV感染を疑う時

少しでも疑わしい症状や所見，あるいは感染リスクの高い社会歴があったら検査を考えましょう．
- 明らかな誘因がなく，口腔内カンジダ症がみられる場合
- 性感染症で受診した場合
- 原因不明の発熱，体重減少がある場合
- 感染症をくり返すなど免疫不全を疑わせる所見がある場合
- AIDS指標疾患（表1，p.342）の診断を受けた場

合
- 急性HIV感染症を疑わせる症状※で受診した場合
- 結核患者
- 蛋白尿を伴う原因不明の急性腎不全がある場合（HIV腎症は日本人では稀）
- 好酸球性膿疱性毛包炎，重症の脂漏性皮膚炎，くり返す帯状疱疹などHIV患者に頻度が高く，重症化しやすい皮膚所見が認められる場合
- 原因不明の肺高血圧症
- 患者の希望がある場合
- 妊婦

> **MEMO**
> 急性HIV感染症を疑わせる所見（頻度が高いとされる症状や所見）
> ▶発熱，リンパ節腫脹，咽頭炎，皮疹，筋痛・関節痛，血小板減少症，白血球減少症，下痢など

COLUMN

CD4数と日和見感染症の予防

　CD4数はHIV感染者の免疫能のパラメーターであり，低くなるほどさまざまな日和見感染症にかかるリスクが高くなります．そのため，HIV陽性者で，CD4数が低い場合は予防内服を行うことが推奨されています．

- CD4数200/μL未満：ニューモシスチス肺炎予防内服
- CD4数100/μL未満で，血清トキソプラズマ抗体陽性の場合：トキソプラズマ脳症予防内服
- CD4数50/μL未満で，感染が否定できた場合：播種性非定型抗酸菌症の予防内服
- ツベルクリン反応やQFT（クオンティフェロン®）検査など潜在性結核のスクリーニング検査陽性で，活動性結核が否定できた場合：潜在性結核の治療

(Panel on Opportunistic Infections in HIV-Infected Adults and Adolescents. Guidelines for the prevention and treatment of opportunistic infections in HIV-infected adults and adolescents: recommendations from the Centers for Disease Control and Prevention, the National Institutes of Health, and the HIV Medicine Association of the Infectious Diseases Society of America. Available at http://aidsinfo.nih.gov/contentfiles/lvguidelines/adult_oi.pdf. (2013年8月1日閲覧)

応用1 HIV，これだけは理解する 疑った時にどうするか？

表1 AIDS指標疾患

A. 真菌症	1. カンジダ症（食道，気管，気管支，肺）	
	2. クリプトコッカス症（肺以外）	
	3. コクシジオイデス症	①全身に播種したもの
		②肺，頚部，肺門リンパ節以外の部位に起こったもの
	4. ヒストプラズマ症	①全身に播種したもの
		②肺，頚部，肺門リンパ節以外の部位に起こったもの
	5. ニューモシスティス肺炎（図1）	
B. 原虫症	6. トキソプラズマ脳症（生後1か月以後）	
	7. クリプトスポリジウム症（1か月以上続く下痢を伴ったもの）	
	8. イソスポラ症（1か月以上続く下痢を伴ったもの）	
C. 細菌感染症	9. 化膿性細菌感染症（13歳未満で，ヘモフィルス，レンサ球菌等の化膿性細菌により以下のいずれかが2年以内に，2つ以上多発あるいはくり返し起こったもの）	①敗血症
		②肺炎
		③髄膜炎
		④骨関節炎
		⑤中耳・皮膚粘膜以外の部位や深在臓器の膿瘍
	10. サルモネラ菌血症（再発をくり返すもので，チフス菌によるものを除く）	
	11. 活動性結核（肺結核または肺外結核）（※）	
	12. 非結核性抗酸菌症	①全身に播種したもの
		②肺，皮膚，頚部，肺門リンパ節以外の部位に起こったもの
D. ウイルス感染症	13. サイトメガロウイルス感染症（生後1か月以後で，肝，脾，リンパ節以外）	
	14. 単純ヘルペスウイルス感染症	①1か月以上持続する粘膜，皮膚の潰瘍を呈するもの
		②生後1か月以後で気管支炎，肺炎，食道炎を併発するもの
	15. 進行性多巣性白質脳症	
E. 腫瘍	16. カポジ肉腫	
	17. 原発性脳リンパ腫	
	18. 非ホジキンリンパ腫（LSG分類により（1）大細胞型（免疫芽球型），（2）Burkitt型）	
	19. 浸潤性子宮頚がん（※）	
F. その他	20. 反復性肺炎	
	21. リンパ性間質性肺炎/肺リンパ過形成：LIP/PLH complex（13歳未満）	
	22. HIV脳症（認知症または亜急性脳炎）	
	23. HIV消耗性症候群（全身衰弱またはスリム病）	

（※）C11活動性結核のうち肺結核およびE19浸潤性子宮頚癌については，HIVによる免疫不全を示唆する所見がみられる者にかぎる．

（厚生労働省ウェブサイトより．http://www.mhlw.go.jp/bunya/kenkou/kekkaku-kansenshou11/01-05-07.html，2013年12月25日閲覧）

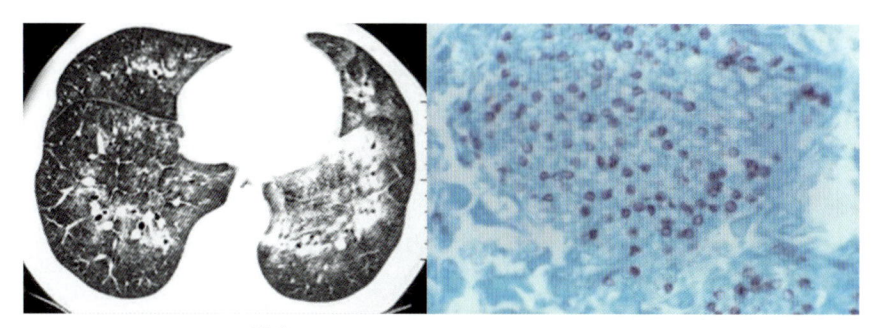

図1 ニューモシスチス肺炎（米国 CDC のウェブサイト http://phil.cdc.gov/phil/home.asp より転載）
以前はカリニ肺炎と呼ばれていましたが，真菌に分類される *Pneumocystis jirovecii* による肺炎であることがわかり，現在ではニューモシスチス肺炎と呼ばれるようになりました．
左：ニューモシスチス肺炎の CT 像．胸膜下に病変が及ばないことが特徴的な所見の一つとされています．
右：*Pneumocystis jirovecii* のグロコット染色像

❺ HIV 診断の方法

スクリーニング検査と確認検査の 2 段階に分かれます．

(1) スクリーニング検査

通常 ELISA 法，PA 法といった方法が用いられます．
〈注意点〉
① 偽陽性が 0.3% 程度で認められます．
（自己免疫疾患，腎不全，多産，何度も輸血を受けている場合，肝疾患などの背景が関連づけられています）．
② HIV 感染急性期では，HIV のスクリーニング検査が陽性とならない"ウィンドウピリオド"(次頁)があります．

(2) 確認検査

ウェスタンブロット法と核酸増幅検査法の両方が用

いられます．

　スクリーニング検査と確認検査の両方が偽陽性となる確率はきわめて低いとされています．スクリーニング検査ではHIV1/2両方を検査できますが，確認検査では通常，HIV-1のみを対象としているため，スクリーニング検査が陽性で確認検査が陰性の場合，出身国や渡航歴などからHIV-2感染が疑われる場合はHIV-2の検査*を別途行う必要があります．

❻ HIVの診断がついた時のアプローチ

❶ まず，以下の点を確認しよう．
1) HIVの確認診断はされているのか？　あるいは，スクリーニング検査のみが陽性なのか？
2) 結果報告は必ず患者本人に行い，プライバシーが守られる環境を確保するようにしましょう．患者の許可なしに同伴者や家族への告知は行わないこと．また，電話での結果報告も決して行わないこと．
3) HIV専門医がいない施設ではすみやかにHIV専門医へ紹介しましょう．

❷ 患者にHIV確認検査陽性を伝える場合には，以下のポイントを押さえましょう．
1) 有効な治療薬の登場によって，すみやかに適切な治療を受ければ，HIVは今や長期生存が十分期待できる慢性疾患となっていること．
2) すみやかに専門医の診療を受けること．
3) できるかぎり，パートナーにHIV陽性であること．を伝え，その相手がHIV検査を受けていなければ，HIV検査を受けるよう勧めること．
4) 治療費などの支援体制が整っていること．

❸ できるだけすみやかに専門医に紹介します．

📝 MEMO

急性HIV感染症とウィンドウピリオド ▶ HIV感染後，まず感染局所のCD4陽性細胞やリンパ節でウイルスが増殖し，やがて全身へ広がっていきます．感染初期に急速にウイルス量が増殖し，体が反応する過程で全身倦怠感や発熱，発疹，リンパ節腫脹などの全身症状がみられることがあります．血液検査でHIV感染を最も早期に検出できるのがウイルスRNA量ですが，こちらが検出できるようになるのは，感染10日後以降とされており，スクリーニング検査が陽性になるのは，さらに数週間経過してからです（検査法により異なりますが，ウイルス感染後2週間程度で陽性になるものから，3〜8週間かかるものまであります）．そのため病歴から急性HIV感染症が疑わしい場合で，スクリーニング検査が陰性の場合，ウイルスRNA量の測定を行いますが，ウイルスRNA量測定も陰性であった場合は，後日あらためて検査を受けるように指導します．

*コラム「HIV-2って何？」を参照 ☞p.339

- 抗HIV薬の適応については「8. 抗HIV薬の治療を開始する時（☞p.348）」を参照．
- なんらかの理由で専門医受診までに時間がかかり，本人の状態が安定している場合には，最低，以下の点をチェックしましょう．
  - 性行為で感染する他の感染症のスクリーニング（例：梅毒，B型肝炎，クラミジア感染症，淋菌感染症など）．
  - 現在の免疫能（CD4数）の評価→予防内服の適応があるか*．
- HIVは5類感染症（全数把握）に分類されているため，診断から7日以内の届出が必要です*．

*コラム「CD4数と日和見感染症の予防」を参照 ☞p.341

*「付表2 届出の対照となる感染症」参照 ☞p.424

❼ HIV既感染者を診た際のアプローチ

「HIVについては何も知らないから心配！」と思うかもしれませんが，以下の基本的なポイントを押さえれば大丈夫です！

ポイント！

- 現在のHIV専門医への受診状況，治療状況をたずねましょう．
HIV専門医にかかっていない場合は，できるだけ専門医受診につなげましょう．
- HIV専門医からの処方がある場合は安易な中止，変更はしないこと！ 特に，服用している抗HIV薬を一部だけ中止するようなことは決して行いません！ どうしても中止・変更が必要な場合は専門医の意見を聞きましょう．
- 現在の免疫状況（最終CD4数をたずねます．必要があれば測定します）の確認をしましょう．免疫状況によって，鑑別疾患が異なってくることもあります．

応用1 HIV，これだけは理解する 疑った時にどうするか？

- HIV 専門医に通院中の場合，必ず現在の治療内容，処方内容の情報を共有するようにしましょう．

(1) 外来編

HIV 以外の問題で受診し，外来で対応ができることであっても，最低限以下のポイントは押さえよう！

❶ HIV をフォローしている専門医はいるか？
いる→②へ
いない→③へ

❷ HIV をフォローしている専門医がいる場合
- 最後の CD4 数はいくらか？（この数値によって鑑別疾患が変わることもある）
- 処方されている薬はあるか？
- 次の受診はいつか？
→処方内容や治療内容は必ず専門医に伝わるようにしましょう．

❸ HIV をフォローしている専門医がいない場合
- なぜ受診していないのか？
→まだ紹介されていない場合は，できるだけ紹介しましょう．

❹ 新たに薬を処方する場合
- 必ず内服薬との薬剤相互作用をチェックします．

長期通院が必要となる場合，本人以外で HIV 感染を知っている人がいるかを聞いておくとよいでしょう．もしも特定の人しか知らなければ，その旨をわかるように診療録などに記しておきましょう．

くれぐれも，**プライバシーには十分に留意**しましょう．

(2) 入院時

◎入院時には以下のポイントを押さえよう！

❶ HIV の診断はいつ受けたか

❷ 本人以外で知っている人はいるか？

❸ 現在 HIV のかかりつけ医はいるか？

いる→それは誰（どこの施設）か？その施設から HIV 関連の情報を入手します．

いない→なぜいないのか？

❹ 現在，抗 HIV 薬を内服しているか？

内服している→❻へ

内服していない→❼へ

❺ 現在の HIV コントロール状況はどうか？

- CD4 数：急性疾患がある場合は，コントロールが良好でも一時的に普段よりも低下する場合があります．CD4 数によって鑑別疾患が変わってきます．
- HIV RNA 量：数値が高い場合は，抗 HIV 薬を内服していない，あるいは治療薬が合っていない（耐性ウイルスなどのため）可能性があります．

❻ 抗 HIV 薬を内服している場合

1）入院中も抗 HIV 薬を継続できる環境にあるか？

- 止むを得ず中止をしなくてはいけない場合（副作用，また手術で腸管が使用できなくなる場合など）は**一部の薬剤だけを中止するのではなく，原則としてすべてを同時に中止します**．

その場合は，すみやかに専門医へ相談しましょう．

- 抗 HIV 薬の他に，日和見感染予防薬などを処方されている場合があるので，それもチェックしましょう．
- 新たに薬剤の投与を行う場合，必ず薬剤の相互作

用をチェックします．

❼ 抗HIV薬を内服していない場合
- なぜ，内服をしていないのか？
- 日和見感染症予防薬を内服しているか，あるいはその適応はあるか？
- 抗HIV薬の内服が必要か

→適応があると考えられる場合は専門医に相談しましょう．
専門医の判断を仰がずに安易に治療を開始しないこと！

❽ 抗HIV薬の治療を開始する時

◎ **内服開始は……以下のとおり**
- AIDSを発症している時（op. AIDS指標疾患）
- CD4数が350/μLを下回っている時
（351～500/μLの間でも，患者の理解と同意があり，社会的サポートや適切な治療薬確保の目処が立っていれば開始することが推奨されています🔖．）
注意：入院患者では急性疾患などの影響で，CD4値が一時的に下がる場合があります．

◎ **CD4数に関係なく，抗HIV薬の開始が推奨されるのは……以下のとおり**
- B型肝炎を合併しており，B型肝炎への抗ウイルス療法🔖が必要な症例
- HIV関連腎症の合併例🔖
- 妊婦🔖

> **MEMO**
> 現在ではHIV感染者はCD4数にかかわらず治療開始をすすめる流れにあります．

> **MEMO**
> **B型肝炎への抗ウイルス療法** ▶ 抗B型肝炎ウイルス薬の中には，抗HIV作用を認めるものもありますし，逆に，抗HIV薬の中に抗B型肝炎ウイルス作用を有するものもあります．一方だけの治療を開始することで，もう一方に耐性ウイルスが生じることを防がなければいけません．

> **MEMO**
> **HIV関連腎症の合併例** ▶ HIV腎症治療を開始しなければ，急速に腎機能障害が進む可能性があります．

> **MEMO**
> **妊婦** ▶ 母子感染の予防のため．

❾ 抗HIV薬　超!! 入門編

- HIVは耐性化しやすく，抗HIV薬は一生涯内服を続ける必要があります．

　治療開始前には患者に内服の意志と理解があり，内服が続けられる環境が整っていることが大切です．
- 現在，日本で承認されている抗HIV薬は，大きく分けて以下の5種類に分類されます．
    1) ヌクレオシド/ヌクレオチド系逆転写酵素阻害薬（NRTI）
    2) 非ヌクレオシド/ヌクレオチド系逆転写酵素阻害薬（NNRTI）
    3) プロテアーゼ阻害薬（PI）
    4) インテグラーゼ阻害薬（INSTI）
    5) 侵入阻害薬
- 抗HIV薬は，耐性ウイルス予防のため，**決して単剤での治療は行わない！**
- Ⓐ NRTI 2剤に，Ⓑ（① NNRTI 1剤，② PI 1剤*，③ INSTI 1剤）の①〜③のうちいずれかを組み合わせる方法が基本です．どの薬剤を選択するかは合併症や副作用，錠剤数の関係などから決められます．

＊通常，PI剤には，少量のリトナビル（RTV）を組み合わせます（→p.356参照）．

- 適切な治療薬を選択し，副作用を最小限にするために治療薬開始前に血算，生化学などの検査の他，日和見感染症などのスクリーニング検査を行います．

(1) HIVの増殖サイクル

　HIVの増殖サイクルについて説明します（図2，次頁参照）．

　HIVには自己増殖能はないため，以下のように宿主細胞を利用して増幅します．

① **CD4陽性細胞に付着**

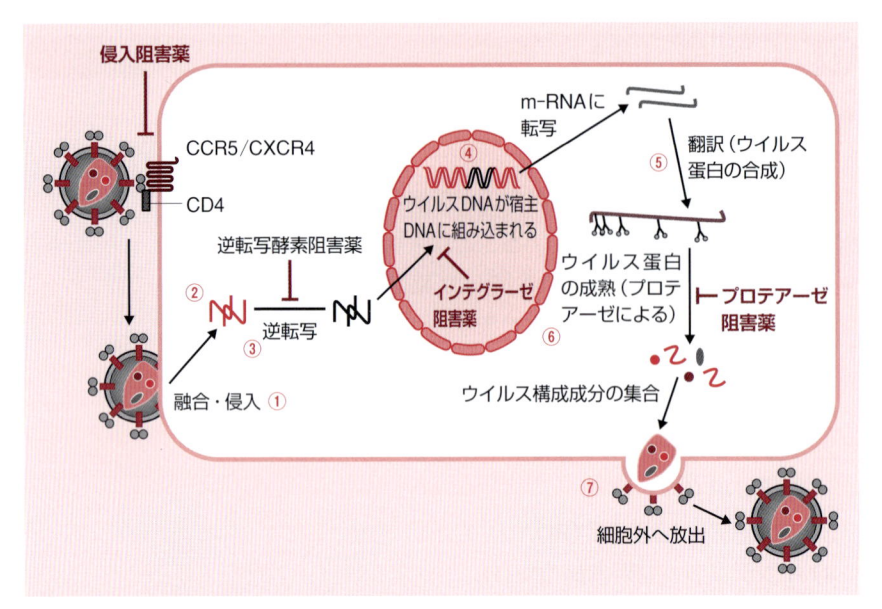

応用1 HIV, これだけは理解する 疑った時にどうするか？

図2 HIVの増殖サイクル
Mandell GL, Bennett JE, Dolin R: Mandell, Douglas, and Bennett's Principles and Practice of Infectious Diseases, 7th ed. Churchill Livingstone, 2010 より転載（①〜⑦の説明は本文参照）.

　CD4陽性Tリンパ球は，細胞外にCD4受容体を持っています．CD4とケモカイン受容体という補助受容体がHIVウイルスが侵入する標的になります．
　細胞に付着，受容体に結合し，融合・侵入します．
② **HIVが宿主細胞内にウイルス遺伝子（RNA）を放出**
③ **逆転写酵素によって，HIVの一本鎖RNAを二本鎖DNAに逆転写**
④ **HIV DNAを宿主DNAに組み込みます（provirus）**
　新しく合成されたHIV DNAは宿主細胞の核に移動し，HIVの持つ**インテグラーゼ**という酵素により自身を宿主のDNAに組み込みます．組み込まれたHIV DNAをprovirusと呼びます．

⑤ provirus から HIV の蛋白成分と遺伝子成分を再合成

　provirus から，メッセンジャー RNA（mRNA）とウイルスの遺伝子成分である vRNA が転写されます．mRNA は翻訳されて，ウイルス構成蛋白の原型ができあがります．

⑥ プロテアーゼによってウイルス蛋白成分が成熟

　mRNAの翻訳によってできたウイルス蛋白の原型は，**プロテアーゼ**という酵素によって成熟した蛋白となります．

⑦ 新しいウイルス構成成分の集合，放出

　合成されたウイルスの構成成分と遺伝子成分（vRNA）が集合し，細胞外へ放出されます．

　以下，各論を述べます．

▶「えーっ」面倒くさい！と思うかもしれませんが，抗HIV薬の理解も格段にしやすくなるので，我慢して理解するようにしましょう．

(2) 抗HIV薬各論

① ヌクレオシド/ヌクレオチド系逆転写酵素阻害薬（NRTI）

　この種類に分類される抗 HIV 薬を，**表2**（次頁）にまとめています．前述のように単剤では治療せず，多剤併用療法を行います．複数の薬を合剤した多剤配合剤もあります．

〈多剤配合薬〉
- ジドブジン＋ラミブジン（商品名：コンビビル®．略名：COM（AZT＋3TC））
- アバカビル＋ラミブジン（商品名：エプジコム®．略名：EZC（ABC＋3TC））
- テノホビル＋エムトリシタビン（商品名：ツルバダ®．略名：TVD（TDF＋FTC））

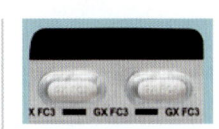

● コンビビル®

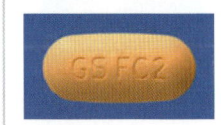

● エプジコム®

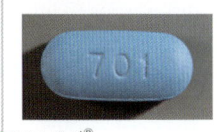

● ツルバダ®

　遺伝情報である DNA はアデニン（A），チミン（T），シトシン（C），グアニン（G）の塩基配列によって決

応用1 HIV、これだけは理解する 疑った時にどうするか？

定されることを覚えていますか？ DNAの構成成分となっているのは、これらの塩基をもとにしたヌクレオシドです。NRTIに分類されるものは、ヌクレオシドに似た形を持っており、逆転写中に通常のヌクレオシドの代わりにNRTIが組み込まれると、それ以上逆転写が進まなくなり、ウイルス合成を阻害できます。

> **MEMO**
> NRTIはすべて細胞内でリン酸化されることで抗ウイルス作用を発揮します。ここでかしこいあなたは「ヌクレオシド/ヌクレオチド系というのはなぜ？」と思うかもしれません。じつは、NRTIに分類される薬のうち、テノホビル（TDF）だけはすでに1回リン酸化された「ヌクレオチド」であるからです。

表2 ヌクレオシド/ヌクレオチド系逆転写酵素阻害薬（NRTI）

一般名（商品名）	略名	類似ヌクレオシド	特徴・代表的な副作用
ジドブジン（レトロビル®）	ZDV, AZT	T	・母子感染予防に関するデータが一番多く、安全性も確立しているため、妊婦に用いられることが多い。 ・全身倦怠感、頭痛、嘔気・嘔吐、骨髄抑制、ミトコンドリア障害（←p.353 COLUMN参照）。 ・d4Tとの併用禁（下記）。
サニルブジン（ゼリット®）	d4T	T	・ミトコンドリア障害。 ・AZTと併用すると拮抗作用がある。 ・ddIと併用すると重度の乳酸アシドーシスを起こすリスクがある。
ラミブジン（エピビル®）	3TC	C	・3TCとFTCは構造上類似しており、両者とも抗B型肝炎ウイルス作用がある。両者は併用しない。 ・頭痛、全身倦怠感などの報告はあるが、比較的副作用は少ない。
エムトリシタビン（エムトリバ®）	FTC	C	

表2（続き）

一般名 (商品名)	略名	類似ヌクレオシド	特徴・代表的な副作用
ジダノシン (ヴァイデックスEC®)	ddI	A	・ミトコンドリア障害. ・d4Tとの併用禁. ・TDFと併用すると血中濃度が上昇する.
アバカビル (ザイアジェン®)	ABC	G	・唯一，腎機能による用量調整が不要. ・HLA-B5710アリルを持つ人（日本人では稀）でのABC過敏症が報告されている. ・高ウイルス量の患者では，他の治療薬と比べて治療への反応性が不良とされている.
テノホビル (ビリアード®)	TDF	A	・抗B型肝炎ウイルス作用がある. ・腎機能障害との関連が示唆されており，特に近位尿細管障害型の腎機能障害（低リン酸血症，低尿酸血症，蛋白尿，尿糖）が報告されている. ・骨密度低下との関連もいわれている.

表中略称：A：アデノシン，G：グアノシン，C：シチジン，T：チミジン

COLUMN

NRTIとミトコンドリア障害

　ヌクレオシド/ヌクレオチド系逆転写酵素阻害薬（NRTI）はHIVに感染していない細胞にも影響を及ぼすことが問題になります．特に，ミトコンドリアの持つDNAポリメラーゼγがNRTIによる阻害を受けやすいことが知られており，ミトコンドリア障害による副作用（高乳酸血症，乳酸アシドーシス，脂肪肝，末梢神経障害，リポアトロフィー；腹部内臓脂肪の増加と手足・顔面の皮下脂肪の減少に特徴づけられる〈脂肪の分布異常〉が生じやすいことが，この系統の薬剤の特徴です．

　なお，同じNRTIでもDNAポリメラーゼγへの親和性が異なり，これがミトコンドリア障害の生じやすさと関連しています．一般にその障害の生じやすさは下記のようであり，
　ddI>d4T>AZT (ZDV) >3TC=FTC=ABC=TDF
　他の抗HIV薬が入手できる国ではddI, d4Tが抗HIV薬として選択されることはまずなく，AZT (ZDV) が初回治療の第一選択薬として用いられることも少なくなっています．

② 非ヌクレオシド/ヌクレオチド系逆転写酵素阻害薬（NNRTI）（表3）

NNRTIはNRTIと異なる部位で逆転写酵素に結合し、逆転写酵素の活性を抑制します．

NNRTIのNRTIとの比較を列記します：

- 半減期が長い

  （抗HIV薬の内服をすべて同時に中止すると、

表3 非ヌクレオシド/ヌクレオチド系逆転写酵素阻害薬（NNRTI）

一般名（商品名）	略名	食事の影響	特徴・代表的な副作用
ネビラピン（ビラミューン®）	NVP	なし	・有効な濃度を保つため，使用開始後2週間で増量する． ・女性ではCD4数が250/μL以上，男性では400/μL以上の患者で肝機能障害のリスクが高い． ・その他皮疹，Stevens-Johnson症候群など． ・妊婦にも使用可能（CD4数250/μL未満の場合）．
エファビレンツ（ストックリン®）	EFV	あり[*1]	・1日1回1錠の内服が可能． ・皮疹，肝機能障害がみられることがあるが，NVPよりは頻度は低い． ・中枢神経系の副作用（鮮明な夢，不眠，めまいなど）が知られている． ・催奇形性が報告されており，妊婦，特に妊娠初期は使用を避ける．
エトラビリン（インテレンス®）	ETR	あり[*2]	・他のNNRTIには耐性を生じるK103N変異との交叉耐性がない． ・錠剤数が多い（1回2錠1日2回）． ・皮疹（稀に重症化することも），嘔気・嘔吐，肝機能障害など．
リルピビリン（エジュラント®）	RPV	あり[*3]	・他のNNRTIには耐性を生じるK103N変異との交叉耐性がない． ・ウイルス量が多い患者（>100,000/mL）で治療不成功の可能性が高くなる． ・PIなど一部併用禁の薬がある． ・消化器症状，不眠，皮疹など．

*1 食事，特に脂肪分の多い食中での内服によって中枢神経系の副作用を増強させると考えられるため，できるだけ就寝時の空腹時に内服する．
*2 空腹時に内服すると吸収が低下するため，食後に内服する．
*3 食事，特に脂肪分の多い食事で吸収がしやすくなるため，食中・食直後に服用する．

NNRTIの血中濃度だけが遷延することがあります）
- 細胞内でのリン酸化を必要としない
- HIV-1のみにしか作用しない（HIV-2には効果がない）
- 肝胆道系から排泄されるため，腎機能による投与量調整が必要ない
- 肝酵素であるシトクロムP450（CYP450）（**COLUMN** 参照）に作用するため，薬剤の相互作用を起こしやすい
- 吸収が食事の影響を受けるものが多い

COLUMN

肝酵素P450と薬剤相互作用

　シトクロムP450（CYP450）とは主に肝臓にみられる酵素で，体内でコレステロールやステロイドホルモンの合成，そして薬物代謝に関わる酵素です．抗ウイルス薬，抗菌薬にかぎらず，抗菌薬以外の薬でも，このCYP450に作用します．関与のしかたは大きく分けて1）酵素によって分解されるもの，2）酵素の働きを抑制するもの，3）酵素の働きを促進するもの，の3つに分けられ，1)+2)，あるいは1)+3)のようにCYP450に分解されながら，その働きを抑制したり促進したりするものもあります．CYP450で代謝される薬を併用している場合は，CYP450に作用する薬を服用すると著しく血中濃度が変化することがあるので，注意が必要です．

　CYP450を抑制するもの，促進するもの，代謝される抗菌薬，抗真菌薬の代表例を以下に挙げます．

　なおCYP450には50種類以上ありますが，抗HIV薬に関連するのはCYP3A4です．

CYP450を抑制	CYP450を促進	CYP450に代謝される
クラリスロマイシン エリスロマイシン リトナビル テルビナフィン イトラコナゾール ケトコナゾール	リファンピシン （抗痙攣薬にも多い）	βブロッカー，カルシウムチャネルブロッカー，向精神薬，スタチン製剤に多い

Lynch T, Price A: The effect of cytochrome p450 metabolism on drug response, interactions, and adverse effects. Am Fam Physician. 2007 Aug 1；76（3）：391-396.

③ プロテアーゼ阻害薬（PI）（表 4）

プロテアーゼにより，翻訳された蛋白が切断され，成熟したウイルス蛋白となります．そのため，プロテアーゼを抑制することで，ウイルスが完成型となることができなくなります．

PI は肝臓の CYP450 の CYP3A4 分子種で代謝されますが，PI のうち，リトナビル（RTV）は強力に CYP3A4 の活性を抑制するため，単剤として使用するよりも，少量用いて他の PI の血中濃度を長時間有効域に保つための"booster（ブースター，効果を促進するもの）"として使われることがほとんどです．

このため，PI を使用している場合には，特に**薬剤の相互作用に注意する必要があります**．その他の特徴としては，以下があります．

- NRTI，NNRTI と比較して耐性となりにくい（特にリトナビル；RTV と併用する時）
- 腎機能障害による調節が不要

表 4　プロテアーゼ阻害薬（PI）

一般名（商品名）	略名	食事の影響	特徴・代表的な副作用
インジナビル（クリキシバン®）	IDV	あり[*1]	・尿路結石との関連が有名． ・その他，高間接型ビリルビン血症，消化器症状
サキナビル（インビラーゼ®）	SQV	あり[*2]	嘔気・嘔吐，腹部膨満感，下痢などの消化器症状が主．

HIV 応用

1 抗HIV薬 超入門編

表4 （続き）

一般名（商品名）	略名	食事の影響	特徴・代表的な副作用
リトナビル（ノービア®）	RTV	あり*3	もともと，単独の抗HIV薬として開発されたが，嘔気・嘔吐，下痢などの強い消化器症状のため，使用が困難だった．Boosterとして少量の使用であっても程度は軽いものの，これらの副作用がみられることがある．
ネルフィナビル（ビラセプト®）	NFV	あり*2	・他の薬剤に比べ，抗ウイルス効果が低いため，第一選択薬として推奨されていない． ・RTVによるbooster効果はないので併用しない． ・下痢などの消化器症状，高脂血症などがある．
ホスアンプレナビル（レクシヴァ®）	FPV	なし	・下痢，高脂血症，皮疹などの副作用がある． ・サルファを含むため，サルファ系薬剤にアレルギーがある場合には注意．
ロピナビル/リトナビル（カレトラ®）	LPV/RTV	なし	・ロピナビルはリトナビルとの合剤の形でのみ存在． ・下痢，嘔気・嘔吐などの消化器症状がある．
アタザナビル（レアタッツ®）	ATV	あり*4	・PPI（プロトンポンプ阻害薬）との併用禁． ・高間接ビリルビン血症を生じるが，他に肝機能障害がなく，黄疸がみられなければ中止する必要はない． ・その他，嘔気，皮膚瘙痒感，尿路結石など．
ダルナビル（プリジスタ®）	DRV	あり*4	・嘔気・嘔吐，下痢などの消化器症状，頭痛，皮疹など， ・サルファを含むため，サルファアレルギーのある人は注意（使用禁忌ではない）．

*1 食間（食事1時間前，あるいは2時間後）に服用します．
　　ただし，RTVと併用する場合は食事の影響を考慮する必要はありません．
*2 高脂肪，高カロリー食で吸収がよくなることから，食後に内服します．
*3 食事時に内服すると吸収がよくなるので，食後に内服します．
*4 食事時に内服すると吸収がよくなるので，食中あるいは食直後に内服します．

応用1 HIV, これだけは理解する 疑った時にどうするか？

④ インテグラーゼ阻害薬（INSTI）（表5）

HIV DNA が新しく合成されると，自身を宿主の DNA に組み込み，宿主の複製メカニズムを利用して HIV も複製されます．HIV DNA を宿主 DNA に組み込む際に必要な酵素がインテグラーゼであり，本薬剤はその作用を抑制します．

なお，この系統の薬剤で一番最近国内で発売されたのはエルビテグラビルで，エルビテグラビルを含む4剤配合剤のスタリビルド®配合剤として販売されています．

表5 インテグラーゼ阻害薬（INSTI）

一般名（商品名）	略名	食事の影響	特徴・代表的な副作用
ラルテグラビル（アイセントレス®）	RAL	なし	・肝酵素のシトクロム P450（CYP450）に作用しないので，PI や NNRTI と比較すると薬剤相互作用が少ない． ・嘔気・嘔吐，全身倦怠感，皮疹，CK 値の上昇，中枢神経症状など．
エルビテグラビル/コビシスタット/エムトリシタビン/テノホビル（スタリビルド®）	EVG [*1] QUAD [*2]	あり[*3]	・4剤に配合されているもののうち，コビシスタット（COBI）は抗 HIV 作用はないが，CYP3A4 を抑制することで，EVG の濃度を高める作用がある（そのため薬剤相互作用に注意）． ・あとの2剤はエムトリシタビン（FTC），テノホビル（TDF）といった NRTI であり，これらに関連する副作用がみられることがある． ・また，COBI には尿細管からのクレアチニンの排出を抑制する作用があるため，見かけ上，血中クレアチニン濃度が上昇することがある． ・その他消化器症状などがある．

[*1] エルビテグラビルの略名
[*2] 4剤配合剤の略名
[*3] 食事時内服で EVG の吸収がよくなるので，食中，あるいは食直後に服用します．

⑤ 侵入阻害薬（表6）

　HIV が宿主細胞に侵入する際，宿主側の受容体を足がかりに吸着します．その際，HIV は宿主細胞の CD4 受容体と，ケモカイン受容体という補助受容体を必要とし，ケモカイン受容体には CCR5，CXCR4 の 2 種類があります．HIV には CCR5 を介するもの，CXCR4 を介するもの，あるいは両方介するものがあるので，この薬剤を用いる前にはウイルスがどちらを好むかという「指向性」を検査する必要があります．本邦では CCR5 阻害薬が発売されています．

表6　侵入阻害薬

一般名（商品名）	略名	食事の影響	特徴・代表的な副作用
マラビロク（シーエルセントリ®）	MVC	なし	・下痢，嘔気，頭痛などがある． ・上気道感染症，皮湿，肝酵素上昇，CK 値上昇がみられることもある．

参考文献

- AIDSinfo. The HIV life cycle.（http://aidsinfo.nih.gov/contentfiles/hivlifecycle_fs_en.pdf.［2013年7月29日閲覧］）
- AIDSinfo Drug Database.（http://aidsinfo.nih.gov/drugs.［2013年7月30日閲覧］）
- Campbell-Yesufu OT, Gandhi RT. Update on human immunodeficiency virus（HIV）-2 infection. Clin Infect Dis. 2011 Mar 15；52（6）：780-787.
- Cohen MS, Shaw GM, McMichael AJ, Haynes BF. Acute HIV-1 infection. N Engl J Med. 2011 May 19；364（20）：1943-1954.
- Department of Health and Human Services. Panel on Antiretroviral Guidelines for Adults and Adolescents. Guidelines for the use of antiretroviral agents in HIV-1-infected adults and adolescents.（http://aidsinfo.nih.gov/contentfiles/lvguidelines/AdultandAdolescentGL.pdf.［2013年7月26日閲覧］）
- Department of Health and Human Services：Panel on Opportunistic Infections in HIV-Infected Adults and Adolescents：Guidelines for the prevention and treatment of opportunistic infections in HIV-infected adults and adolescents:recommendations from the Centers for Disease Control and Prevention, the National Institutes of Health, and the HIV Medicine Association of the Infectious Diseases Society of America.（Available at http://aidsinfo.nih.gov/contentfiles/lvguidelines/adult_oi.pdf.［2013年8月1日閲覧］）
- Johns Hopkins HIV Guide.（http://www.hopkinsguides.com/hopkins/ub/index/Johns_Hopkins_HIV_Guide/All_Topics/A.［2013年7月26日閲覧］）
- Johnson LB, Saravolatz LD：Etravirine, a next-generation nonnucleoside reverse-transcriptase inhibitor. Clin Infect Dis. 2009 Apr 15；48（8）：1123-1128.
- Lynch T, Price A. The effect of cytochrome p450 metabolism on drug response, interactions, and adverse effects. Am Fam Physician. 2009 Aug 1；76（3）：391-396.
- Mandell GL, Bennett JE, Dolin R：Mandell, Douglas, and Bennett's Principles and Practice of Infectious Diseases, 7th ed. Churchill Livingstone, 2009
- 独立行政法人国立国際医療研究センターエイズ治療・研究開発センター．HIV感染症の診断．（http://www.acc.go.jp/doctor/notice.html.［2013年7月26日閲覧］）
- 鱒淵智彦，白阪琢磨．抗HIV治療ガイドライン（2013）．（http://www.haart-support.jp/pdf/guideline2013.pdf.［2013年7月26日閲覧］）

挑戦!! シナリオトレーニングと知識整理

問題①

特に既往のない25歳の男性．10日前からの咽頭痛，頭痛，微熱，全身倦怠感を主訴に来院．身体所見上，咽頭に軽度発赤あり．両側頸部リンパ節を触知．

不特定多数との性交渉歴があるとのこと．

何を疑い，どのような検査をしますか？

問題②

HIVの既往がある54歳の女性．3日前からの心窩部痛と胸焼けを主訴に受診．口の中が苦い感じがし，味覚の変化も感じている．心電図は異常なし．逆流性食道炎が疑われ，プロトンポンプ阻害薬（PPI）を処方するつもりである．

このまま，プロトンポンプ阻害薬を処方をして帰してよいだろうか？

解説①

一見すると，通常のウイルス性上気道感染症，あるいはEBウイルスによる伝染性単核球症のようですが，社会歴で不特定多数との性交渉歴があり，HIVの感染リスクが高いことから（特に男性との性交渉を持っている場合には注意！），急性HIV感染症の可能性も鑑別に入れます．

HIV感染者との性交渉歴はあるか，過去にHIV検査歴はあるか，あるとすれば最後の検査はいつかを確認します．また，急性HIV感染症だとウィンドウピリオドのため，スクリーニング検査が陽性とならない可能性があることにも注意します．また，他の性感染症のスクリーニングも行われていなければ，梅毒，ウイルス性感染などでも同様の症状がみられることがあるため，行っておくとよいでしょう．

解説②

この章を読まれた皆さんは，HIV患者が，一見HIVと無関係な症状で受診していても，いくつかのチェックポイントで確定する必要があることを覚えていますね．

仮に，この患者がすでに抗HIV薬を内服していた場合，抗HIV薬にはPPIと併用禁の薬がいくつか存在するため，必ず薬剤の相互作用には注意します．逆に，なんらかの理由で抗HIV薬を内服していない場合には，免疫抑制が進み，通常はあまりみられない日和見感染症がみられることもあります．身体所見上，口腔カンジダ症があり，実はカンジダ性食道炎であった，ということも十分にあり得ます．

応用 2

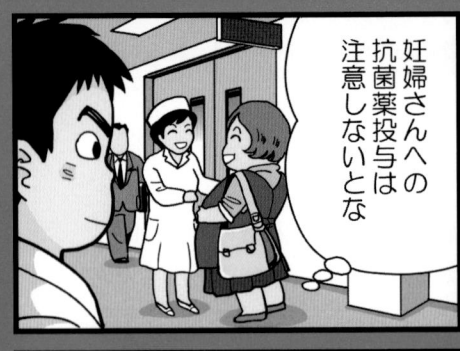

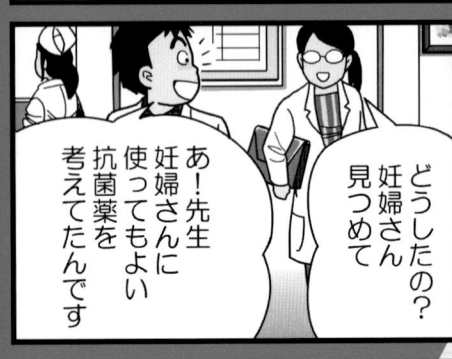

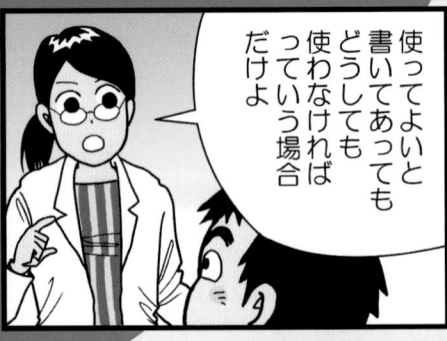

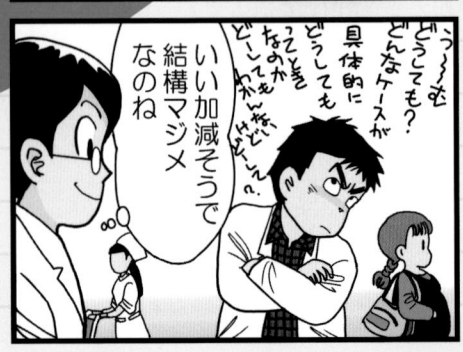

こんな時にはご用心！特殊な状況（妊婦・授乳婦）での抗菌薬投与での注意点

これが基本！

- 妊婦・授乳婦にかぎらず，本当に抗菌薬の投与が必要かを，まず考えましょう．
- 一般に妊婦・授乳婦に投与しても安全とされている抗菌薬，投与を避けるべき抗菌薬を理解しましょう．
- わからない時は迷わず調べるか，専門家に相談しましょう！

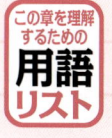

この章を理解するための用語リスト

◎妊娠初期

この時期は胎児にとって非常に重要な時期です．脳神経をはじめとする神経系や主要臓器の基礎となる部分が形づくられる時期だからです．薬物や放射線など外的要因の影響を受けやすい反面，母体の外観はほとんど通常と変化がないので十分留意すべきです．

応用2 こんな時にはご用心！ 特殊な状況（妊婦・授乳婦）での抗菌薬投与での注意点

❶ 妊婦に対する抗菌薬

▶これがポイント！

- 本当に使用が必要な時のみ抗菌薬を使用しましょう.
- 胎児形成の重要な時期である妊娠初期の抗菌薬の選択は特に注意が必要です.
- 安全性の確立した薬剤を使用しましょう.
- 可能なかぎり多剤併用よりは単剤の抗菌薬とし，抗菌スペクトラムの狭いものを選択しましょう.

米国食品医薬品局（FDA）は，妊婦における薬剤安全性を以下の表のように分類してします[1]．

MEMO
これは妊婦にかぎらずどの患者でも基本です．

1) http://depts.washington.edu/druginfo/Formulary/Pregnancy.pdf（2013年12月26日閲覧）

カテゴリー	説明
A	適切で十分にコントロールされた妊婦での試験（Adequate and well-controlled (AWC) studies）で妊娠初期の胎児への影響は証明されず，それ以降でも害は証明されなかった．
B	動物実験で胎児への害は証明されておらず，妊婦でのAWCも存在しない．
C	動物実験で胎児への害が示されており，ヒトでのAWCは存在しないが，薬の使用による利益を考えると起こり得る害を考慮しても妊婦への使用は容認し得る．
D	市場調査やヒトでの臨床試験で胎児への害は示されているが，薬の使用によって得られる利益により，起こり得る害を考慮しても使用を容認し得る（例：致死的な状況，あるいは重症時に，他により安全な薬剤が使用できない，あるいは効果的でない場合）．
X	動物やヒトでの研究で胎児への害は示されている，あるいは治験や市場調査から胎児への害が示されており，妊婦へ薬剤を使用することによるリスクは明らかにどのような利益も上回る（より安全な薬剤や治療法が存在するもの）．

妊婦での臨床試験は倫理上行えないので，表中のカテゴリー B に含まれる薬剤を中心に選択することになります．

① 投与が比較的安全なもの
- ペニシリン系（特にペニシリン G，アンピシリン，アモキシシリン），セファロスポリン系，エリスロマイシン，クリンダマイシン

② 使用を避けるべき抗菌薬
- ニューキノロン系：軟骨形成異常
- テトラサイクリン系：歯牙汚染，骨の成長抑制
- アミノグリコシド系：腎機能障害
- ストレプトマイシン・カナマイシン：先天性聴覚障害

　出生直後の新生児は薬物代謝が十分でなく，悪影響を及ぼす可能性があることから，出産間近の妊婦には使用を避けるべき抗菌薬もあります．

> **例**
> - **アモキシシリン/クラブラン酸**：前期破水時などで母体に投与されると，未熟児では壊死性腸炎のリスクが高まるとされています．
> - **サルファ剤**：新生児で高ビリルビン血症，核黄疸の原因となります．
> - **クロラムフェニコール**：腹部膨満，嘔吐，チアノーゼ，ショックなどに代表される gray baby syndrome の原因となります．

❷ 授乳中の抗菌薬[2]

▶ これがポイント！

- 可能なかぎり，授乳中は抗菌薬の使用を避けるようにしましょう．
- 妊娠中に投与が安全な薬剤が，必ずしも授乳中にも安全とはかぎりません．
- 一般に，新生児に直接用いても安全な薬剤は授乳婦に用いても安全です．
- 授乳婦に投与する時は，可能なかぎり授乳直後に薬を内服してもらうようにしましょう．

① 授乳中も比較的安全に使用できるもの

　一般にペニシリン系，セファロスポリン系は母乳への移行性も少なく，授乳中も安全です．

② 授乳中は避けたほうがよい抗菌薬

- テトラサイクリン系：歯牙汚染，骨形成抑制
- ニューキノロン系：軟骨形成異常
- サルファ剤：特に2か月未満の新生児の授乳中は核黄疸のリスク

[2] 米国小児科学会（AAP）が出す指針や，"Medications and Mothers' Milk"（Thomas W. Hale, Phamasoft Medical Pub, 13版，2008）などが参考となる．

参考文献

- Gabbe SG, Niebyl JR, Simpson JL, Landon MB, Galan HL, Jauniaux ERM, Driscoll DA : Obstetrics : normal and problem pregnancies, 6th ed. Saunders, 2012.
- Mandell GL, Bennett JE, Dolin R : Mandell, Douglas, and Bennett's Principles and Practice of Infectious Diseases, 7th ed. Churchill Livingstone, 2010.
- Norwitz ER, Greenberg JA. Antibiotics in pregnancy: are they safe? Rev Obstet Gynecol. 2009 Summer ; 2 (3) :135-136.
- Rowe H, Baker T, Hale TW. Maternal medication, drug use, and breastfeeding. Pediatr Clin North Am. 2013 Feb ; 60 (1) :275-294.
- Spencer JP, Gonzalez LS, Barnhart DJ. Medications in the breast-feeding mother. Am Fam Physician. 2001 Jul 1 ; 64 (1) :119-126.

応用 **3**

ステロイドってダメでしょ？感染症治療にステロイドを使う時

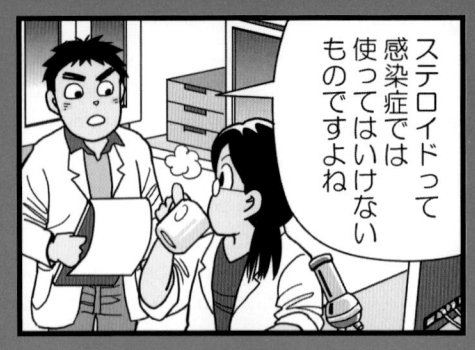

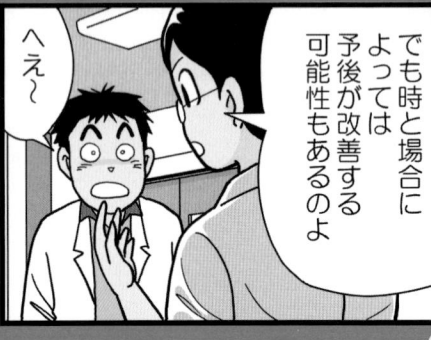

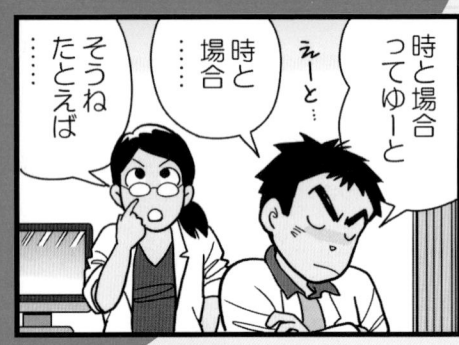

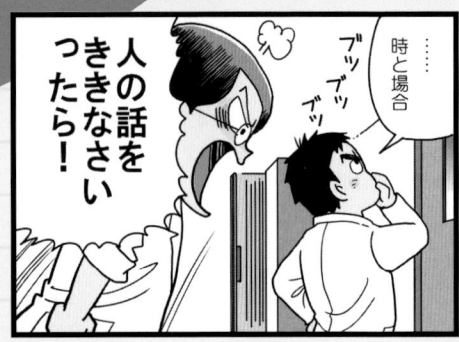

これが基本!

- ●副腎皮質ステロイドで予後改善のエビデンスが確立している疾患があります．
    - ①ニューモシスチス肺炎（☞p.370）
    - ②細菌性髄膜炎（☞p.370）
    - ③アレルギー性気管支肺アスペルギルス症（☞p.371）
    - ④結核性髄膜炎などの中枢神経結核症，結核性心膜炎（☞p.372）
- ●生物学的製剤の投与が盛んに行われるようになり，結果として，注意すべき感染症があります．
    - ①抗CD20抗体製剤（☞p.373）
    - ②TNFα阻害薬（☞p.373）

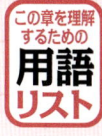

この章を理解するための用語リスト

◎ 副腎皮質ステロイド
副腎皮質ステロイドは抗炎症および免疫抑制に働く物質で，プレドニゾロン，デキサメタゾン，ベタメタゾン，コルチゾールなどがあります．

◎ 不顕性感染
感染はしていても，実際の臨床症状もしくは自覚的にほとんど症状を伴わない状態をいいます．

応用3 ステロイドってダメでしょ？ 感染症治療にステロイドを使う時

❶ 副腎皮質ステロイドを使用する感染症

　副腎皮質ステロイドは抗炎症作用を含む免疫抑制作用があるため，自己免疫疾患の治療や免疫抑制剤などとして使われます．感染症での投与は禁忌と思われがちですが，抗炎症作用を利用し，むしろ投与したほうが予後良好であるというエビデンスが確立している疾患もあります．

(1) ニューモシスチス肺炎

　ニューモシスチス肺炎（*Pneumocystis jirovecii pneumonia*：PCP）は主に進行した HIV 患者にみられ，CD4 数が 200/μL 未満の場合は予防内服も推奨されています．治療開始後死滅していく起炎菌による炎症反応で，PCP は治療初期にやや臨床像が悪化すると考えられています．低酸素血症を伴う PCP ではステロイドの併用で予後改善が期待できるため，使用が推奨されています🔖．

使用法

　PaO_2（動脈血酸素分圧）＜70 mmgH，または $A-aDO_2$（肺胞気動脈血酸素分圧較差）≧35 mmHg の際には，プレドニゾロン 80 mg・分 2 を 5 日間→40 mg・分 1 を 5 日間→20 mg・分 1 を 11 日間を，PCP の治療薬とともに服用するとされています．

> **MEMO**
> Cochrane による Systematic Review では，HIV 患者で上記基準を満たす場合，ステロイド使用群は非使用群と比べ，1 か月後の死亡のリスク比は 0.56（95% CI 0.32〜0.98）であったとされています（Briel M, et al. Cochrane Database Sys Rev. 2006 Jul 19；(3)：CD006150）.

(2) 細菌性髄膜炎

　小児の細菌性髄膜炎（特にインフルエンザ菌が起炎菌の場合）では，ステロイド投与によって神経学的予後が改善するとされてきましたが，成人においても肺炎球菌による細菌性髄膜炎ではステロイド併用により神経学的予後（意識障害，頭蓋内圧亢進，痙攣，聴覚

障害，神経学的所見の異常など）が改善できることが知られています[1]．

細菌性髄膜炎の中でも，肺炎球菌性髄膜炎では，ステロイド投与群に有意な死亡率や神経学的予後改善がみられたため，米国感染症学会（IDSA）の推奨は以下のようになっています[2]．

細菌性髄膜炎が疑われる場合，**抗菌薬投与の直前，あるいは同時に！** デキサメサゾン 0.15 mg/kg を 6 時間毎で 2～4 日投与．

▍注意
- すでに抗菌薬が投与されている場合，ステロイドを後から追加することは予後改善につながらないため，追加投与はしません．
- 培養結果などから肺炎球菌が起炎菌でないとわかった場合はステロイド投与を中止します．

(3) アレルギー性気管支肺アスペルギルス症

Aspergillus spp.（アスペルギルス）がもたらす疾患群は，アレルギー性から侵襲性のものまで幅広く，その中で ABPA（ABPA：Allergic bronchopulmonary

1) de Gans J, et al. N Engl J Med. 2002 Nov 14；347(20):1549-1556

2) Tunkel AR, et al. Clin Infect Dis. 2004 Nov 1；39(9):1267-1284.

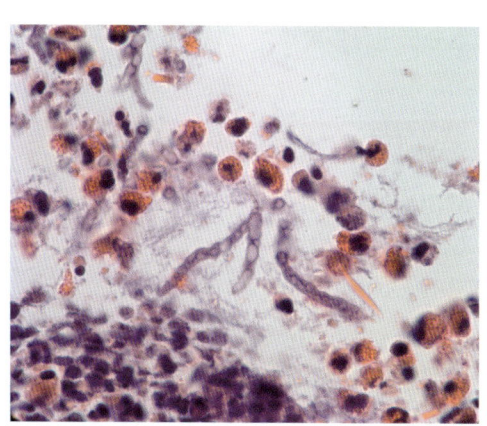

■ アレルギー性気管支肺アスペルギルス症の気管肺胞洗浄液の検体
特徴的な好酸球およびシャルコー・ライデン結晶が観察される．
（エモリー大学の Dr.Jeanette Guarner のご厚意による）

aspergillosis）の病態はアスペルギルスによるアレルギー反応が主体とされています．そのため，イトラコナゾールなどの抗真菌薬で抗原を除去しつつ，ステロイドを使用することが推奨されています[3]．

(4) 結核性髄膜炎などの中枢神経結核症，結核性心膜炎

結核性髄膜炎などの中枢神経結核症ではステロイドの併用で死亡率や神経学的予後の改善につながるとのエビデンスが確立している一方で[4]，結核性心膜炎では十分なエビデンスは確率されていません[5]．

一般的には，両者に抗結核薬とともにステロイドを併用することが推奨されています[6]．

ATS（アメリカ胸部疾患学会），CDC（米国疾病予防管理センター），IDSA（米国感染症学会）の推奨では，以下のようになっています．

- 結核性髄膜炎（特に意識障害がある場合，成人量）：デキサメサゾン 12 mg/日を 3 週間投与，その後 3 週間かけて漸減の計 6 週間投与します（抗結核薬を併用）．
- 結核性心膜炎（特に，収縮性心膜炎の場合，成人量）：プレドニゾロン 60 mg/日を 4 週間，30 mg/日を 4 週間，15 mg/日を 2 週間，5 mg/日を 1 週間の計 11 週間投与，抗結核薬とともに投与します．

3) Walsh TJ, et al. Clin Infect Dis. 2008 Feb 1；46（3）：327-360.

4) Pnasad K, et al. Cochrane Database Syst Rev. 2008 Jan 23；(1)：CD002244.

5) Mayosi BM, et al. Cochrane Database Syst Rev. 2002；(4)：CD000526.

6) MMWR Recomm Rep. 2003 Jun 20；52（RR-11）：1-77.

❷ 生物学的製剤の使用で注意すべき感染症

自己免疫疾患で使われている TNF 阻害薬や，非ホジキンリンパ腫の治療に用いられる抗 CD20 抗体製剤であるリツキシマブなど生物学的製剤の開発が進み，臨床応用されています．

一方で，これらは人の免疫機能に作用するため，使用の際に注意すべき感染症があります．

(1) 抗CD20抗体製剤

（一般名：リツキシマブ，商品名：リツキサン®）

非ホジキンリンパ腫の治療に用いられます．

CD20陽性Bリンパ球に作用する一方で，投与後に低ガンマグロブリン血症が遷延する場合があります．

注意すべき感染症

- 慢性B型肝炎におけるB型肝炎の再燃．
- 潜伏感染していたJCウイルスの活性化によってAIDS指標疾患の一つである進行性多巣性白質脳症（PML：progressive multifocal leukoencephalopathy）が生じるとの報告があります．
- 非ホジキンリンパ腫はAIDS指標疾患に含まれていることからも，HIV感染者が非ホジキンリンパ腫の治療に投与される場合もあります．その際には，リツキシマブ投与によって結核のほか，ニューモシスチス肺炎，サイトメガロウイルス感染症，カンジダ症などの日和見感染症のリスクが高まるとされています．

(2) TNFα阻害薬

（一般名/商品名：インフリキシマブ/レミケード®，エタネルセプト/エンブレル®，アダリムマブ/ヒュミラ®，ゴリムマブ/シンポニー®，セルトリズマブペゴル/シムジア®）

作用機序はそれぞれ若干異なるものの，炎症反応の過程に関与するTNFαを阻害する作用を持ちます．主に関節リウマチなどの自己免疫疾患に用いられます．

注意すべき感染症

- 結核との関連性が一番よく知られています．
- 非結核性抗酸菌症，慢性B型肝炎の再燃，ニューモシスチス肺炎などの日和見感染症のリスクが高まることも知られています．

MEMO

日本リウマチ学会のTNF阻害薬使用に関するガイドラインによれば，
- 使用する前に結核やウイルス性肝炎（B型，C型）のスクリーニングを行うこと
- 使用中に肺炎を発症した時には通常の細菌性肺炎だけでなく，結核，ニューモシスチス肺炎，薬剤性肺炎，間質性肺炎なども鑑別に入れることなどを提唱しています（http://www.ryumachi-jp.com/info/guideline_TNF_120704.html．2013年12月26日閲覧）．他にも投与禁忌とされている疾患がありますので（心不全，悪性腫瘍，脱髄疾患など），使用前にはきちんと注意事項を読み，従いましょう．

応用3　ステロイドってダメでしょ？　感染症治療にステロイドを使う時

COLUMN

忘れた頃にやってくる―播種性糞線虫症

　糞線虫は熱帯，亜熱帯地域に存在する寄生虫で，日本でも九州以南の南西諸島にみられます．糞線虫は人体に寄生する寄生世代と，糞便から排出されて外界で発育する自由生活世代との間を交番するという特徴がありますが，寄生世代の際には人体内でライフサイクルを完結でき（自家感染），慢性感染を起こした人では，免疫抑制がない限りは体内の寄生虫数も抑制されており，半数近くが無症状で過ごします．ただし，ある条件下で自家感染の著しい増強が起こり，多数の幼虫が全身の組織，臓器に散布され，「播種性糞線虫症」と呼ばれる深刻な病態を引き起こすことがあります．その条件とは，1）免疫抑制状態にある場合（ステロイドなど免疫抑制剤の使用，血液がんなど），2）HTLV-1感染，が最もよく知られています（ちなみにHTLV-1感染症も九州，沖縄を含む南西部に多い）．これは感染後，数十年経過しても発症することがあります．筆者も，20年以上も前に感染したであろう糞線虫が，関節リウマチの治療開始をきっかけに播種性糞線虫症を発症した症例を経験しています．

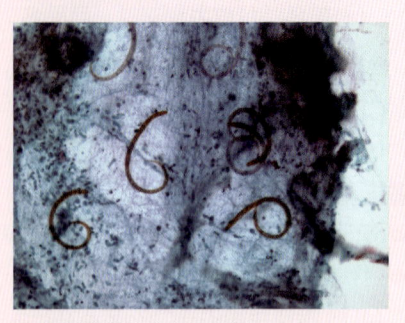

■ 播種性糞線虫症の症例

（佐藤良也．糞線虫症．IV線虫類3．日本における寄生虫学の研究 7: 375-387, 1999. http://www.kiseichu.org/Documents/J7-28-387.pdf）

参考文献

- Koo S, Marty FM, Baden LR. Infectious complications associated with immunomodulating biologic agents. Infect Dis Clin N Am. 2010 Jun；24：285-306.
- Mandell GL, Bennett JE, Dolin R：Mandell, Douglas, and Bennett's Principles and Practice of Infectious Diseases, 7th ed. Churchill Livingstone, 2010.
- Panel on Opportunistic Infections in HIV-Infected Adults and Adolescents: Guidelines for the prevention and treatment of opportunistic infections in HIV-infected adults and adolescents: recommendations from the Centers for Disease Control and Prevention, the National Institutes of Health, and the HIV Medicine Association of the Infectious Diseases Society of America. (http://aidsinfo.nih.gov/contentfiles/lvguidelines/adult_oi.pdf. 2013年8月13日閲覧)

挑戦!! シナリオトレーニングと知識整理

問題

以下の症例で，あなたは副腎皮質ステロイドを投与する？ しない？

【症例1】
細菌性髄膜炎の疑いで入院した45歳の男性．あなたは内科当直医で，患者を診察した時点では，すでに救急外来で血液培養，腰椎穿刺が行われており，抗菌薬も投与開始されていたが，ステロイドは投与されていなかった．あなたはステロイドをあらたに追加オーダーする？ しない？

【症例2】
ニューモシスチス肺炎の疑いで入院したHIV陽性の35歳の男性．入院時の血液ガスは鼻カニューレによる2 L/分の酸素投与下でpH7.50，PaCO$_2$ 29 mmHg，pO$_2$ 57 mmHgであった．ST合剤に加えてステロイドを投与する？ しない？

解説

【症例1】
細菌性髄膜炎でのステロイド投与は，抗菌薬投与直前，あるいはほぼ同時に行った際に肺炎球菌性髄膜炎による神経予後の改善効果が期待できるとされています．そのため，すでに抗菌薬の投与が開始されている場合には，ステロイドの追加投与による効果は期待できないため，投与はしません．

【症例2】
ニューモシスチス肺炎の項目参照．本症例は酸素投与下でもPaO$_2$ 57 mmHgと低値であり，ステロイドの適応となります．

応用 4

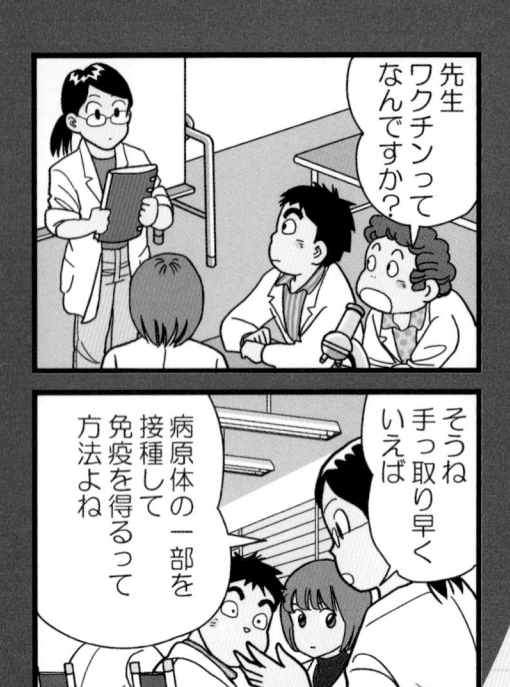

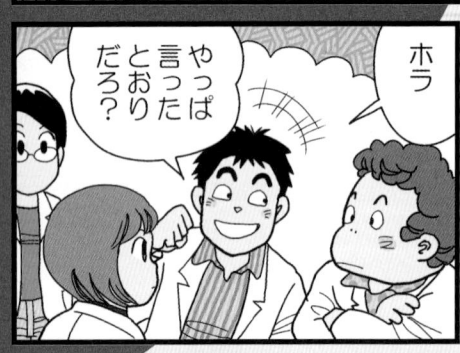

感染症は世界を駆ける トラベルメディスン入門

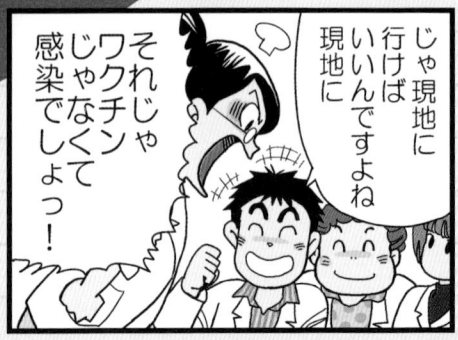

これが基本!
- トラベルメディスンの基本は患者や渡航先に関する情報にありき！
- トラベルメディスンは予防接種とマラリアの予防内服がすべてではありません！
- 熱帯熱マラリアは感染症エマージェンシー！

参考ウェブサイト
- 米国疾病予防管理センター（CDC）. Travelers' Health. ウェブサイト http://wwwnc.cdc.gov/travel/
- CDC. CDC health information for international travel, 2014. ウェブサイト http://wwwnc.cdc.gov/travel/page/yellowbook-home-2014
- 世界保健機関（WHO）. International Travel and Health. ウェブサイト http://www.who.int/ith/en/
- 厚生労働省検疫所. FORTH (For Traveler's Health). ウェブサイト http://www.forth.go.jp/

応用4 感染症は世界を駆ける トラベルメディスン入門

1 渡航前の準備

▶ これがポイント！
- トラベルメディスンは感染症の予防接種と予防内服がすべてではありません！
- 渡航中の旅行者には，どのような健康問題のリスクがあるかを理解しましょう．
- 適切な予防措置がとれるよう，どのような情報を入手すればいいかを理解しましょう．

"トラベルメディスン"というと予防接種やマラリアの予防内服を真っ先に思いつくかもしれませんが，旅行に伴うリスクはそれだけではありません．

旅行先で生じる健康問題のリスクは渡航先，渡航先での活動の種類，基礎疾患，予防接種や予防内服の有無によって変わってきます．

そのため，以下のチェックポイントを聴取しましょう．
- どこへ
- いつ
- どのくらいの期間
- 何の目的で
- どのような旅行・滞在を行うか
- 旅行者の状態（年齢や基礎疾患など）

一般に，途上国へ渡航した際に起こる健康問題の発症率（月あたり）は以下のようにいわれています[1]．
- 旅行者下痢症：20〜30% 程度
- インフルエンザ感染，デング熱（有症状）：1% 程度

MEMO
- 旅行者の予防可能な死因として一番多いものは交通事故死と溺死
- 高齢の旅行者が冬に避寒地に旅行する際に最も多い死因は循環器疾患の合併症といわれています．

1) Keystone JS, Freedman DO, Kozarsky PE, Connor BA, Nothdurft HD. Travel medicine, 3rd ed. Saunders, 2013.

Column

渡航先の情報を入手する

　渡航先で注意が必要な疾患は変化し得るので，最新の情報を入手し，適切な予防措置をとる必要があります．渡航先の流行疾患や必要な予防接種の情報などは，さまざまな機関がまとめてウェブ上に公開しています．

　代表的なものを以下に挙げます．

- 米国疾病予防管理センター（CDC）の旅行者の健康に関するウェブサイト：http://wwwnc.cdc.gov/travel/
下記の Yellow Book，渡航先ごとに注意すべき疾患や必要な予防接種，健康上のアドバイスをまとめています．CDC の "Yellow Book Homepage" http://wwwnc.cdc.gov/travel/page/yellowbook-home-2014
2 年ごとに改訂され，臨床家向けに渡航者の健康管理について，疾患ごと，渡航地域ごとに幅広くまとめられています．

- 世界保健機関（WHO）のウェブサイト：http://www.who.int/ith/en/
ウェブサイトでは，International travel and health の一部のみアクセスできます（ワクチンや，黄熱病，マラリアに関する情報が中心）．疾患やワクチンごとの情報をまとめたサイトへのアクセスもあります．

- 厚生労働省検疫所のウェブサイト FORTH（For Travelers' Health）：http://www.forth.go.jp/
主要な渡航先での流行疾患や注意すべき疾患の情報，現地での医療機関アクセスや必要な予防接種などがまとめられています．

- ツベルクリン反応の陽転化，狂犬病のリスクのある動物による咬傷：0.4〜0.5% 程度
- マラリア（西アフリカ）：0.3% 程度
- 腸チフス（南アジア，アフリカ北部・西部・中央），A 型肝炎：0.03〜0.04% 程度
- ダニ媒介脳炎（オーストリアの一部地域）：0.01% 程度
- B 型肝炎：0.005〜0.006% 程度
- 腸チフス（上記以外の地域）：0.003% 程度
- HIV 感染：0.002% 程度
- マラリア（中央アメリカ）：0.001〜0.002% 程度
- 致死的な事故：0.001% 程度

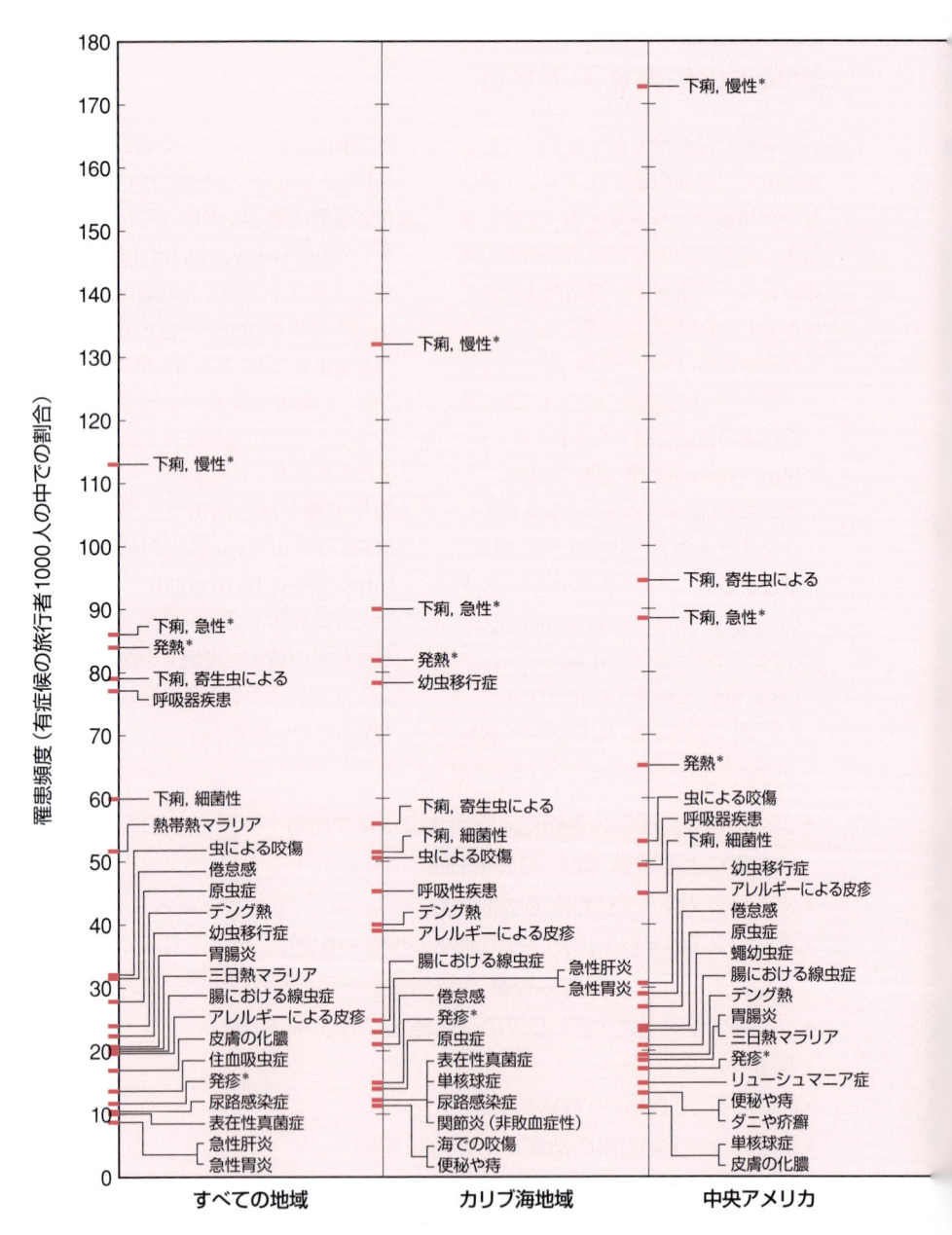

応用4　感染症は世界を駆ける　トラベルメディスン入門

罹患頻度（有症候の旅行者1000人の中での割合）

すべての地域
- 下痢, 慢性* 〜113
- 下痢, 急性* 〜88
- 発熱* 〜85
- 下痢, 寄生虫による 〜79
- 呼吸器疾患 〜76
- 下痢, 細菌性 〜58
- 熱帯熱マラリア 〜52
- 虫による咬傷 〜48
- 倦怠感
- 原虫症
- デング熱
- 幼虫移行症
- 胃腸炎
- 三日熱マラリア
- 腸における線虫症
- アレルギーによる皮疹
- 皮膚の化膿
- 住血吸虫症
- 発疹*
- 尿路感染症
- 表在性真菌症
- 急性肝炎
- 急性胃炎

カリブ海地域
- 下痢, 慢性* 〜131
- 下痢, 急性* 〜89
- 発熱* 〜82
- 幼虫移行症 〜80
- 下痢, 寄生虫による 〜58
- 下痢, 細菌性
- 虫による咬傷
- 呼吸性疾患
- デング熱
- アレルギーによる皮疹
- 腸における線虫症
- 急性肝炎
- 急性胃炎
- 倦怠感
- 発疹*
- 原虫症
- 表在性真菌症
- 単核球症
- 尿路感染症
- 関節炎（非敗血症性）
- 海での咬傷
- 便秘や痔

中央アメリカ
- 下痢, 慢性* 〜173
- 下痢, 寄生虫による 〜92
- 下痢, 急性* 〜89
- 発熱* 〜65
- 虫による咬傷
- 呼吸器疾患
- 下痢, 細菌性
- 幼虫移行症
- アレルギーによる皮疹
- 倦怠感
- 原虫症
- 蠅幼虫症
- 腸における線虫症
- デング熱
- 胃腸炎
- 三日熱マラリア
- 発疹*
- リューシュマニア症
- 便秘や痔
- ダニや疥癬
- 単核球症
- 皮膚の化膿

■ **表**　発展途上国から帰国した有症候の旅行者にみられる地域別の疾病罹患頻度
＊症状による診断名がつけられ, 原因となる疾患が特定されなかったものを示す.

1 渡航前の準備 応用

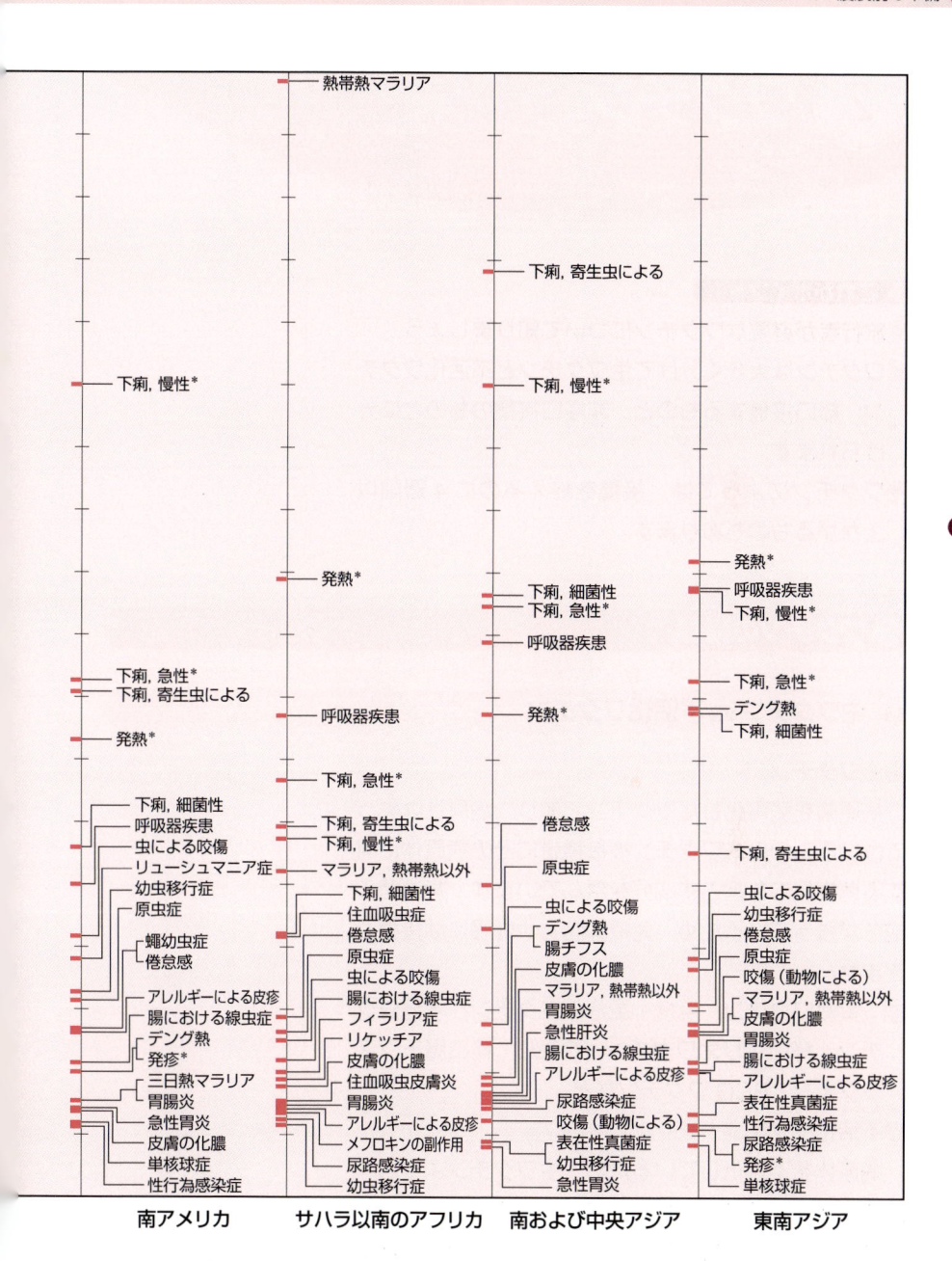

南アメリカ	サハラ以南のアフリカ	南および中央アジア	東南アジア
	熱帯熱マラリア		
		下痢, 寄生虫による	
下痢, 慢性*		下痢, 慢性*	
	発熱*	下痢, 細菌性	発熱*
		下痢, 急性*	呼吸器疾患
		呼吸器疾患	下痢, 慢性*
下痢, 急性*	呼吸器疾患	発熱*	下痢, 急性*
下痢, 寄生虫による			デング熱
発熱*			下痢, 細菌性
	下痢, 急性*		
下痢, 細菌性	下痢, 寄生虫による	倦怠感	下痢, 寄生虫による
呼吸器疾患	下痢, 慢性*	原虫症	
虫による咬傷	マラリア, 熱帯熱以外	虫による咬傷	虫による咬傷
リューシュマニア症	下痢, 細菌性	デング熱	幼虫移行症
幼虫移行症	住血吸虫症	腸チフス	倦怠感
原虫症	倦怠感	皮膚の化膿	原虫症
蠅幼虫症	原虫症	マラリア, 熱帯熱以外	咬傷 (動物による)
倦怠感	虫による咬傷	胃腸炎	マラリア, 熱帯熱以外
アレルギーによる皮疹	腸における線虫症	急性肝炎	皮膚の化膿
腸における線虫症	フィラリア症	腸における線虫症	胃腸炎
デング熱	リケッチア	アレルギーによる皮疹	腸における線虫症
発疹*	皮膚の化膿	尿路感染症	アレルギーによる皮疹
三日熱マラリア	住血吸虫皮膚炎	咬傷 (動物による)	表在性真菌症
胃腸炎	胃腸炎	表在性真菌症	性行為感染症
急性胃炎	アレルギーによる皮疹	幼虫移行症	尿路感染症
皮膚の化膿	メフロキンの副作用	急性胃炎	発疹*
単核球症	尿路感染症		単核球症
性行為感染症	幼虫移行症		

(Freedman Do, et al. Spectrum of Disease and Relation to Place of Exposure among Ill Returned Travelers. N Engl J Med. 2006 Jan 12;354(2):119-130. の図2を改訂引用)

応用4　感染症は世界を駆ける　トラベルメディスン入門

2　ワクチン

▶これがポイント！
- 旅行者が必要なワクチンについて知りましょう．
- ワクチンは大きく分けて生ワクチンと不活化ワクチン，経口接種するものと，非経口接種のものとに分けられます．
- ワクチンによっては，接種を終えるのに4週間以上かかるものもあります．

❶ ワクチンの種類

(1) 生ワクチンvs不活化ワクチン

◎生ワクチン

　病原菌を弱毒化したワクチンであり，病原性は失ってはいるものの，ワクチン被接種者にその病原体に対する免疫反応を起こす成分を含んでいます．病原菌の成分が残っているため，免疫抑制者や妊婦には接種できません．

例：黄熱ワクチン，麻疹・風疹のワクチン，水痘ワクチン，経口ポリオワクチン（OPV），経口腸チフスワクチン，BCGワクチンなど

◎不活化ワクチン

　病原体を不活化しているため，生ワクチンよりも一般に安全性が高いのが特徴ですが，生ワクチンより被接種者への免疫反応を起こす力は弱いとされています．

例：三種混合ワクチン（ジフテリア・百日咳・破傷風），

狂犬病ワクチン，インフルエンザワクチン（生ワクチンも存在する），不活化ポリオワクチン（IPV），A型肝炎ワクチン，B型肝炎ワクチン，日本脳炎ワクチンなど

(2) 経口接種 vs 非経口接種

① 経口
経口ポリオワクチン（OPV），経口腸チフスワクチンがあります．腸管粘膜の IgA（免疫グロブリン A）などを刺激することで免疫効果を発揮するもの．

② 非経口
- **筋注**：HPV（ヒトパピローマウイルス）ワクチン，A型肝炎ワクチン，B型肝炎ワクチン（添付文書上は皮下，あるいは筋注とある）．
- **皮下注**：麻疹，風疹，水痘，黄熱病のワクチンがあります．生ワクチンは局所反応が強く出ることがあるため，皮下接種が一般的です．
- **皮内注**：BCG ワクチン．

❷ ワクチンの投与間隔

渡航先によって，多くのワクチン接種が必要となる場合があります．また基礎免疫の獲得のために複数回接種が必要な場合がありますので，これらの投与間隔も考慮に入れなくてはいけません．

日本の定期予防接種では，複数の予防接種を同時に接種することはまずありませんが，一般に同時に複数のワクチンを接種しても安全性には問題ないとされており，異なる部位に接種すれば免疫獲得にも影響しないとされています[2]．

ただし，生ワクチンを間隔をあけて投与する場合に

> **MEMO**
> 通常，生ワクチン接種後 27 日以上，不活化ワクチン接種後は 7 日以上あけることが推奨されています．

2) CDC：Vaccine Safety. http://www.cdc.gov/vaccinesafety/vaccines/multiplevaccines.html, WHO：Vaccine-preventable diseases and vaccines. http://www.who.int/ith/chapters/ith2012en_chap6.pdf（2013年12月27日閲覧）．

は，次の生ワクチンの免疫獲得に影響するため，投与間隔は4週間以上空けることが推奨されています．

❸ 途上国の渡航時に接種が必要となる代表的なワクチン

ワクチンによる予防効果は100%ではありませんが，ワクチン接種によって感染のリスクを下げることができるので，適応をしっかりと見極めて接種するようにしましょう．

(1) 黄熱病：感染症法4類感染症（ただちに届出をする）

原因ウイルス

フラビウイルス科に属する黄熱ウイルス（yellow fever virus）

感染経路

蚊（ネッタイシマカ）が媒介するウイルスによって感染します．

概説

サハラ以南のアフリカや南アメリカの熱帯地域でみられます．感冒様症状で発症し，一度は症状が改善するものの，15%程度で重症化し，黄疸，出血症状，続いてショックや多臓器不全などを起こすことがあります．

ワクチン接種

国によっては入国に際してワクチン接種の証明を求められることもありますが，この証明書はワクチン接種後10日以降に有効となることに注意が必要です．

> **MEMO**
> 黄熱病の予防接種を求められる国の一覧：
> WHO：http://www.who.int/ith/chapters/ith2012en_annexes.pdf）

(2) A型肝炎：感染症法4類感染症（ただちに届出をする）

原因ウイルス

ピコルナウイルス科に属するA型肝炎ウイルス

■感染経路

ウイルスに汚染された水，氷，魚介類など飲食物による糞口感染です．

■概説

途上国で広くみられ，これらの国では幼少期に不顕性感染を起こすことが多いため，成人は免疫を持っていることが多いとされています．一方，成人の渡航者が初めて感染すると発熱，全身倦怠感，悪心・嘔吐，腹部違和感，黄疸など，急性肝炎症状がみられます．

■ワクチン接種

接種は2回必要です．

(3) B型肝炎

■原因ウイルス

ヘパドナウイルス科に属するB型肝炎ウイルス

■感染経路

ウイルスに汚染された血液や血液製剤，あるいは精液などの体液から感染します．感染者との性行為やスクリーニングが徹底していない国での汚染された血液製剤の輸血，刺青などが感染のリスクとなります．

■概説

アジアやサハラ以南のアフリカ地域で慢性B型肝炎の有病率が高いとされています．発症すると，全身倦怠感，悪心・嘔吐，腹痛，黄疸などの急性肝炎症状が見られますが，慢性化することがあり（成人で5%未満，乳児や小児では30〜90%程度），肝硬変や肝細胞がんのリスクとなります．

■ワクチン接種

接種は通常3回必要です．

(4) 狂犬病：感染症法 4 類感染症（ただちに届出をする）

■原因ウイルス
ラブドウイルス科に属する狂犬病ウイルス

■感染経路
ウイルス感染した動物の唾液に含まれ，感染動物の咬傷によって感染します．感染動物はイヌにかぎらず，ネコ，アライグマ，キツネやコウモリなどにもみられます．

■概説
南極大陸を除く，すべての大陸で狂犬病はみられます．一度発症すると，急性・進行性の脳炎がみられ，致死率はきわめて高いとされています．

■ワクチン接種
日本で認可されている狂犬病の予防接種は初回を 0 日とし，28 日，180 日の計 3 回接種が勧められており，WHO の推奨する 0 日，7 日，28 日と異なりますが，WHO 方式に従って接種しても十分な抗体価が得られるとされています[3]．

予防接種を受けることによって完全に予防効果があるわけではありませんが，予防接種を受けなかった場合は免疫グロブリンを投与する必要性があったり，曝露後に必要なワクチン投与回数が多かったりしますので，野生動物との接触の機会があり，またすみやかにこのような処置を受けられないような地域に渡航する場合は事前接種が推奨されます．

3) IASR：ヒト用狂犬病ワクチンの国内外の状況と接種体制 (http://idsc.nih.go.jp/iasr/28/325/dj3259.html, 2013 年 12 月 27 日閲覧)．

(5) 破傷風：感染症法 5 類感染症（7 日以内の届出をする）

■原因菌
嫌気性菌である破傷風菌 (*Clostridium tetani*)

■感染経路
　土壌に幅広く存在する破傷風菌が傷口などを介して侵入し，感染します．

■概説
　世界中にみられますが，特に，土や動物の排泄物に接する機会が多い農村地域でのリスクが高いとされています．発症すると，顎や頸部を中心とする筋硬直がみられ，進行すると全身性となります．重症化すると呼吸不全を起こすことがあります．

■ワクチン接種
　日本では定期接種で幼少期にDPT（ジフテリア，百日咳，破傷風の三種混合ワクチン），12歳頃にDT（ジフテリア，破傷風）のワクチン接種があるため，これらを受けていれば20歳代前半までは免疫があると考えられています．最後の接種から10年以上経過している場合は，追加のワクチン接種が推奨されます．

(6) 日本脳炎：感染症法4類感染症（ただちに届出をする）

■原因ウイルス
　フラビウイルス科に属する日本脳炎ウイルス

■感染経路
　ブタで増殖したウイルスを蚊が媒介することでヒトが感染します．

■概説
　東アジア，南アジア地域を中心とするアジア地域に広くみられます．ほとんどの感染者は症状を伴わない不顕性感染ですが，1％未満の感染者が発症し，脳炎症状を起こすとされています．一度発症すると，死亡率は20〜30％と高く，死に至らなかった場合も30〜50％には重篤な神経障害が残るとされています．

応用4　感染症は世界を駆ける　トラベルメディスン入門

■ワクチン接種

基礎免疫をつけるためには1～4週間隔で2回接種し，1年後にもう1回接種．基礎免疫獲得後は1回の接種で4～5年有効な免疫が期待できるとされています．

(7) 急性灰白髄炎（ポリオ）：感染症法2類感染症（ただちに届出をする）

■原因ウイルス

ピコルナウイルス科（エンテロウイルス属）に属するポリオウイルス

■感染経路

ウイルスの糞口感染，あるいは経口感染によって生じます．

■概説

ワクチンの普及で撲滅されている地域が増えていますが，パキスタン，ナイジェリア，アフガニスタンの3か国では，2013年の時点で，野性型ウイルスが撲滅されていません．発症すると，四肢の弛緩性麻痺を起こし，場合によっては呼吸不全が生じることもあります．

■ワクチン接種

ワクチンには経口の生ワクチンと皮下注の不活化ワクチンの2種類があり，日本では従来，定期接種に経口生ワクチンが使われていましたが，2012年より不活化ワクチンが導入されています．いずれかのワクチン接種を完了している場合でも，流行地域に渡航するときには追加接種が推奨されています．

特に，1975年～1977年生まれの人はポリオに対する免疫が低いとされています．

(8) 腸チフス：感染症法3類感染症（ただちに届出をする）

■原因菌
チフス菌（*Salmonella enterica* serotype Typhi）

■感染経路
感染者の便中に排泄された菌で汚染された飲食物の経口摂取が主な感染経路です．

■概説
最もリスクが高い渡航先は南アジアで，その他の高リスク地域として東アジア，東南アジア，アフリカ，カリブ海地域，中央・南アメリカがあります．

■ワクチン接種
日本ではワクチンは未承認ですが，海外では広く使われており，経口生ワクチン（計4カプセルを1日おきに内服）と筋注用不活化ワクチン（1回投与）の2種類があります．生ワクチンは渡航1週間前に完了，不活化ワクチンは2週間前に完了しておく必要があります．

● *Salmonella enterica* serotype Typhi（チフス菌） ☞p.103

(9) 髄膜炎菌

■原因菌
髄膜炎菌（*Neisseria meningitidis*）

■感染経路
咳やくしゃみなどの飛沫や唾液を介してのヒト-ヒト感染を起こします．

■概説
気道を介して血中に入り，敗血症や髄膜炎を起こします．世界中でみられますが，特に「髄膜炎ベルト」と呼ばれるアフリカ中央部で，乾季（12月〜5月）に罹患率が高いとされています．

● *Neisseria meningitidis*（髄膜炎菌）☞p.96

ワクチン接種

　メッカへの巡礼などのため，サウジアラビアを訪れる際には4価の髄膜炎菌ワクチン接種の証明が必要となります．現在，日本で認可されているワクチンはありませんが，リスクの高い地域に渡航する際には渡航クリニックなどで通常1回（成人の場合）投与を受けることが推奨されます．

3 マラリアの予防

▶これがポイント！

- 熱帯熱マラリアは感染症エマージェンシーです．
- 予防内服だけでマラリアを完全に予防できるわけではありません．流行地域に行く時は，虫さされの予防策も十分にしましょう．
- 予防内服は適切に服用してはじめて効果を発揮します．
- 予防内服は無害ではありません．適応を見極め，副作用に注意しましょう．
- 渡航先によってマラリアの種類や耐性の状況が異なることを事前にチェックしましょう．

❶ マラリアの基本

　マラリアは蚊（ハマダラカ）によって媒介される *Plasmodium* 属の原虫によって発症します．ハマダラカの唾液腺に集積しており，メスが吸血の際に唾液を注入することでヒトに感染します．主に，以下の種類に分かれます．

　Plasmodium falciparum（熱帯熱マラリア）
　Plasmodium vivax（三日熱マラリア）
　Plasmodium ovale（卵形マラリア）
　Plasmodium malariae（四日熱マラリア）

　マラリア原虫のライフサイクルは，大きく分けて，
1) 蚊の体内

応用4 感染症は世界を駆ける トラベルメディスン入門

■ 熱帯熱マラリア
（ギムザ染色標本）

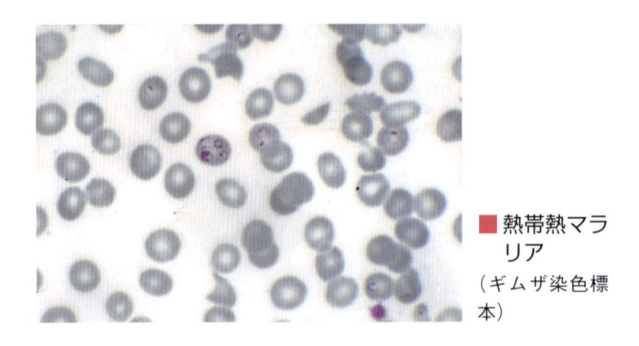

2) ヒトの体内
　2)-1　肝臓
　2)-2　赤血球

のステージに分けられます．

　予防薬によっては肝臓にいる原虫に効果がないため，流行地を離れた後も長期内服が必要となるものがあります．

　また，三日熱マラリアと卵形マラリアはヒプノゾイドという肝臓での休眠期を持つため，流行地を離れて長時間経過した後に発症することもあり，治療の際にはヒプノゾイドにも作用する薬剤が必要となります．

流行地域

　アフリカ，中央・南部アメリカ，カリブ海地域，南アジア，東南アジア，中東，東ヨーロッパなどマラリアを媒介する蚊の存在する熱帯地域を中心にみられます．

臨床症状

　流行地に住んでいる場合は症状が軽度の場合もあります．非流行地の渡航者が感染すると，発熱，悪寒，頭痛，筋肉痛などインフルエンザ様症状が間欠的に見られます．**熱帯熱マラリアは重症化しやすく**，いったん重症化すると脳症，腎症，DIC（播種性血管内凝固症候群）様出血傾向，低血糖，代謝性アシドーシスなどの

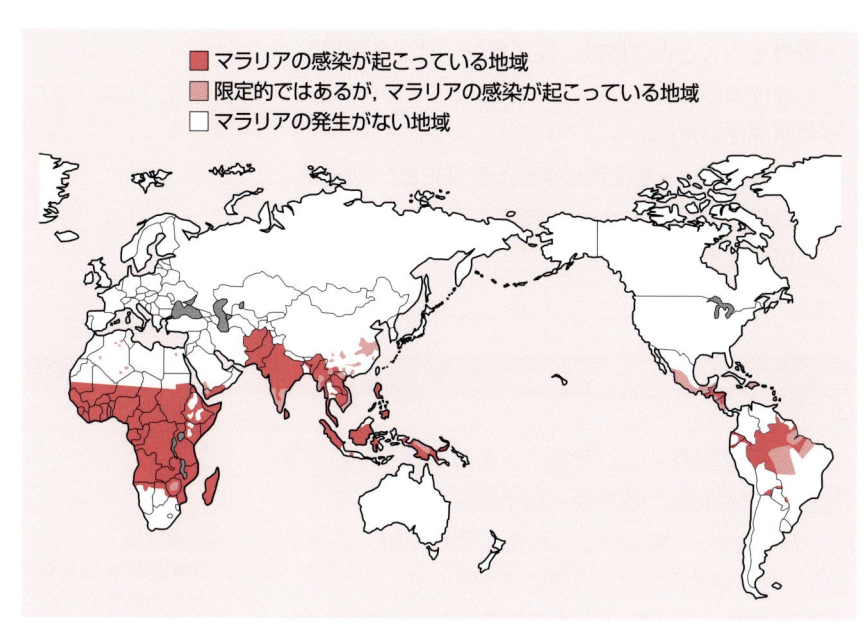

■ マラリアの感染が起こっている地域
■ 限定的ではあるが，マラリアの感染が起こっている地域
□ マラリアの発生がない地域

FORTH ウェブサイト：マラリアに注意しましょう！（http://www.forth.go.jp/useful/malaria.html．2013年12月27日閲覧）より転載

合併症を起こし得るため，<u>感染症エマージェンシー</u>と覚えておきましょう！

❷ 虫さされを防ぐ

　マラリアは蚊によって媒介されます．マラリア以外にもデング熱，黄熱病なども蚊により媒介するので，渡航先では，まず虫さされに遭わないように！　注意しましょう．

> 例
> ● 野外に宿泊される場合は，害虫の生息地となりやすい湿地，水辺，叢をできるだけ避けましょう．

393

> 応用4　感染症は世界を駆ける　トラベルメディスン入門

- 野外を歩くときは長袖，長ズボン，靴下の着用を心がけましょう．
- 蚊帳を使いましょう．
- 虫除けスプレーを使用しましょう（DEET；忌避剤の有効成分が10〜35％含まれていれば，通常の活動には十分です）．

❸ マラリア予防内服の適応

　マラリアの予防内服は無害ではありません．効果を発揮するためには内服指示に従う必要があります．渡航先のリスク，渡航先での行動，滞在期間，使用禁忌の有無，副作用などから適応を判断しましょう．
　「日本の旅行者のためのマラリア予防ガイドライン（2005）」（マラリア予防専門家会議）では，絶対的適応を以下のように定めています．

絶対的適応
- 熱帯熱マラリアの高度流行地域に滞在する場合（サハラ以南アフリカ，インド，パプアニューギニア，ソロモン諸島，南米アマゾン川流域など）
- マラリア発症後に適切な医療対応が期待できない地域に行く場合（潜伏期間は最短7日なので，そのような地域への7日以上の滞在が目安となります）

> **MEMO**
> p.379のCOLUMN「渡航先の情報を入手する」で紹介したウェブサイトでは渡航先ごとの情報が得られる，マラリアのリスクを確認できます．

❹ マラリア流行地域と耐性の関係

　以下の2つの耐性地域を頭に入れておきましょう．
- **クロロキン耐性**：メキシコ，中央アメリカ，南アメリカの一部，ハイチ，ドミニカ共和国など，一部の国と地域を除いて，熱帯熱マラリアはほぼ耐性があ

ります．
- **メフロキン耐性**：タイ-ミャンマー，タイ-カンボジア，カンボジア-ベトナムの国境地域にみられます．

❺ マラリア予防内服に用いられる薬

　国内で承認されている予防薬はメフロキンとアトバコン・プログアニル配合錠の2種類です．以下の予防薬は主要な4種のマラリアに対する予防効果はありますが，三日熱マラリア，卵形マラリアにみられる肝休眠期には効果がないことに注意しましょう．

　薬剤適応に関して，熱帯熱マラリア予防をまず！第一にと考えられています．

(1) メフロキン（メファキン®）

特徴
　半減期が長いため，週1回投与が可能．ただし，肝休眠期の熱帯熱マラリアへの効果は低いため，流行地域を離れても4週間は内服を継続する必要があります．タイ-ミャンマー，タイ-カンボジアなど東南アジア地域にはメフロキン耐性種がみられるため，これらの地域への渡航者には使用できません．

副作用
　精神神経系の副作用がよく知られています．頭痛，めまい，ふらつき，平衡障害のほか，睡眠障害，異夢などがあります．痙攣，錯乱，幻覚の報告もあります．また，併用する薬剤により心電図のQT時間延長の可能性がありますので，他の併用薬剤に注意しましょう．

使用禁忌
　てんかんや，精神疾患を有するあるいは既往がある場合，原病を悪化させる可能性があります．妊婦，特

に妊娠初期の服用を避けるため，服用中ならびに服用後3か月までは避妊が必要です．

予防薬としての服用法

最低，マラリア流行地域到着1週間前より内服を開始し，その後，同じ曜日に週1回の内服を継続します．

体重30 kg以上45 kg未満：3/4錠（206.25 mg）
体重45 kg以上：1錠（275 mg）

(2) アトバコン・プログアニル（マラロン®）

特徴

熱帯熱マラリアの血中期，肝内期両方に作用するため，メフロキンのように渡航後の長期間内服は不要です．ただし，三日熱マラリアの肝休眠期には作用しないため，流行地を離れても7日は内服を継続する必要があります．また，配合剤であるため耐性が生じにくいとされており，メフロキン耐性熱帯熱マラリアの流行地域に渡航する場合でも使用可能です．

副作用

メフロキンと比較すると副作用は少ないです．主なものは消化器症状や頭痛です．

使用禁忌

腎機能障害がある場合（CCr 30 mL/分未満など）と妊婦や授乳婦です．

予防薬としての服用法

通常，成人や体重40 kgを超える小児には1日1回1錠（250 mg/100 mg）をマラリア流行地域到着24〜48時間前より開始し，流行地域滞在中，および流行地域を離れた後7日間，毎日食後に内服します．

経口吸収率があまりよくないため，食後，あるいは乳飲料とともに内服するようにしましょう．

(3) ドキシサイクリン（ビブラマイシン®）

■特徴
　国内ではマラリア予防薬としては認可されていませんが，海外ではマラリア予防薬として用いられています．マラリアの予防薬以外に，レプトスピラ症，ツツガムシ病などのリケッチア感染症など，他の感染症に対する予防・治療効果もあります．メフロキン耐性地域でも用いることが可能です．肝休眠期の熱帯熱マラリアへの効果が低いため，流行地を離れても4週間は内服を継続することが必要です．

● レプトスピラ症 ☞p.120

■副作用
　消化器症状，薬剤性食道炎，光線過敏症などがあります．

● ドキシサイクリン ☞p.197 参照

■使用禁忌
　妊婦，授乳婦，歯牙形成期にある8歳未満の小児です．制酸薬との併用で吸収が阻害されたり，他の薬剤との相互作用もあるため，他の内服薬もチェックしましょう．

■予防薬としての服用法
　成人では通常100 mgを1日1回内服します．マラリア流行地域到着24〜48時間前より開始し，流行地域滞在中，および流行地域を離れた後4週間内服します．

応用 4 　感染症は世界を駆ける　トラベルメディスン入門

4　旅行者下痢症

❶ 主な原因

　旅行者下痢症のうち，起炎菌が判明するものは30〜60%程度といわれています．
　渡航先によっても異なりますが，主要な起炎菌は以下になります．
- Enterotoxigenic *Escherichia coli*（ETEC：毒素原性大腸菌）
- Enteroaggregative *Escherichia coli*（EAEC：腸管付着性大腸菌）
- *Shigella* spp.（赤痢菌属）
- *Salmonella* spp.（サルモネラ）
- *Campylobacter jejuni*（カンピロバクター ジェジュニ）
- ノロウイルス
- ロタウイルス
- 原虫（赤痢アメーバ，ランブル鞭毛虫，クリプトスポリジウム，サイクロスポーラなど）

❷ 渡航前の注意事項

　滞在先や活動内容，滞在期間，旅行者の状態によってリスクは変わってきます．
◎**旅行者下痢症発症リスクの高い地域**
　2週間の滞在で発症率が20〜90%程度といわれる地域は，中東，南アジア（インドなど），中央・南ア

メリカ，アフリカです．
　渡航先で流行している疾患は事前に調べておくようにしましょう．

◎注意すべき飲食物

	安全	比較的安全	避けるべき
飲料	・炭酸飲料・炭酸水 ・ボトル入りの飲料水* ・適切に消毒された水（塩素，ヨウ素などで）	・柑橘類系のフレッシュジュース ・ボトル入りの飲料水* ・パッケージされた氷	・水道水 ・氷 ・生乳
食物	・十分に火の通ったもの ・加工・包装されたもの ・火の通った野菜，皮をむいた果物	・乾物 ・ジャムやシロップ漬けなど高浸透圧状態で保存されたもの ・洗った野菜や果物	・サラダ ・生野菜などを含んだサルサソース ・調理されていない魚介類 ・十分に火の通っていない肉類 ・皮を剝いていない果物 ・生乳を使った乳製品 ・冷たいデザート
場所	推奨されているレストラン	現地の家庭	屋台

＊市販のボトル入り飲料水は基本的には安全ですが，稀に開封後のものが販売されることがあるので，未開封であることを確認しましょう．
　炭酸水は未開封であれば，泡が出るため，開封の有無を確認しやすい．

◎リスクの高い旅行者

　旅行者下痢症発症リスク，また合併症リスクの高い旅行者は以下になります．
- 免疫抑制がある
- 胃酸分泌が低下している
- 不衛生な環境で飲食することが予想される
- 若年者，冒険旅行を企画している
- 高齢者
- 慢性消化器疾患がある

応用4 感染症は世界を駆ける トラベルメディスン入門

渡航後最初の1週間が一番発症のリスクが高いとされています．

◎抗菌薬の予防投与

基本的には推奨されません．上記の高リスク者には場合により投与を検討しますが（ニューキノロン系抗菌薬など），その場合も2〜3週間を超えた投与は行いません．

◎病院受診が勧められる症状

旅行者下痢症は感染性だけとは限らず，また大半は3〜5日で自然に軽快しますが，以下の症状がある場合には病院受診を勧めましょう．

- 頻回の下痢（8時間で3回以上）
- 発熱
- 粘血便，あるいは血便
- 嘔吐が続き，経口摂取ができない
- 強い腹痛

❸ 旅行者下痢症への対応策

対応策は大きく分けて，
- 補液
- 止痢薬
- 抗菌薬

の3つから成ります．

基礎疾患のない健康な旅行者では，通常，下痢症状は自然軽快するため経過観察で十分です．

- **補液**：症状が軽度であり（下痢の頻度が少ない，熱・血便がない），経口摂取ができている場合には清潔な飲食物を十分摂取するように心がければよいですが，脱水を起こしやすい高齢者や1歳未満の乳児は経口補液水（ORS）を用いた経口補水を検討しま

しょう．経口摂取ができない場合は輸液が必要となります．
- **止痢薬**：あくまでも対症療法であることに注意しましょう！　ロペラミドは抗コリン系止痢薬にみられる抗コリン作用性の副作用がなく，即効性があり，抗浸出作用もあるために旅行者下痢症に用いられますが，合併症を避けるため，発熱，血便や粘血便を伴っている場合，小児には用いないようにしましょう．また，48時間以上は使用しないようにしましょう．
- **抗菌薬**：以下の場合は検査のための検体を提出のうえ，抗菌薬の投与を検討しましょう．
  - 頻回の下痢（8時間で3回以上）
  - 発熱
  - 粘血便，あるいは血便
  - 嘔吐が続き，経口摂取ができない
  - 強い腹痛

◎**選択される抗菌薬**

通常，3日の短期投与になります．治療開始後48時間経過しても症状が改善しない場合は，異なる起炎菌（ウイルス性，原虫性など）や，耐性菌の可能性を考え，むやみに投与期間を延長しないようにしましょう．

- **ニューキノロン系抗菌薬**：エンピリック治療に用いられる抗菌薬の中心的薬剤ですが，耐性菌，特に，*Campylobacter* spp.（カンピロバクター）の耐性菌が問題となってきているので，インドなど南アジアや東南アジア方面の旅行者には注意が必要です．
  投与例：シプロフロキサシン（CPFX）500 mgを1日1回経口投与×3日間
  レボフロキサシン（LVFX）500 mgを1日

1回経口投与×3日間
- **アジスロマイシン（AZM）**：カンピロバクターを含め，旅行者下痢症の起炎菌を幅広くカバーします．
  投与例：アジスロマイシン（AZM）500 mg を1日1回経口投与×3日間
- **ホスホマイシン**：主に日本での使用経験・報告が多いですが，有効性を支持するエビデンスが不足しているとして海外のガイドラインや文献では第一選択とされていません[4]．
- **リファキシミン**：日本では 2013 年 5 月に肝性脳症に対する希少疾病用医薬品指定を受けていますが，海外では旅行者下痢症にも用いられています．難吸収性抗菌薬で，ETEC や EAEC に効果的とされていますが，赤痢菌やカンピロバクターなどのような侵襲性腸炎には効果が低いとされていますので，疑わしい場合には使用しないようにしましょう．

◎**起炎菌同定のための検査**

抗菌薬投与を考慮する症状を伴って医療機関を受診した場合，あるいは症状が長期間続く場合（2週間以上を持続性，4週間以上は慢性と分類されます）は原因に沿った治療を心がけましょう．

検査には以下のようなものがあります．

- 便培養（*Salmonella* spp.；サルモネラ，*Shigella* spp.；赤痢菌，*Campylobacter* spp.；カンピロバクター）
- ベロ毒素（血性便がある場合）
- 血液培養（特に発熱がある場合）
- *Clostridium difficile*；クロストリジウム ディフィシル（抗菌薬使用歴や入院歴がある場合．EIA 法による抗原検査，PCR 法などがあります）
- 顕微鏡による虫卵検査（慢性下痢症がある場合．

4) IDSA. Clin Infect Dis. 2006 Dec 15；43（12）：1499-1539.

MEMO
長期間症状が続いており，これらの検査でも原因が判明しない場合は内視鏡検査を検討します．一部には旅行者下痢症後に過敏性腸炎や，吸収不良を起こしている場合もあり，必ずしも感染性の原因とはかぎりません．

4 旅行者下痢症 応用

> **COLUMN**
>
> ### ORS（oral rehydration solution：経口補水液）の作り方
>
> コレラなどの重度の下痢症では，大腸では十分に水が吸収されず，腸管から電解質も失われます．糖分（グルコース）やナトリウムを水に加えると，小腸壁からグルコースやナトリウムが吸収される際に水も吸収され，同時に失われた電解質の補充もできます．当初，コレラで重度の脱水患者に用いられて，その効果が証明されました．現在では清潔な水に混ぜるだけで手軽に安全なORSができるパッケージも普及していますが，それが手に入らない状況でも，清潔な水1リットルに塩小さじ1/2，砂糖小さじ6を混ぜることで渡航先でも代用することができます．
>
> WHO：Cholera. http://www.who.int/cholera/technical/en/（2013年12月27日閲覧）
>
> CDC：Managing Acute Gastroenteritis Among Children. http://www.cdc.gov/mmwr/preview/mmwrhtml/rr5216a1.htm

ランブル鞭毛虫，赤痢アメーバには便抗原検査もあります）

403

応用4 感染症は世界を駆ける トラベルメディスン入門

5 旅行者の帰国後の発熱

❶ 主な原因

渡航先によって異なり，報告による若干の違いはありますが，予備知識として頭に入れておきましょう．
- マラリア
- デング熱
- リケッチア感染症
- 細菌性腸炎
- 腸チフス
- ウイルス性肝炎（A 型肝炎）
- 呼吸器感染症
- 尿路感染症

▶ これがポイント！
- マラリア流行地域からの旅行者の帰国後の発熱では，それを否定できないかぎり，まずマラリアを疑います！ 熱帯熱マラリアは感染症エマージェンシーです．
- 旅行者の帰国後の発熱であっても，通常の感染症による発熱の可能性もあることも忘れないようにしましょう．

❷ 発熱者へのアプローチ

● まずは病歴！

旅行者の発熱へのアプローチは他の感染症と同様，

まずは病歴が大事です．**通常の問診・身体所見**に加えて以下のポイントを念頭に情報を集めましょう．

① 症状
―いつから，どのような症状が，どのくらいの期間続いているか
　➡**潜伏期間**を推定するのに，渡航歴を考慮した症状の時間経過がポイント．

② 渡航歴
―いつ，どこへ，どのくらいの期間滞在したか
―どのような活動を行ったか（都会 vs 田舎で過ごした，野生の動植物に触れた，海や湖で泳いだ，飲食はどのようなところで何を食べたか，症状によっては性交渉歴も忘れずに聴取します！）
―渡航前にどのような予防接種や予防内服を行ったか？（ワクチンや予防内服は完全ではありませんが，発症リスクを低下させ，マラリアでは症状を軽減する可能性があります．腸チフスのワクチンは50〜80％程度，マラリア予防内服は80〜90％程度の予防効果といわれています）

③ 身体所見
―眼瞼結膜の黄疸
―皮膚所見（皮疹の他，ダニ刺咬傷のようによく探さないと見落とす可能性のあるものもあります．紫斑も参考になる大切な所見です）
―リンパ節腫脹
―肝脾腫
―神経学的所見

④ 検査所見
　初期検査としては以下を考慮しましょう．
―血算と白血球分画
（特に，原虫による感染では好酸球上昇が参考になる

こともあります）
―マラリアの検査（血液塗抹標本，迅速抗原検査）
- 初回の塗抹が陰性であっても，マラリアの疑いがある場合は6〜12時間毎に塗抹検査をくり返すようにしましょう（48〜72時間の間）．
- 血液塗抹標本は形態から種の鑑別を行うことができ，重症度の指標となる原虫密度を調べることができるため，診断のgold standardです．

―生化学検査
―肝機能検査
―血液培養検査
―尿検査，尿培養検査
―胸部単純X線検査

COLUMN

感染症と潜伏期間の関係

　潜伏期間からある程度は疾患を絞り込むことができるため，渡航先への滞在期間と，症状出現時期の関係は重要な情報です．例えば，マラリアは通常，潜伏期間が最短で7日のため，渡航してから発症までが数日の発熱の場合はマラリアの可能性がかなり低くなります．

潜伏期間	疾患	通常の潜伏期間
14日未満	インフルエンザ	1～3日
	チクングニア熱	2～4日
	デング熱	4～8日
	レプトスピラ症	7～12日
	腸チフス	7～18日
	急性HIV症	10～28日
	熱帯熱マラリア	6～30日（通常旅行後3か月以内）
	三日熱マラリア	8～12か月（肝休眠期があるため長くなることがある）
14日～6週間	腸チフス，急性HIV症，マラリア，レプトスピラ症	（上記参照）
	アメーバ性肝膿瘍	数週間～数か月
	A型肝炎	約1か月
	E型肝炎	4～6週間
	住血吸虫症による急性期症状（片山熱）	4～8週間（主にサハラ以南アフリカ）
6週間以上	アメーバ性肝膿瘍，E型肝炎，マラリア，住血吸虫症による急性期症状	上記参照
	B型肝炎	90日
	内臓リーシュマニア症	2～10か月
	結核	週～年単位

CDC Health information for international travel 2014 より改変．http://wwwnc.cdc.gov/travel/yellowbook/2014/chapter-5-post-travel-evaluation/fever-in-returned-travelers

応用4 感染症は世界を駆ける トラベルメディスン入門

挑戦!! シナリオトレーニングと知識整理

問題①

特に既往のない23歳の女性．来週から旅行でタイへ行く予定だが，マラリアのことを聞いて心配になり，予防内服を希望してトラベルクリニックを受診した．

マラリアの予防内服について，あなたはどうアドバイスすべきだろうか？

問題②

昨日からの発熱を主訴に来院した45歳の男性．出張でナイジェリアへ3日間滞在していたが，帰国翌日から38℃台の発熱．滞在中は，ほとんどホテル内で過ごし，飲食もホテルでのみ行ったとのこと．マラリアの予防内服は行わなかったが，蚊に刺された記憶はないという．身体所見上，特記すべき所見はない．

担当医はマラリアを最も疑い，検査を提出した．あなただったら，他にどのようなことを考えるだろうか．

解説①

【マラリアの予防】にも述べたように，マラリアは予防内服で100%予防できるわけではなく，薬も無害ではありません．また，マラリアがみられる国へ行く場合でも，都市部ではリスクが低く，予防内服が必要ない場合もあります．そのため以下の点（★）を念頭に問診します．情報はCOLUMN（p.379参照）で紹介したサイトなどでチェックしましょう．

★ ・どこへ
・いつ
・どのくらいの期間
・何の目的で
・どのような旅行・滞在を行うか
・旅行者の状態（年齢や基礎疾患など）

例えば，バンコクなど都市部にのみ滞在するのであれば，まず予防内服は必要ありませんが，国境沿いなど，地方へ滞在する予定があれば（特に，マラリアの対応ができる医療機関へのアクセスが容易でない場合など（本文p.394「絶対的適応」参照)，その必要性が高まります．また，予防内服を行う場合は，タイでは耐性菌を考慮し，メフロキンは使うことができません．

解説②

ナイジェリアの情報を，COLUMN（p.379）で紹介したサイトで調べると，マラリアの流行地域であることがわかります．熱帯熱マラリアは感染症エマージェンシーなので，否定できないかぎり鑑別に入れる，というアプローチは正しいです．一方で，流行地域（ナイジェリア）に3日滞在した翌日の発熱である場合，マラリアの潜伏期間は通常最短7日程度であることから，病像が合わないことに気づきます．よって，通常の問診に加え，「発熱者へのアプローチ」（p.404）で記したような項目に沿ってたずねて，他の可能性の見落としがないようにしましょう．

408

> 問題③

仕事のためにカンボジアに数か月滞在する予定の32歳女性．既往は特にない．マラリアの予防内服と予防接種について相談したいと言う．出発はこれから2週間後とのこと．あなただったらどうアドバイスするだろうか？

> 解説③

まずは，滞在先でどのようなリスクがあるかを知るためにも，問題①の解説の★をよく聴取します．情報サイトではA型肝炎，B型肝炎，破傷風，腸チフスなどの接種が通常推奨されており，リスクがある場合は日本脳炎（特に農村部に長期滞在する場合），狂犬病（野生動物との接触の機会がある場合）とあります．マラリアの予防内服については首都のみに滞在するのであればリスクは低く，通常必要ありません．
また，現地での医療機関へのアクセスも考慮する必要があります．予防接種は基礎免疫を獲得するために複数回摂取が必要なものが多いので，渡航がわかったら余裕をもって受診してもらうようにします．

参考文献

- Guerrant RL, et al. Practice guidelines for the management of infectious diarrhea. Clin Infect Dis. 2001 Feb 1；32：331-350.
- Hill DR, et al. The practice of travel medicine: guidelines by the Infectious Diseases Society of America. Clin Infect Dis. 2006 Dec 15；43（12）：1499-1539.
- Keystone JS, Freedman DO, Kozarsky PE, Connor BA, Nothdurft HD. Travel medicine, 3rd ed. Saunders, 2013.
- Kollaritsch H, Paulke-Korinek M, Wiedermann U. Traveler's diarrhea. Infec Dis Clin N Am. 2012 Sep；26（3）：691-706.
- Mandell GL, Bennett JE, Dolin R. Mandell, Douglas, and Bennett's Principles and Practive of Infectious Diseases, 7th ed. Churchill Livingstone, 2010.
- マラリア予防専門家会議：日本の旅行者のためのマラリア予防ガイドライン（2005年）．http://jsp.tm.nagasaki-u.ac.jp/modules/tinyd3/content/complete.pdf（2013年12月27日閲覧）
- 日本旅行医学会編．旅行医学質問箱．メジガルビュー社，2009．
- Ross AGP, Olds GR, Cripps AW, Farrar JJ, McManus DP. Enteropathogens and chronic illness in returning travelers. N Eng J Med. 2013 May 9；368（19）：1817-1825.
- Thielman NM, Guerrant RL. Acute infectious diarrhea. N Eng J Med. 2013 May 9；350（1）：38-47.

付表

付表1 腎機能障害時の抗菌薬投与量
(表末参考文献から改変)

抗菌薬名（添付文書上の成人の投与量，正常腎機能時）	腎機能正常時の投与量	Ccr＞50 mL/分
ペニシリン系		
ペニシリンG（PCG） （注射） ●ペニシリンGカリウム® （化膿性髄膜炎，感染性心内膜炎：400万単位1日6回）	200万〜400万単位/回を4〜6時間毎	通常量
アンピシリン（ABPC） （注射） ●ビクシリン® （1日量1〜4gを1〜2回に分けて）	1〜2g/回を4〜6時間毎	通常量
アモキシシリン（AMPC） （経口） ●パセトシン® （ヘリコバクター・ピロリ感染症を除く感染症：1回250 mg（力価）を3〜4回経口）	250〜500 mg/回を8時間毎	通常量
ピペラシリン（PIPC） （注射） ●ペントシリン® （1日2〜4g（力価）を2〜4回に分けて．難治性または重症感染症：1日8g（力価）まで）	3〜4g/回を4〜6時間毎	通常量
アンピシリン/スルバクタム（ABPC/SBT） （注射） ●ユナシン®-S （肺炎，肺膿瘍，腹膜炎：1日6g（力価）を2回に分けて．重症感染症には1回3g（力価）1日4回（1日量12g（力価））上限）	1.5〜3g/回を6〜8時間毎	通常量
アモキシシリン/クラブラン酸（AMPC/CVA） （経口） ●オーグメンチン®，クラバモックス® 250RS：250 mg/125 mg 125SS：125 mg/62.5 mg （配合剤250 mg 1回1錠を6〜8時間毎）	アモキシシリン500 mg/クラブラン酸125 mg/回（例：配合剤250 mg＋アモキシシリン250 mg）を8時間毎	通常量
ピペラシリン/タゾバクタム（PIPC/TAZ） （注射） ●ゾシン® （敗血症，肺炎，腹膜炎，腹腔内膿瘍，胆嚢炎および胆管炎：1回4.5g（力価）を1日3回点滴静注．肺炎の場合1日4回にまで増量可能）	3.375〜4.5g/回を6〜8時間毎	通常量

腎機能障害時の抗菌薬投与量　付表

10＜Ccr＜50 mL/分	Ccr＜10 mL/分	血液透析	腹膜透析	注意事項
通常量の50〜75%（例：神経梅毒，感染性心内膜炎，重症感染症では200万〜300万単位を4時間毎）	通常量の50%（例：神経梅毒，感染性心内膜炎，重症感染症では200万単位を4〜6時間毎）	Ccr＜10 mL/分の投与量を，透析日は透析後に投与	Ccr＜10 mL/分の投与量	K：1.53 mEq がPCG：100万単位に相当する．末期腎不全では1,000万単位/日までが上限
1〜2 g/回を6〜12時間毎	1〜2 g/回を12〜24時間毎	Ccr＜10 mL/分の投与量を，透析日は透析後に投与	250 mg/回を12時間毎	
250〜500 mg/回を8〜12時間毎	250〜500 mg/回を24時間毎	Ccr＜10 mL/分の投与量を，透析日は透析後に投与	250 mg/回を12時間毎	
3〜4 g/回を6〜8時間毎	3〜4 g/回を8時間毎	2 g/回を8時間毎．透析後は1 g追加で投与	Ccr＜10 mL/分と同様の投与量	Na：1.9 mEq/gに相当する
1.5〜3 g/回を8〜12時間毎	1.5〜3 g/回を24時間毎	Ccr＜10 mL/分の投与量を，透析日は透析後に投与	Ccr＜10 mL/分の投与量	
アモキシシリン量250〜500 mg/回を12時間毎	アモキシシリン量250〜500 mg/回を24時間毎	Ccr＜10 mL/分の投与量を，透析日は透析後に投与	通常量	クラブラン酸は肝代謝のため，腎機能による投与量調整によってクラブラン酸の相対的不足になり得る
2.25〜3.375 g/回を6時間毎	Ccr＜20 mL/分で2.25 g/回を8時間毎	Ccr＜20 mL/分の投与量，透析前に予定量が投与された場合は透析後0.75 g追加	Ccr＜10 mL/分の投与量	

付表1

	抗菌薬名(添付文書上の成人の投与量,正常腎機能時)	腎機能正常時の投与量	Ccr>50 mL/分
セフェム系	**セファゾリン (CEZ)** • セファメジン®α (1日量1g(場合によって1.5〜3g)(力価),を2回に分けて静脈内へ注射.重篤な場合には,1日量5g(力価),まで)	1〜2 g/回を8時間毎	通常量
	セファレキシン (CEX) (経口) • ケフレックス® (1回250 mg(力価)を6時間毎に経口投与.重症の場合などは1回500 mg(力価)を6時間毎に経口投与)	250〜500 mg/回を6時間毎	通常量
	セフォチアム (CTM) • パンスポリン®,ハロスポア®(注射) (1日0.5〜2g(力価)を2〜4回に分けて静脈内に注射.成人敗血症には1日4g(力価)まで増量可能)	1 g/回を6〜12時間毎	通常量
	セフメタゾール (CMZ) • セフメタゾン®(注射) (1日1〜2g(力価)を2回に分けて静脈内に注射または点滴静注.難治性または重症感染症には1日量を4g(力価)まで)	1〜2 g/回を6〜12時間毎	1〜2 g/回を8〜12時間毎
	セフタジジム (CAZ) • モダシン®(注射) (1日1〜2g(力価)を2回に分割投与.難治性または重症感染症には症状に応じて1日量を4g(力価)まで)	1〜2 g/回を8〜12時間毎	1〜2 g/回を8〜12時間毎
	セフォタキシム (CTX) • クラフォラン®,セフォタックス®(注射) (1日1〜2g(力価)を2回に分けて投与.難治性または重症感染症には1日量を成人では4g(力価)まで増量し,2〜4回で分割投与)	1〜2 g/回を6〜8時間毎	1〜2 g/回を8〜12時間毎
	セフトリアキソン (CTRX) • ロセフィン®(注射) (1日1〜2g(力価)を1回または2回に分けて投与.難治性または重症感染症では1日量を4g(力価)まで増量可能)	1〜2 g/回を12〜24時間毎	通常量
	セフェピム (CFPM) • マキシピーム®(注射) (一般感染症:1日1〜2g(力価)を2回に分けて投与.難治性,重症感染症,発熱性好中球減少症:1日量を4g(力価)まで増量し分割投与)	1〜2 g/回を8時間毎	通常量
モノバクタム系	**アズトレオナム (AZT)** • アザクタム®(注射) (1日1〜2g(力価)を2回に分けて投与.難治性または重症感染症には,成人では1日量を4g(力価)まで増量可能)	1〜2 g/回を6〜8時間毎	通常量

腎機能障害時の抗菌薬投与量　付表

10<Ccr<50 mL/分	Ccr<10 mL/分	血液透析	腹膜透析	注意事項
1～2 g/回を8～12時間毎	0.5～1 g を24時間毎	Ccr<10 mL/分の投与量，透析日は1 g を透析後に投与	0.5 g/回を12時間毎または1 g を24時間毎	
250～500 mg/回を8～12時間毎	250～500 mg/回を12～24時間毎	Ccr<10 mL/分の投与量，透析日は透析後に投与	250 mg/回を8時間毎	
通常量の75%（例：1～2 g/回を12～24時間毎）	通常量の50%（例：1 g/回を24時間毎）	Ccr<10 mL/分の投与量，透析日は透析後に投与	Ccr<10 mL/分の投与量	
1～2 g/回を12～24時間毎	1～2 g/回を24～48時間毎	Ccr<10 mL/分の投与量，透析日は透析後に投与	Ccr<10 mL/分の投与量	
1～2 g/回を12～24時間毎	1～2 g/回を24～48時間毎	Ccr<10 mL/分の投与量，透析日は透析後に1 g を投与	0.5 g/日	
1～2 g/回を12～24時間毎	1～2 g/回を24時間毎	1 g/日＋1 g を透析後	0.5～1 g/日	末期腎不全では代謝産物が排泄されずに体内に蓄積するとされる
通常量	通常量	通常量	通常量	
1～2 g/回を12～24時間毎	0.5～1 g/回を24時間毎	Ccr<10 mL/分の投与量，透析日は透析後に1 g を投与	1～2 g/回を48時間毎	
通常量の50～75%（例：1～2 g/回を8～12時間毎）	通常量の25%（例：1～2 g/回を24時間毎）	Ccr<10 mL/分の投与量，透析日は透析後に0.5 g を投与	Ccr<10 mL/分の投与量	

付表1

	抗菌薬名（添付文書上の成人の投与量，正常腎機能時）	腎機能正常時の投与量	Ccr>50 mL/分	
カルバペネム系	イミペネム/シラスタチン (IPM/CS) ・チエナム®（注射） （1日0.5～1g（力価）を2～3回に分けて投与．重症・難治性感染症には1日2g（力価）まで増量可能）	0.5 g/回を6時間毎	0.5 g/回を6～8時間毎	
カルバペネム系	メロペネム (MEPM) ・メロペン®（注射） （1日0.5～1g（力価）を2～3回に分割し投与．重症・難治性感染症には，1日2g（力価）まで増量可能）	1 g/回を8時間毎	通常量	
アミノグリコシド系	ゲンタマイシン (GM) ・ゲンタシン®（注射） （1日3mg/kg（力価）を3回に分割．増量する場合は1日5mg（力価）/kgを限度）	5～7 mg/kg/回*（1日1回投与．トラフ値は<1μg/mLを目安として調整）	3.5～5 mg/kg/回*（1日1回投与．トラフ値は<1μg/mLを目安として調整）	
アミノグリコシド系	トブラマイシン (TOB) ・トブラシン®（注射） （膀胱炎および腎盂腎炎には，1日120 mg（力価）を2回に，その他の感染症には，1日180 mg（力価）を2～3回に，それぞれ分割して投与）	初回5～7 mg/kg/回*（1日1回投与．トラフ値は<1μg/mLを目安として調整）	初回3.5～5 mg/kg/回*（1日1回投与．トラフ値は<1μg/mLを目安として投与量・間隔を調整）	
アミノグリコシド系	アミカシン (AMK) ・アミカマイシン®（注射） （1回100～200 mg（力価）を，1日1～2回投与）	初回15 mg/kg/回*（1日1回投与．トラフ値は<1μg/mLを目安として投与量・間隔を調整）	初回7.5～15 mg/kg/回*（1日1回投与．トラフ値は<1μg/mLを目安として投与量・間隔を調整）	
ニューキノロン系	レボフロキサシン (LVFX) ・クラビット®（注射） （1回500 mgを1日1回投与）	500～750 mg/回を24時間毎	通常量	
ニューキノロン系	レボフロキサシン (LVFX) ・クラビット®（経口） （1回500 mg（錠500 mg：1錠，錠250 mg：2錠，もしくは細粒10%：5g）を1日1回投与）	500～750 mg/回を24時間毎	通常量	
ニューキノロン系	シプロフロキサシン (CPFX) ・シプロキサン®（注射） （1回300 mgを1日2回点滴静注）	400 mg/回を12時間毎	通常量	

腎機能障害時の抗菌薬投与量　付表

10<Ccr<50 mL/分	Ccr<10 mL/分	血液透析	腹膜透析	注意事項
0.25～0.5 g/回を6～12時間毎	0.25 mg/回を12時間毎	Ccr<10 mL/分の投与量，透析日は透析後に投与	Ccr<10 mL/分の投与量	Ccr<20 mL/分未満の腎機能障害者では投与過多によって痙攣のリスクが高まる
1 g/回を12時間毎	0.5 g/回を24時間毎	Ccr<10 mL/分の投与量，透析日は透析後に投与	Ccr<10 mL/分の投与量	
2～3.5 mg/kg/回*（1日1回投与．トラフ値は<1μg/mLを目安として調整）	2～3.5 mg/kg/回*（1日1回投与．トラフ値は<1μg/mLを目安として調整）	初回 Ccr<10 mL/分の投与量*，投与量が決定したら透析後に投与		腸球菌による感染性心内膜炎などではシナジーのために投与する場合は1日1回投与はしない
初回2～3.5 mg/kg/回*（1日1回投与．トラフ値は<1μg/mLを目安として投与量・間隔を調整）	初回2～3.5 mg/kg/回*（1日1回投与．トラフ値は<1μg/mLを目安として投与量・間隔を調整）	初回 Ccr<10 mL/分の投与量*，投与量が決定したら透析後に投与		
初回4～7.5 mg/kg/回*（1日1回投与．トラフ値は<1μg/mLを目安として投与量・間隔を調整）	初回3～4 mg/kg/回*（1日1回投与．トラフ値は<1μg/mLを目安として投与量・間隔を調整）	初回 Ccr<10 mL/分の投与量*，投与量が決定したら透析後に投与		
500～750 mg/回を48時間毎	CCr<20 mg/分で初回500～750 mg/回，その後250～500 mg/回を48時間毎	Ccr<20 mL/分の投与量	Ccr<20 mL/分の投与量	
500～750 mg/回を48時間毎	CCr<20 mL/分で初回500～750 mg/回，その後250～500 mg/回を48時間毎	Ccr<20 mL/分の投与量	Ccr<20 mL/分の投与量	
通常量の50～75％（例：400 mg/回を24時間毎）	通常量の50％（例：400 mg/回を24時間毎）	200 mg～400 mg/回を24時間毎，透析日は透析後に投与	200 mg～400 mg/回を24時間毎，透析日は透析後に投与	

付表1

	抗菌薬名（添付文書上の成人の投与量，正常腎機能時）	腎機能正常時の投与量	Ccr>50 mL/分		
ニューキノロン系	シプロフロキサシン（CPFX） • シプロキサン®（経口） （1回100〜200 mgを1日2〜3回経口投与）	250〜750 mg/回を12時間毎	通常量		
	モキシフロキサシン（MFLX） • アベロックス®（経口） （1回400 mgを1日1回経口投与）	400 mg/回を24時間毎	通常量		
リンコマイシン系	クリンダマイシン（CLDM） • ダラシン®S（注射） （1日600〜1,200 mg（力価）を2〜4回に分けて投与．難治性又は重症感染症には成人では1日2,400 mg（力価）まで増量）	600〜900 mg/回を8時間毎	通常量		
	クリンダマイシン（CLDM） • ダラシンカプセル（経口） （1回150 mg（力価）を6時間ごとに経口投与，重症感染症には1回300 mg（力価）を8時間ごとに経口投与）	300〜450 mg/回を6時間毎	通常量		
マクロライド系	エリスロマイシン（EM） • エリスロシン®（経口） （1日800〜1,200 mg（力価）を4〜6回に分割経口投与）	250〜500 mg/回を6〜8時間毎	通常量		
	クラリスロマイシン（CAM） • クラリシッド®，クラリス®（経口） （一般感染症：1日400 mg（力価）を2回に分けて経口投与）	250〜500 mg/回を12時間毎	通常量		
	アジスロマイシン（AZM） • ジスロマック®（注射） （500 mg（力価）を1日1回，2時間かけて点滴静注）	500 mg/回を24時間毎	通常量		
	アジスロマイシン（AZM） • ジスロマック®（経口） （急性気管支炎，肺炎等：500 mg（力価）を1日1回，3日間合計1.5 g（力価）を投与． 尿道炎，子宮頸管炎：1000 mg（力価）を1回経口投与）	250〜500 mg/回を24時間毎	通常量		
テトラサイクリン系	ドキシサイクリン（経口） • ビブラマイシン® （1日量200 mg（力価）を1回又は2回に分けて経口投与し，2日目より1日量100 mg（力価）を1回で経口投与）	100 mg/回を1日2回	通常量		
	ミノサイクリン（MINO） • ミノマイシン®（注射/経口） （初回100〜200 mg（力価），以後12時間ないし24時間ごとに100 mg（力価）を投与）	初回200 mg/回，その後100 mg/回を1日2回	通常量		

10＜Ccr＜50 mL/分	Ccr＜10 mL/分	血液透析	腹膜透析	注意事項
通常量の 50～75%（例：250～500 mg/回を12時間毎）	通常量の 50%（例：250～500 mg/回を12時間毎）	250～500 mg/回を 24 時間毎	250～500 mg/回を 24 時間毎	
通常量	通常量	データなし	データなし	
通常量	通常量	通常量	通常量	肝代謝のため腎機能に応じた投与量の調節は不要
通常量	通常量	通常量	通常量	肝代謝のため腎機能に応じた投与量の調節は不要
通常量	通常量（通常量から 50～75%減量を推奨する文献もある）	通常量	通常量	
250～500 mg/回を 12～24 時間毎	250～500 mg/回を 24 時間毎	Ccr＜10 mL/分の投与量，透析日は透析後に投与	データなし	
通常量#	通常量#	通常量#	通常量#	#ただしデータなし
通常量#	通常量#	通常量#	通常量#	#ただしデータなし
通常量	通常量	通常量#	通常量#	#ただしデータなし
通常量	通常量	通常量	通常量	腎機能障害時は半減期の延長，あるいは腎機能障害の増悪を示唆する報告もあることから，使用を避けることを推奨する文献もある

付表1

	抗菌薬名（添付文書上の成人の投与量，正常腎機能時）	腎機能正常時の投与量	Ccr>50 mL/分
グリコペプチド系	**バンコマイシン（VCM）** ● バンコマイシン®（注射） （1日2g（力価）を1回0.5g（力価）で6時間毎または1回1g（力価）12時間毎に分割して，それぞれ60分以上かけて点滴静注）	15～30 mg/kg/回を12時間毎，血中濃度をモニターして適宜調整	通常量
サルファ剤	**ST合剤（SMX/TMP）** ● バクトラミン®（注射） （トリメトプリムとして1日量15～20 mg/kgを3回に分け，1～2時間かけて点滴静注）	TMPとして1回5 mg/kg/回を8時間毎	通常量
	ST合剤（経口） ● バクタ®，バクトラミン® （一般感染症：1日量4錠（顆粒の場合は4g）を2回に分割し，経口投与，ニューモシスチス肺炎の治療：1日量9～12錠（顆粒の場合は9～12g）を3～4回に分割し，経口投与）	TMPとして5 mg/kg/回（1回3～4錠）を1日3回	通常量
メトロニダゾール	**メトロニダゾール（MNZ）** ● フラジール® （嫌気性菌感染症：1回500 mgを1日3回または4回経口投与）	500 mg/回を8時間毎	通常量
その他	**リネゾリド（LZD）** ● ザイボックス®（注射/経口） （1日1,200 mgを2回に分け，1回600 mgを12時間毎に投与）	600 mg/回を1日2回	通常量
	ダプトマイシン（DAP） ● キュビシン®（注射） （敗血症・感染性心内膜炎：1日1回6 mg/kgを24時間毎．皮膚・軟部組織感染症：1日1回4 mg/kgを24時間毎）	4～6 mg/kg/回を24時間毎	通常量
抗真菌薬	**フルコナゾール（FLCZ）** ● ジフルカン®（注射/経口） （カンジダ症：フルコナゾールとして50～100 mgを1日1回投与）	初回800 mg/回，その後400 mg/回を24時間毎	通常量
	ミカファンギン（MCFG） ● ファンガード® （カンジダ症：50 mg（力価）を1日1回点滴静注する．重症または難治性カンジダ症には症状に応じて増量できるが，1日300 mg（力価）を上限）	100～150 mg/回を24時間毎	通常量

腎機能障害時の抗菌薬投与量　付表

10＜Ccr＜50 mL/分	Ccr＜10 mL/分	血液透析	腹膜透析	注意事項
15 mg/kg/回を24～96時間ごと，血中濃度をモニターして適宜調整	7.5 mg/kg/回を2～3日ごと，血中濃度をモニターして適宜調整	トラフ値の目標を15～20 μg/mLとした場合， ・次の透析まで1日の場合：15 mg/kg×1 ・2日の場合：25 mg/kg ・3日の場合：35 mg/kg	Ccr＜10 mL/分の投与量	トラフ値については本文 p.199 参照
トリメトプリムとして1回5 mg/kg/回を12時間毎	投与を避ける（使用する場合はトリメトプリムとして5～7.5 mg/kg/回を24時間毎）	投与を避ける（使用する場合はCcr＜10 mL/分の投与量．透析日は透析後に投与）	投与を避ける（使用する場合はCcr＜10 mL/分の投与量）	ニューモシスチス肺炎の治療の際の投与量例
通常量の50%	投与を避ける（使用する場合はトリメトプリムとして5～7.5 mg/kg/回（1回3～4錠）を24時間毎）	投与を避ける（使用する場合はCcr＜10 mL/分の投与量．透析日は透析後に投与）	投与を避ける（使用する場合はCcr＜10 mL/分の投与量）	ニューモシスチス肺炎の治療の際の投与量例
通常量	通常量	通常量	通常量	肝代謝のため投与量の調節は不要
通常量	通常量	通常量（透析日は透析後に投与）	データなし	
CCr＞30 mL/分の場合は通常量．Ccr＜30 mL/分の場合は4～6 mg/kg/回を48時間毎．		Ccr＜30 mL/分の投与量，透析日は透析後に投与	Ccr＜30 mL/分の投与量	
通常量の50%	通常量の50%	透析後に通常量を投与	Ccr＜10 mL/分の投与量	カンジダ血症の投与量例
通常量	通常量	通常量	データなし	

付表1

抗菌薬名（添付文書上の成人の投与量，正常腎機能時）	腎機能正常時の投与量	Ccr＞50 mL/分
抗真菌薬 ボリコナゾール（VRCZ） ● ブイフェンド®（注射） （初日は1回6 mg/kgを1日2回，2日目以降は1回3 mg/kgまたは1回4 mg/kgを1日2回点滴静注）	初回6 mg/kg/回を12時間毎×2，その後4 mg/kg/回を12時間毎	通常量
ボリコナゾール（VRCZ） ● ブイフェンド®（経口） （成人（体重40 kg以上）：初日に1回300 mgを1日2回，2日目以降は1回150 mgまたは1回200 mgを1日2回食間投与．（成人（体重40 kg未満）：初日は1回150 mgを1日2回，2日目以降は1回100 mgを1日2回食間投与）	体重40 kg以上：200〜300 mg/回を1日2回 体重40 kg未満：100〜150 mg/回を1日2回	通常量
アムホテリシンB（AMPH-B） ● ファンギゾン®（注射） （1日0.25 mg/kg（力価）より開始し漸増，1日量として0.5 mg/kg（力価）を点滴静注．投与量1 mg/kg（力価）または隔日1.5 mg/kg（力価）まで）	0.3〜1.5 mg/kg/回を24時間毎	通常量
アムホテリシンBリポソーム製剤（L-AMB） ● アンビゾーム®（注射） （2.5 mg/kg（力価）を1日1回点滴静注．1日総投与量は5 mg/kg（力価）まで）	3〜5 mg/kg/回を24時間毎	通常量

＊アミノグリコシド系抗菌薬の1日1回投与法は感染性心内膜炎の患者の他，妊婦，移植術後患者，熱傷患者，中枢神経感染症の患者の治療には推奨されていません．1日1回投与法では，腎機能障害時でも初回投与量は腎機能にかかわらず一定で，ノモグラム（p.180参照）やトラフ値などを参考に投与間隔を変更すべきだとするものと，腎機能に応じて1回投与量を調整すべきとするものとがありますが，実臨床では1回投与量，投与間隔共に変更されることが多いでしょう．いずれにしても，血中濃度のモニタリングを行うことが最も重要です．

参考文献

1. Bartlett JG, Auwaerter PG, Pham P, Hsu AJ (eds)：Johns Hopkins POC-IT ABX Guide（Retrieved from http://www.hopkinsguides.com/hopkins/ub/．2013年12月28日閲覧）
2. Chambers HF, Eliopoulous GM, Gilbert DN, Moellering RC, Saag MS (Eds)：Sanford guide web edition 2（Retrieved from http://webedition.sanfordguide.com/．2013年12月28日閲覧）
3. Gilbert B, Robbins P, Livornese LL Jr.. Use of antibacterial agents in renal failure. Infect Dis Clin of North Am. 2009 Dec；23（4）：899-924.
4. Grayson ML, Crowe SM, Grayson ML, McCarthy JS, Mills J, Mouton JW, Norrby SR, Paterson DL, Pfaller M (Eds)：Kucers' the use of antibiotics：a clinical review of antibacterial, antifungal, antiparasitic and antiviral drugs, 6th ed. CRC press, 2010.
5. Mandell GL, Bennett JE, Dolin R. Mandell, Douglas, and Bennett's Principles and Practive of Infectious Diseases, 7th ed. Churchill Livingstone, 2010.
6. Rybak M, Lomaestro B, Rotschafer JC, Moellering R, Craig W, Billeter M, Dalo-

10＜Ccr＜50 mL/分	Ccr＜10 mL/分	血液透析	腹膜透析	注意事項
CCr＜50 mL/分では投与を避ける．注射製剤に含まれる添加物である cyclodextrin（シクロデキストリン）は腎排泄であり，腎機能障害時には体内に蓄積し，さらに腎機能障害を増悪するとされる．	投与を避ける	投与を避ける	投与を避ける	侵襲性アスペルギルス症の投与量例
通常量	通常量	通常量，透析日は透析後に投与	データなし	
通常量	通常量	通常量	通常量	
通常量	通常量	通常量	通常量	侵襲性アスペルギルス症の投与量例

visio JR, Levine DP. Therapeutic monitoring of vancomycin in adult patients: a consensus review of the American Society of Health-System Pharmacists, the Infectious Diseases Society of America, and the Society of Infectious Diseases Pharmacists. Am J Health-Syst Pharm. 2009 Jan 1; 66 (1): 82-98.

7. Vandecasteele SJ, De Bacquer D, De Vriese AS. Implementation of a dose calculator for vancomycin to achieve target trough levels of 15-20 microg/mL in persons undergoing hemodialysis. Clin Infect Dis. 2011 Jun 15; 53 (2): 124-129.

8. Walsh TJ, et al. Treatment of aspergillosis: clinical practice guidelines of the Infectious Diseases Society of America. Clin Infect Dis. 2008 Feb 1; 46 (3): 327-360.

9. 日本腎臓病薬物療法学会：腎機能低下時の主な薬剤投与量一覧. http://jsnp.kenkyuukai.jp/images/sys%5Cinformation%5C20120107201644-EBD4AE21485BC2EA0A2C790CD5609F2404DBCF5F984F36570C54C7C046C6BFF0.pdf

付表2 届出の対象となる感染症の種類
(厚生労働省ホームページより)

すべての医師が，届出を行う感染症と指定した医療機関のみが届出を行う感染症があるが，ここではすべての医師が届出を行う感染症のみ掲載する．

患者が発生するたび，診断した医師が，最寄りの保健所に届け出る必要がある．

厚生労働省のホームページ (http://www.mhlw.go.jp/bunya/kenkou/kekkaku-kansenshou11/01.html) に掲載の疾患名をクリックすると，届出基準・届出様式にリンクするようになっている (都道府県により届出様式が異なる場合があり，最寄りの保健所に確認が必要)．

● 対象となる疾患

1類感染症：ただちに届出をする
 (1) エボラ出血熱
 (2) クリミア・コンゴ出血熱
 (3) 痘そう
 (4) 南米出血熱
 (5) ペスト
 (6) マールブルグ病
 (7) ラッサ熱

2類感染症：ただちに届出をする
 (1) 急性灰白髄炎
 (2) 結核
 (3) ジフテリア
 (4) 重症急性呼吸器症候群 (病原体がコロナウイルス属 SARS コロナウイルスであるものに限る)
 (5) 鳥インフルエンザ (H5N1)

3類感染症：ただちに届出をする
 (1) コレラ
 (2) 細菌性赤痢
 (3) 腸管出血性大腸菌感染症
 (4) 腸チフス
 (5) パラチフス

4類感染症：ただちに届出をする
 (1) E型肝炎
 (2) ウエストナイル熱
 (3) A型肝炎
 (4) エキノコックス症
 (5) 黄熱
 (6) オウム病
 (7) オムスク出血熱
 (8) 回帰熱
 (9) キャサヌル森林病
 (10) Q熱
 (11) 狂犬病
 (12) コクシジオイデス症
 (13) サル痘
 (14) 重症熱性血小板減少症候群 (病原体がフレボウイルス属 SFTS ウイルスであるものに限る．)
  (平成25年3月4日より追加)
 (15) 腎症候性出血熱
 (16) 西部ウマ脳炎
 (17) ダニ媒介脳炎
 (18) 炭疽

届出の対象となる感染症の種類　付表

- (19) チクングニア熱
- (20) つつが虫病
- (21) デング熱
- (22) 東部ウマ脳炎
- (23) 鳥インフルエンザ（鳥インフルエンザ（H5N1 及び H7N9）を除く）
- (24) ニパウイルス感染症
- (25) 日本紅斑熱
- (26) 日本脳炎
- (27) ハンタウイルス肺症候群
- (28) B ウイルス病
- (29) 鼻疽
- (30) ブルセラ症
- (31) ベネズエラウマ脳炎
- (32) ヘンドラウイルス感染症
- (33) 発しんチフス
- (34) ボツリヌス症
- (35) マラリア
- (36) 野兎病
- (37) ライム病
- (38) リッサウイルス感染症
- (39) リフトバレー熱
- (40) 類鼻疽
- (41) レジオネラ症
- (42) レプトスピラ症
- (43) ロッキー山紅斑熱

5 類感染症の一部：7 日以内に（麻しん・風しんはできるだけ早く）届出をする

- (1) アメーバ赤痢
- (2) ウイルス性肝炎（E 型肝炎及び A 型肝炎を除く）
- (3) 急性脳炎（ウエストナイル脳炎，西部ウマ脳炎，ダニ媒介脳炎，東部ウマ脳炎，日本脳炎，ベネズエラウマ脳炎及びリフトバレー熱を除く）
- (4) クリプトスポリジウム症
- (5) クロイツフェルト・ヤコブ病
- (6) 劇症型溶血性レンサ球菌感染症
- (7) 後天性免疫不全症候群
- (8) ジアルジア症
- (9) 侵襲性インフルエンザ菌感染症（平成 25 年 4 月より追加）
- (9-1) 侵襲性髄膜炎菌感染症（平成 25 年 4 月より追加）
- (9-2) 侵襲性肺炎球菌感染症（平成 25 年 4 月より追加）
- (10) 先天性風しん症候群
- (11) 梅毒
- (12) 破傷風
- (13) バンコマイシン耐性黄色ブドウ球菌感染症
- (14) バンコマイシン耐性腸球菌感染症
- (15) 風しん
- (16) 麻しん

指定感染症：ただちに届出をする

- (1) 鳥インフルエンザ（H7N9）

付表3 グラム染色による抗菌薬の選択法

　グラム染色により，その形態や大きさから起炎菌を推定し抗菌薬選択の参考にすることが可能です．もちろん，治療する疾患，地域の感受性によっても抗菌薬の選択は異なってくることに注意してください！

【GPC：gram positive coccus グラム陽性球菌】

①Chain（鎖状に連なっている場合）	●*Streptococcus* spp.（レンサ球菌） ●*Enterococcus* spp.（腸球菌）	ペニシリン系，セフェム系 ペニシリン系＋アミノグリコシド系
②cluster（塊，ブドウの房状になっている場合）	●*Staphylococcus aureus*（黄色ブドウ球菌） ●*Staphylococcus epidermidis*（表皮ブドウ球菌）	→セファゾリン（第一世代セフェム），MRSAのリスクが高い場合はバンコマイシン
③diplococci（双球菌，2つの細菌が互いに寄り添うように認められる場合）	●*Streptococcus pneumoniae*（肺炎球菌）	ペニシリン系，セフェム系

【GNC：gram negative coccus グラム陰性球菌】

①diplococci, kidney shape（双球菌，細菌の形態がソラ豆状に認められる場合）	●*Neisseria* spp.（淋菌，髄膜炎菌） ●*Moraxella catarrhalis*（モラキセラ　カタラーリス）	第三世代セフェム

グラム染色による抗菌薬の選択法　付表

【GPR：gram positive rods グラム陽性桿菌】		
	● *Listeria monocytogenes*（リステリア菌）	ペニシリン系，アンピシリン±ゲンタマイシン
	● *Corynebacterium* spp., *Clostridium* spp., *Bacillus* spp., *Lactobacillus* spp.	臨床状況，検出された部位によっては（ぬぐい液，2セット中1セットの血液培養のみの検出など）コンタミネーションの可能性はないかを考える．

【GNR：gram negative rods グラム陰性桿菌】
グラム陰性桿菌は鏡検上の大まかな大きさより推測することができる．

① small（小さい）	● *Pseudomonas aeruginosa*（緑膿菌）	PIPC/TAZ（ピペラシリン/タゾバクタム），CAZ（セフタジジム），AZT（アズトレオナム），ニューキノロン系，アミノグリコシド系など
	● *Stenotrophomonas maltophilia*	ST合剤
② large（大きい）	● *Escherichia coli*（大腸菌） ● *Proteus mirabilis*（プロテウス）	セフェム系，カルバペネム系，ニューキノロン系
③ large（大きく，莢膜を有する）	● *Klebsiella pneumoniae*（肺炎桿菌）	セフェム系，カルバペネム系，ニューキノロン系
④ coccobacilli（球桿菌） 莢膜 菌体	● *Haemophilus influenzae*（インフルエンザ菌）	第二世代以上のセフェム系，カルバペネム系，ニューキノロン系，βラクタマーゼ阻害剤とペニシリン系の合剤
⑤ mixed（混合）	● anaerobic organism（嫌気性菌であることが多い）	クリンダマイシン，セフメタゾール，メトロニダゾール ABPC/SBT（アンピシリン/スルバクタム），PIPC/TAZ（ピペラシリン/タゾバクタム），カルバペネム系

付表4 ジェネリック医薬品リスト
(平成25年7月現在)

	一般名	商品名	メーカー名
ペニシリン系	**アミノペニシリン系**		
	アモキシシリン (AMPC)	パセトシン (経口)	協和発酵キリン
		ワイドシリン	MeijiSeika ファルマ
	抗緑膿菌活性のあるペニシリン		
	ピペラシリン (PIPC)	ペントシリン (注射)	富山化学工業=大正富山医薬品
		ピペユンシン	ケミックス
		ピペラシリンナトリウム「日医工」	日医工
		ピシリアント	シオノ
		ブランジン	東和薬品
		タイペラシリン	テバ製薬
		ピペラシリンNa「サワイ」	沢井製薬
	βラクタマーゼ阻害剤との合剤		
	アンピシリン/スルバクタム (ABPC/SBT)	ユナシン-S (注射)	ファイザー
		ピシリバクタ	日医工=日本ケミファ
		ユーシオン-S	沢井
		ユナスピン	ケミックス
		スルバクシン	シオノケミカル=デバ製薬
		スルバシリン	MeijiSeika ファルマ
		アンスルマイラン	マイラン製薬
		スルバクタム・アンピシリン「サンド」	サンド
		ビスルシン	大原薬品工業
セフェム系（セファロスポリン系）	**第一世代セフェム系**		
	セファゾリン (CEZ)	セファメジンα (注射)	アステラス製薬
		トキオ	イセイ
		セファゾリンNa「タイヨー」	テバ製薬
		セファマゾン	ニプロファーマ
		セファゾリンナトリウム「日医工」	日医工
	セファレキシン (CEX)	ケフレックス (経口)	塩野義製薬
		セファレックス	長生堂製薬=日本ジェネリック
		ラリキシン	富山化学=大正富山
		シンクル	旭化成ファーマ

ジェネリック医薬品リスト　付表

- 太字は先発品、それ以外はジェネリック品
- すべてのジェネリック品を掲載しているわけではないため注意
- 商品名は省略して記載している場合がある

一般名	商品名	メーカー名
セファレキシン（CEX）	セファレキシン「トーワ」	東和薬品
第二世代セフェム系		
セフォチアム（CTM）	**パンスポリン（注射）**	武田
	セフォチアロン	シオノケミカル
	セファピコール	テバ製薬
	セフォチアム「日医工」	日医工
	セフォチアム「NP」	ニプロファーマ＝ニプロ
	ケミスポリン	ケミックス
第三世代セフェム系		
セフトリアキソン（CTRX）	**ロセフィン（注射）**	中外
	セフトリアキソンNa「サンド」	サンド
	セフトリアキソンNa「ファイザー」	ファイザー
	セフトリアキソンナトリウム「NP」	ニプロ
	セフトリアキソンナトリウム「日医工」	日医工
	セフトリアキソンナトリウム「タイヨー」	テバ製薬
	リアソフィン	ケミックス
	セフキソン	シオノケミカル
	セフトリアキソン「サワイ」	沢井製薬
	ロゼクラート	テバ製薬
セフタジジム（CAZ）	**モダシン（注射）**	グラクソ・スミスクライン
	セパダシン	シオノケミカル＝富士フイルムファーマ＝光製薬
	セフタジジム「NP」	ニプロファーマ＝ニプロ
	セフタジジム「サワイ」	沢井製薬
	セフタジジム「サンド」	サンド
	セフタジジム「タイヨー」	テバ製薬
	セフタジジム「マイラン」	マイラン製薬
	セフタジジム「日医工」	日医工
	モダケミン	ケミックス
	モベンゾシン	テバ製薬＝日本ケミファ

セフェム系（セファロスポリン系）

付表4

	一般名	商品名	メーカー名
セフェム系（セファロスポリン系）	セフォペラゾン/スルバクタム (CPZ/SBT)	スルペラゾン（注射）	ファイザー
		スペルゾン	ケミックス
		スルタムジン	ポーラファルマ
		セフォセフ	沢井製薬
		セフォン	日医工
		セフロニック	テバ製薬
		ナスパルン	シオノケミカル＝日本ケミファ
		バクフォーゼ	東和薬品（＝サンド）
		ワイスタール	ニプロ
	第四世代セフェム系		
	セフェピム (CFPM)	マキシピーム（注射）	ブリストル・マイヤーズ
		セフェピム塩酸塩「サンド」	サンド＝ニプロファーマ
		セフェピム塩酸塩「CMX」	ケミックス
	セフピロム (CPR)	ケイテン（注射）	日医工サノフィ＝日医工
		セフピロム硫酸塩「CMX」	ケミックス
		硫酸セフピロム「マイラン」	マイラン製薬
セフェム系（セファマイシン系）	セフメタゾール (CMZ)	セフメタゾン（注射）	第一三共
		セフメタゾールNa「NP」	ニプロファーマ
		セフメタゾールナトリウム「日医工」	日医工
		セフメタゾール「タイヨー」	テバ製薬
		リリアジン	東和薬品
カルバペネム系	イミペネム/シラスタチン (IPM/CS)	チエナム（注射）	MSD
		イミスタン	日医工
		イミペネム・シラスタチン「サンド」	サンド
		インダスト	テバ製薬
		チエクール	沢井製薬
		チエペネム	シオノケミカル＝日本ケミファ
	メロペネム (MEPM)	メロペン（注射）	大日本住友製薬
		メロペネム「NP」	ニプロファーマ
		メロペネム「ケミファ」	日本ケミファ
		メロペネム「サワイ」	沢井製薬
		メロペネム「タイヨー」	テバ製薬
		メロペネム「タナベ」	田辺三菱製薬＝田辺製薬販売
		メロペネム「トーワ」	東和薬品

	一般名	商品名	メーカー名
カルバペネム系	メロペネム (MEPM)	メロペネム「ファイザー」	ファイザー
		メロペネム「日医工」	日医工
		メロペネム「明治」	MeijiSeika ファルマ
アミノグリコシド系	ゲンタマイシン (GM)	ゲンタシン (注射)	MSD
		ゲンタマイシン硫酸塩「日医工」	日医工
		エルタシン	富士製薬
	アミカシン (AMK)	アミカシン硫酸塩 (注射)	日医工
		アミカマイシン	MeijiSeika ファルマ
		アミカシン硫酸塩「NikP」	日医工ファーマ=日医工
		アミカシン「NP」	ニプロ
		アミカシン「サワイ」	沢井製薬
		ロミカシン	富士製薬
		プルテツシン	テバ製薬
	アルベカシン (ABK)	ハベカシン (注射)	MeijiSeika ファルマ
		アルベカシン硫酸塩「ケミファ」	シオノケミカル=日本ケミファ
		アルベカシン硫酸塩「HK」	大興製薬=光製薬
		アルベカシン硫酸塩「タイヨー」	テバ製薬
ニューキノロン系	シプロフロキサシン (CPFX)【注射】	シプロキサン (注射、経口)	バイエル薬品=富士フイルムファーマ
		シプロフロキサシン「明治」	MeijiSeika ファルマ
		シプロフロキサシン「サワイ」	沢井製薬
		シプロフロキサシン「タイヨー」	テバ製薬
		シプロフロキサシン「日医工」	日医工
		シプロフロキサシン「DK」	大興製薬=共和薬品工業
		シプロフロキサシン「NP」	ニプロファーマ=ニプロ
	【経口】	シプロフロキサシン「ケミファ」	シオノケミカル=日本ケミファ
		シプロフロキサシン「日医工」	日医工
		シプロフロキサシン「CH」	長生堂製薬=日本ジェネリック
		シプロフロキサシン「タナベ」	長生堂製薬=日本ジェネリック
		シプロフロキサシン「JG」	長生堂製薬=日本ジェネリック
		シプロフロキサシン「トーワ」	東和薬品
		フロキシール	沢井製薬
		プリモール	辰巳化学
		シバスタン	鶴原製薬
	レボフロキサシン (LVFX)	クラビット (経口)	第一三共

付表4

分類	一般名	商品名	メーカー名
ニューキノロン系	レボフロキサシン (LVFX)	レボフロキサシン「サワイ」	沢井製薬
		レボフロキサシン「マイラン」	マイラン製薬
		レボフロキサシン「CH」	長生堂＝日本ジェネリック
		レボフロキサシン「日医工」	日医工
		レボフロキサシン「アメル」	共和薬品
		レボフロキサシン「オーハラ」	大原薬品工業
		レボフロキサシン「タカタ」	高田製薬
		レボフロキサシン「ファイザー」	ファイザー＝マイラン薬品
		レボフロキサシン「YD」	陽進堂＝富士フイルムファーマ
マクロライド系	エリスロマイシン (EM)	エリスロシン	アボットジャパン
	(エリスロマイシン)	(エリスロマイシン「サワイ」)	沢井製薬
	クラリスロマイシン (CAM)	クラリシッド (経口)	アボットジャパン
		クラリス (経口)	大正製薬＝大正富山医薬品
		クラリスロマイシン「CH」	長生堂＝日本ジェネリック
		クラリスロマイシン「EMEC」	メディサ新薬＝エルメッドエーザイ
		クラリスロマイシン「サワイ」	沢井製薬
		クラリスロマイシン「タカタ」	高田製薬＝大原薬品
		クラリスロマイシン「トーワ」	東和薬品
		クラリスロマイシン「日医工」	日医工
		クラリスロマイシン「タイヨー」	デバ製薬
		クラリスロマイシン「マイラン」	マイラン製薬＝ファイザー
		クラリスロマイシン「MEEK」	小林化工＝MeijiSeika
		クラリスロマイシン「タナベ」	田辺製薬＝田辺販売
		クラリスロマイシン「杏林」	キョーリンリメディオ＝杏林製薬＝富士フイルムファーマ
		クラリスロマイシン「TCK」	辰巳化学
		クラリスロマイシン「NP」	ニプロファーマ
		クラリスロマイシン「NPI」	日本薬品工業＝日本ケミファ＝興和ジェネリック
		クラリスロマイシン「サンド」	サンド
		クラロイシン	シオノケミカル＝科研製薬
		マインベース	セオリア＝武田
リンコマイシン系	クリンダマイシン (CLDM)	ダラシン (注射)	ファイザー
		クリダマシン	ニプロファーマ
		クリンダマイシンリン酸エステル「サワイ」	沢井製薬
		クリンダマイシン「タイヨー」	デバ製薬
		リンタシン	富士製薬＝富士フイルムファーマ
		ハンダラミン	東和薬品

	一般名	商品名	メーカー名
テトラサイクリン系	ミノサイクリン (MINO)	ミノマイシン (注射、経口)	ファイザー
	【注射・経口】	ミノペン	沢井製薬
		塩酸ミノサイクリン「日医工」	日医工
	【注射】	ナミマイシン	富士製薬
		ミノサイクリン塩酸塩「タイヨー」	テバ製薬
	【経口】	ミノサイクリン塩酸塩「サワイ」	沢井製薬
		ミノトーワ	東和薬品
グリコペプチド系	バンコマイシン (VCM)	バンコマイシン (注射、経口)	塩野義製薬
	【注射・経口】	塩酸バンコマイシン塩酸塩「サワイ」	沢井製薬
		バンコマイシン塩酸塩「タイヨー」	テバ製薬
		塩酸バンコマイシン「MEEK」	小林化工＝MeijiSeika ファルマ
		塩酸バンコマイシン「マイラン」	マイラン製薬＝ファイザー
	【注射】	バンコマイシン塩酸塩「ホスピーラ」	ホスピーラ・ジャパン
		バンコマイシン塩酸塩「サンド」	サンド
		バンコマイシン塩酸塩「日医工」	日医工
		バンコマイシン「トーワ」	東和薬品
		塩酸バンコマイシン「TX」	トライックス＝光製薬
	テイコプラニン (TEIC)	タゴシッド【注射】	サノフィ
		テイコプラニン「サンド」	サンド
		テイコプラニン「HK」	大興薬品＝共和薬品工業＝光製薬
		テイコプラニン「F」	富士製薬工業＝富士フィルムファーマ
		テイコプラニン「ケミファ」	シオノケミカル＝日本ケミファ
		テイコプラニン「明治」	MeijiSeika ファルマ
		テイコプラニン「TYK」	大正製薬薬品工業＝テバ製薬
		テイコプラニン「マイラン」	マイラン製薬＝ファイザー
		テイコプラニン「タイヨー」	テバ製薬
		テイコプラニン「NP」	ニプロファーマ
		テイコプラニン「サワイ」	沢井製薬
		テイコプラニン「トーワ」	東和薬品
		テイコプラニン「日医工」	日医工

あとがき

『やっとここまで来た……．』今はそんな気持ちでいっぱいです．私が2006年に世に送り出した前著『感染症一刀両断』から8年経ち，ようやく一区切りついた気がしています．2006年当時，臨床感染症に関する一般医療者の方の認識は現在のように十分とは言えませんでした．内科の基本としての側面，すべての診療科にまたがる領域であるという側面，そしてすべての医療者に必要とされる知識であるという側面，臨床感染症は医療を俯瞰するといった意味で非常に重要な領域であり，そのような気持ちを前著に込めました．幸い，私の師である聖路加国際病院感染症科古川恵一先生，当時細菌検査室でグラム染色や培養検査の基本を教えてくださった杉浦秀子氏のお導きがあり，一冊の本として形づくることができたことが今でも，つい先日のように思い出されます．

前著から8年，医療の世界で8年と言えば，一昔というくらい大きく変化しています．多くの臨床感染症のプロの方々が様々な形で活動され，感染症全般に関する認識も当時とは比べ物にならないほどに浸透しています．私の著書は出版当時，非常に高い評価をいただきました．しかしその後，時代の変化にしたがい医療者の方々を満たす本ではなくなって来ています．『感染症一刀両断であえて勉強する必要はない．』そんな言葉も聞かれるようになりました．私はその評価を好意的に受けとめています．様々な選択肢や学習する機会が増え，臨床感染症に対する認識やその必要性が浸透した結果だと思っているからです．

私自身は，臨床感染症のプロではありません．ですので，かなり前から一刀両断の改編に関して多くの方から期待の声をいただいておりましたが，多くのプロの方々が活躍される中で私のような者が改訂，改編することに躊躇していました．そのような中で，一刀両断に込めた『すべての医療者へ，これからの医療を作り出す皆さんのために．』その想いに応えてくれた人，それが今回の著者，小林美和子先生です．エモリー大学でのトレーニングを経て，海外の第一線でご活躍されています．私は小林先生というパートナーを得てようやく医療への想いを結実することができたと言えます．

　『感染症一刀両断』という種を蒔き，その種を自ら育てることができずにいた歯がゆさを小林先生にご協力いただき，見事形にすることができました．『すべての医療者へ．』それがこの本へ込めた想いであり，前著から変わらぬ志を形にしたものなのです．この本を手に取っていただいた方々に，その想いの一端でも感じ取っていただければ，これ以上の喜びはありません．

　最後に，出版に際し，私が研修医時代から長く親しくお付き合いさせていただいております三輪書店社長青山智氏，編集部佐々木理智氏の両氏には出版のプロの視点から様々なアドバイスをいただき，今回世に送り出すことができました．心より深謝申し上げ，後書きとしたいと思います．

2014年1月　西原崇創

●著者
小林美和子
こばやしみわこ

聖路加国際病院レジデント，チーフレジデントを経て，2006年に渡米．ベスイスラエルメディカルセンターで内科レジデント，チーフレジデントの後，エモリー大学で感染症のフェローシップを行う．2012年半ばより国際機関での勤務を開始し，現在カンボジア勤務．
著書に『感染症のコントラバーシー（医学書院，共訳）』，『あなたへの医師キャリアガイダンス（医学書院，共著）』．

●編著
西原崇創
にしはらしゅうぞう

聖路加国際病院レジデント，チーフレジデント，循環器および感染症専門研修後，駿河台日本大学病院，川口市立医療センターを経て，2004年より聖路加国際病院循環器内科勤務．現在は富士重工業健保太田記念病院と掛け持ちながら，若手医師の育成を行っている．専門は不整脈治療であるが，今後の医療を担う研修医やコメディカルスタッフの教育を最重要課題としている．
2006年に『そこが知りたい！感染症一刀両断（三輪書店）』を著し，臨床感染症に対する認識を変え，その必要性の啓蒙と浸透に大きく貢献．

これであなたも免許皆伝！
ドクターこばどんの感染症道場

発 行　2014年2月20日　第1版第1刷©

著　者　小林美和子
　　　　こばやしみわこ
編　著　西原崇創
　　　　にしはらしゅうぞう
発行者　青山　智
発行所　株式会社 三輪書店
　　　　〒113-0033　東京都文京区本郷6-17-9
　　　　TEL 03-3816-7796　FAX 03-3816-7756
　　　　http://www.miwapubl.com/
印刷所　三報社印刷株式会社
装丁・本文デザイン・組版　臼井弘志（公和図書デザイン室）
表紙絵・四コマ漫画絵　　　黒沢ま〜さ

本書の内容の無断転写・複製・転載は著作権・出版権の侵害となることがありますのでご注意ください．

ISBN978-4-89590-462-9 C3047

JCOPY ＜(社)出版者著作権管理機構 委託出版物＞

本書の無断複写は著作権法上での例外を除き禁じられています．
複写される場合は，そのつど事前に，(社)出版者著作権管理機構（電話03-3513-6969, FAX：03-3513-6979, e-mail：info@jcopy.or.jp）の許諾を得てください．

■これぞ聖路加流診断トレーニング！

最速！聖路加診断術

編著　岡田　定（聖路加国際病院血液内科部長）
著　　津川　友介・水野　篤・森　信好・山口　典宏
　　　（聖路加国際病院内科チーフレジデント）

聖路加診断術とは…？
　聖路加国際病院の内科は救急外来からの入院が多く、ゆっくり時間をかけて診ることはできません。短時間の間に、いかに適切な診断を行うかが勝負になります。そこでまずチーフレジデントが患者の年齢、性別、病歴、身体所見から、「最も考えられる疾患は何か？」「見逃している重大な疾患はないか？」と、より可能性が高い疾患、緊急性のある疾患を推論します。そして検査を経るごとに診断推論を繰り返し、最終診断に至ります。論理的な診断アプローチによって、無駄な検査を減らし、時間も短縮できるのです。

　診断（推論）力は、臨床医にとって必須の能力です。診断力を高めるには、理論だけをいくら学んでもダメ、一定以上の臨床経験が不可欠です。逆に経験が十分でも、常に考える力を養っていないと、診断力は身につきません。

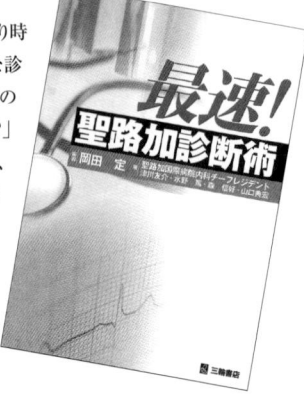

　本書は旬のチーフレジデントたちが、日々の臨床現場で経験した症例を持ち寄ってできました。限られた情報・時間の中でどのような思考回路を経て診断にたどり着いたのか。最終診断に至るまでいろいろ推論して楽しみながら、診断力を高めてください。

■主な内容
1. 青あざがひどい
2. 熱があって動くと息が切れる
3. 左足がむくんで痛いんです
4. 吐き気が止まらない
5. 肝臓が悪い
6. 腕が動かしづらい
7. 熱と咳がつらいです
8. 首が痛い
9. 意識がありません！
10. おしっこがよく出る
11. 熱が出て、息苦しい
12. 痛くて夜も眠れない
13. ウトウトしていて起きてこないんです
14. 体ににきびができた
15. 熱があって腰が痛い
16. 眼が赤い、関節が痛い
17. 風邪をひいた
18. おしりから赤い血が出た
19. 熱があって息切れする
20. 足がしびれる
21. 微熱と咳がよくならないんです
22. 足がむくむんです
23. 腰が痛い
24. 熱が出て眼が充血した
25. 顔色が…
26. 関節が痛い
27. 熱が続いてしんどい
28. 手足が動かない
29. 息苦しくて、ぼーっとします
30. 関節が痛くて歩けない
31. 脂汗が出ます
32. フラフラするんです
33. 熱があってわき腹が痛い
34. お腹がはる
35. 腰が痛い
36. 首の後ろが痛くて、いてもたってもいられない
37. 足がぶるぶるする
38. 歯を治療した後、腰が痛くて歩けない
39. ずっと熱がある
40. 眼が赤くて、のどが痛い

●定価（本体3,200円＋税）A5　頁250　2009年　ISBN 978-4-89590-347-5
お求めの三輪書店の出版物が小売書店にない場合は、その書店にご注文ください。お急ぎの場合は直接小社へ。

〒113-0033
東京都文京区本郷6-17-9 本郷綱ビル

三輪書店

編集●03-3816-7796　℻03-3816-7756
販売●03-6801-8357　℻03-6801-8352
ホームページ：http://www.miwapubl.com

■ 大好評の『青本』が10年ぶりの大改訂！！

研修医当直御法度
百例帖 第2版

寺沢 秀一（福井大学医学部地域医療推進講座 教授）

　研修医のバイブル『研修医当直御法度 症例帖』が10年ぶりの大改訂。初版の77症例については最新の知見に基づいた鑑別法、治療方法に塗り替えられるとともに、推奨文献もupdateされた。さらに、この10年の間に取り上げられることの多かった「つまづき症例」から、厳選した23症例を新たに追加！全100症例、140頁ほどの増頁となり大改訂にふさわしい内容・ボリュームとなっている。医療者としての姿勢や間違いを起こした際の謝罪の仕方なども取り上げられており「間違いをした人を責めず、その教訓を共有してこそ進歩する」という恩師の言葉を実践する救急医としての著者のメッセージも伝わってくる。
　救急医療に携わるすべての人たちにささげる著者渾身の改訂第2版、ぜひ手にとってもらいたい1冊。

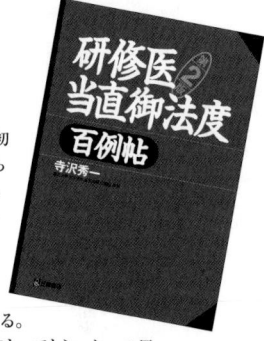

■ 主な内容

1 意識障害
- case 1 昏睡状態で発見、頭蓋内器質病変を疑う
- case 2 高血圧、突然の激しい頭痛と嘔吐
- case 3 突然の精神症状
- case 4 軽い脳梗塞と思われた認知症と片麻痺
- case 5 持続する腹部症状から昏睡へ
- case 6 家で倒れているのを発見、片麻痺あり、ショック状態
- case 7 道路で倒れていた、嘔吐の跡あり
- case 8 統合失調症で加療中、痙攣と意識障害
- case 9 進行性乳癌患者の意識障害

2 めまい・失神・痙攣
- case 10 めまい、嘔吐から昏睡へ
- case 11 回転性めまい、嘔吐で受診、頭部CTスキャン正常
- case 12 後頸部痛が先行した回転性めまい
- case 13 「めまいで動けない」人の高血圧治療中の患者
- case 14 突然気を失った
- case 15 特発性てんかんの治療中の痙攣発作

3 呼吸・循環
- case 16 前頸部絞扼感（過去3回軽い発作あり）
- case 17 前頸部痛、ただし心電図異常なし
- case 18 気管支喘息重積
- case 19 気管支喘息治療中、呼吸困難増強
- case 20 高齢者の wheezing dyspnea
- case 21 主訴「咳ばかりがほしい」から呼吸不全へ
- case 22 喘鳴を伴った呼吸困難
- case 23 嘔吐中の胸痛、心窩部痛

4 ショック・乏尿
- case 24 突然の激しい腹痛が持続、やがて意識障害も出現
- case 25 上腹部痛の持続、微熱でショックに陥る
- case 26 蜂に刺されたショック状態
- case 27 激しい嘔吐による脱水と乏尿

5 急性腹症
- case 28 激しい下腹部痛「今、生理中です」
- case 29 増強する下腹部痛、悪寒、発熱
- case 30 腹痛、嘔吐、下痢
- case 31 周期的な臍周囲の腹痛・嘔吐、排ガス・排便なし
- case 32 高齢者の激しい腹痛
- case 33 主訴「浣腸して便を出してほしい」

6 消化管出血
- case 34 繰り返し持続するコーヒー残渣様嘔吐
- case 35 当初、痔の出血と思われた大量の下血
- case 36 高齢者の「下痢ぎみ」

7 頭頸部外傷
- case 37 外傷治療中の急変
- case 38 オートバイ事故、頭蓋内損傷＋ショック
- case 39 事故後、意識は改善するも四肢が動かない
- case 40 泥酔して道路に倒れていた

8 胸・腹・骨盤外傷
- case 41 オートバイ事故、心電図は洞性頻脈だが心拍平静
- case 42 事故で左側胸部打撲、しかし胸部X線撮影で血気胸認めず
- case 43 腹部の鉄棒で打撲後、増強する腹痛、嘔吐
- case 44 交通事故で骨盤骨折、輸液でショックとなる
- case 45 左胸を庖丁で刺されたが、歩いて来院

9 特殊救急
- case 46 プロパリン®100錠飲んで1時間後来院
- case 47 ガソリンを飲み込んだ
- case 48 車の排気ガスによる自殺企図
- case 49 溺水で心肺停止した小児
- case 50 マラソン中倒れた、尿がコーラ色
- case 51 猫に手を咬まれた！
- case 52 マムシに咬まれ、肘部をひもで強く縛って来院

10 その他の救急疾患
- case 53 糖尿病治療中、全身倦怠、食欲不振、悪心、嘔吐
- case 54 脱力、手足のしびれ、呼吸がしにくい
- case 55 中耳炎機能正進症治療中、咽頭痛と発熱、翌日ショック状態
- case 56 風邪様症状と嘔吐の乳幼児
- case 57 頭痛、嘔吐が先行し、視力障害
- case 58 変形性膝関節症治療中、急激な右膝の痛みと腫瘍
- case 59 突然の一側の陰嚢痛
- case 60 腰痛で受診してショック状態へ
- case 61 股関節痛？で受診した高齢女性
- case 62 「蜂窩織炎」で呼ばれたショックで搬送される
- case 63 下肢の蜂窩織炎として紹介された1例
- case 64 顔面の発赤から全身痙攣、意識障害
- case 65 転倒して腰痛から意識障害へ
- case 66 「排尿時にブツブツした感じがする」

11 検査（1）画像検査
- case 67 バイク事故で呼吸困難
- case 68 X線撮影の指示の出し方が鍵！
- case 69 単純X線写真のみかた
- case 70 外傷後、歩行可能な股関節痛、X線で骨折認めない
- case 71 大動脈解離を疑って胸部CTスキャンをしたが...

12 検査（2）血液・心電図
- case 72 発症後早期の赤血球数、ヘモグロビン、ヘマトクリット
- case 73 慢性腎不全治療中、食欲不振、全身倦怠
- case 74 戸外で倒れていて心肺停止状態

13 手技・機器
- case 75 気管支喘息発作で意識障害、転送中喘息だったが呼吸停止
- case 76 心肺蘇生中の気管内挿管
- case 77 胸腔刺器で右大腿静脈に輸液ルート
- case 78 心室細動で電気ショックを行うも、除細動器が作動しない
- case 79 チューブの挿入ミス
- case 80 血胸を疑い、胸腔穿刺するも陰性
- case 81 酸素投与器具の選択

14 輸液・薬品
- case 82 点滴ボトルのとり違え
- case 83 輸液のもれ、スピード調節
- case 84 気管支喘息発作でアミノフィリン静注
- case 85 ジアゼパムの投与スピード
- case 86 膿胸からひどい悪臭のある膿

15 トリアージ
- case 87 救急室への電話の問い合わせ
- case 88 救急外来で受診手続き中、心肺停止
- case 89 内科外来別の幼い子
- case 90 「胆石膵炎」として朝まで診ていたらショックに陥る

16 チームワーク・人間関係
- case 91 内科医から日直医へ者の引き継ぎ
- case 92 交通事故で日直医が脳外科医、整形外科医、胸部外科医にコンサルテーション
- case 93 救急室にいつも来る軽症患者
- case 94 気難しい上級医が当直の夜

17 患者の秘密・倫理
- case 95 患者の同僚から病状を聞かれて正直に答えた
- case 96 交通事故で運ばれた泥酔患者
- case 97 13歳のエホバの証人教団信者
- case 98 「階段から転落した」4歳男児

18 診療姿勢・謝罪
- case 99 入浴中の心肺停止
- case 100 山でマムシに咬まれた男性

● 定価（本体3,800円＋税）B5 頁400 2013年 ISBN 978-4-89590-428-5

お求めの三輪書店の出版物が小売書店にない場合は、その書店にご注文ください。お急ぎの場合は直接小社まで。

〒113-0033
東京都文京区本郷6-17-9 本郷綱ビル

三輪書店

編集 ☎03-3816-7796　📠03-3816-7756
販売 ☎03-6801-8357　📠03-6801-8352
ホームページ：http://www.miwapubl.com

■ ほめられるプレゼンテーション力を身につける!

初めてだってうまくいく! よく出会う18症例で学ぶ

プレゼンテーションの具体的なポイントとコツ

著者　天理よろづ相談所病院レジデント
編集　江原 淳
監修　中川 義久・八田 和大

　初めてのプレゼンテーションでは病歴が不足していたり、身体所見がとれていなかったり、あるいは治療方針を主治医や指導医の受け売りのままに言ってしまい、「ADL低下って言ってるけど、以前に何ができて、今が何ができなくなっているの?」「発熱には悪寒戦慄をともなったのかな?体重減少の有無は?」「それで、今回の病態の原因に何を1番に考えているの?」「治療が終わった後はどうするの?」などなど四方八方から"ツッコミ"を受け、うまく答えられず、集中砲火により沈没してしまうレジデントもしばしばいる。本書は、よく出会う症例ごとに、押さえておくべきプレゼンテーションの具体的なポイントとコツを、天理よろづ相談所病院の教育的カンファレンスを誌上再現するかたちでわかりやすくまとめた。本書の研修医とともにカンファレンスに参加して、ほめられるプレゼンテーション力を身につけよう。

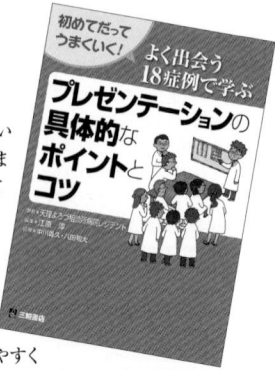

■主な内容

第1章 フルプレゼンテーションの基本
① 天理よろづ相談所病院でのプレゼンテーションの掟
② プレゼンテーションにこだわる理由
③ 症例プレゼンテーションの「型」をマスターしよう
④ プレゼンテーションの「型」は診療の流れの再現である
⑤ プレゼンテーションは推理小説である
⑥ 絶対に覚えておくべきプレゼンテーションルール
⑦ 各パートの上手なまとめ方

第2章 症例で学ぶフルプレゼンテーション【入門編】
症例1　腎生検目的に入院となった43歳男性
　　　（微小変化型ネフローゼ）
症例2　市中肺炎で緊急入院した80歳女性
症例3　悪性リンパ腫の82歳女性
症例4　肺癌の化学療法変更目的に入院となった63歳女性
症例5　脳卒中で緊急入院となった55歳男性
症例6　左季肋部痛にて早朝に救急外来を受診した31歳男性
　　　（急性膵炎）
症例7　多発関節痛を主訴に来院した21歳女性
　　　（全身性エリテマトーデス初発例）

第3章 ショートプレゼンテーション編
● ショートプレゼンテーションが行われるとき
● コンサルト先の専門科サイドからよく聞かれる苦情

● ショートプレゼンテーションのテンプレートを覚えよう!
● コンサルト実例をみてみよう
症例8　救急外来で上級医へのコンサルテーション①
　　　（ろれつ困難と右上肢麻痺を主訴に来院した83歳男性）
症例9　救急外来で上級医へのコンサルテーション②
　　　（1週間前からの咽頭痛を主訴に来院した27歳女性）
症例10　循環器内科医へのコンサルテーション
　　　（胸痛にて救急搬送された70歳男性）
症例11　消化器外科医へのコンサルテーション
　　　（腹痛を主訴に来院した40歳男性）
症例12　入院患者の他科へのコンサルテーション
　　　（呼吸器内科入院中に閉塞性黄疸を発症した症例）

第4章 症例で学ぶフルプレゼンテーション【応用編】
症例13　全身倦怠感、炎症反応高値の精査目的に入院となった84歳男性（不明熱）
症例14　治療のその後…85歳男性（誤嚥性肺炎）
症例15　意識障害で緊急入院となった80歳女性（肝性脳症）
症例16　進行性の筋力低下を主訴に来院した67歳男性（筋萎縮性側索硬化症：ALS）
症例17　咳を主訴に来院した53歳女性（過敏性肺臓炎）
症例18　発熱・意識障害のために即日入院した61歳男性（感染性心内膜炎）

● 定価（本体3,200円＋税）A5　頁230　2012年　ISBN 978-4-89590-423-0

お求めの三輪書店の出版物が小売書店にない場合は、その書店にご注文ください。お急ぎの場合は直接小社に。

〒113-0033
東京都文京区本郷6-17-9 本郷綱ビル

三輪書店

編集 ☎03-3816-7796　FAX 03-3816-7756
販売 ☎03-6801-8357　FAX 03-6801-8352
ホームページ：http://www.miwapubl.com/